权威·前沿·原创

皮书系列为
"十二五""十三五""十四五"时期国家重点出版物出版专项规划项目

U0218584

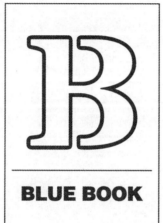

BLUE BOOK

智 库 成 果 出 版 与 传 播 平 台

医务社会工作蓝皮书

BLUE BOOK OF MEDICAL SOCIAL WORK

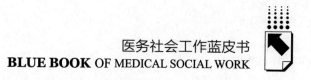

2021~2022 年中国医务社会工作发展报告

REPORT ON THE DEVELOPMENT OF MEDICAL SOCIAL WORK IN CHINA
(2021-2022)

主　编／马凤芝

副主编／范　斌　关冬生　张一奇

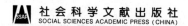

社会科学文献出版社
SOCIAL SCIENCES ACADEMIC PRESS (CHINA)

图书在版编目（CIP）数据

2021~2022 年中国医务社会工作发展报告／马凤芝
主编. --北京：社会科学文献出版社，2022. 11
（医务社会工作蓝皮书）
ISBN 978-7-5228-0223-7

Ⅰ.①2… Ⅱ.①马… Ⅲ.①医院-工作-研究报告
-中国-2021-2022 Ⅳ.①R197.3

中国版本图书馆 CIP 数据核字（2022）第 103732 号

医务社会工作蓝皮书
2021~2022 年中国医务社会工作发展报告

主　　编／马凤芝
副 主 编／范　斌　关冬生　张一奇

出 版 人／王利民
组稿编辑／邓泳红
责任编辑／张　媛
责任印制／王京美

出　　版／社会科学文献出版社·皮书出版分社（010）59367127
　　　　　地址：北京市北三环中路甲 29 号院华龙大厦　邮编：100029
　　　　　网址：www. ssap. com. cn
发　　行／社会科学文献出版社（010）59367028
印　　装／天津千鹤文化传播有限公司

规　　格／开　本：787mm×1092mm　1/16
　　　　　印　张：26　字　数：392 千字
版　　次／2022 年 11 月第 1 版　2022 年 11 月第 1 次印刷
书　　号／ISBN 978-7-5228-0223-7
定　　价／158.00 元

读者服务电话：4008918866

感谢北京水滴汇聚公益基金会资助本书研究与出版

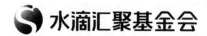

主要编撰者简介

马凤芝　北京大学社会学系教授，博士生导师，北京大学—香港理工大学中国社会工作研究中心主任，中国社会工作教育协会副会长兼秘书长、医务社会工作专业委员会主任，中国社会工作联合会副会长，全国社会工作硕士研究生教育指导委员会副主任，全国社会工作者职业水平评价专家委员会委员，中国社会工作学会学术委员会副主任。

范　斌　华东理工大学社会工作与社会政策研究院副院长，教授，博士生导师，中国社会工作学会副会长，中国社会工作教育协会医务社会工作专业委员会副主任兼秘书长，上海市社会工作者协会会长。主要研究方向为医务社会工作、儿童福利与保护、社会政策等。

关冬生　广州市北达博雅社会工作资源中心理事长，2016年度中国十大社工人物，中国社会工作教育协会医务社会工作专业委员会副主任，中国社会工作联合会医务社会工作专业委员会副主任兼总干事，中国医院协会医院社工暨志愿服务工作委员会常委，广东省社会工作师联合会副会长兼医务社会工作专业委员会主任，广东省医务社会工作研究会副会长，主编《创新与未来——前行中的广东省医务社会工作》《认知与探索——本土化医务社会工作实践》。

张一奇　上海徐汇区中心医院/复旦大学附属徐汇医院社工部主任，2014年度中国十大社会工作青年领袖，2016年度上海社会工作领军人物；中国社会工作教育协会医务社会工作专业委员会副秘书长，上海市社会工作者协会副秘书长兼医务社会工作专业委员会执行副主任委员。著有《医务社会工作视角下的主题项目经典案例》《互惠与增能——医务社会工作小组案例评析》等，发表学术论文30篇。主持开展多项上海市卫生健康委与同济大学层面课题，参与制定《上海市卫生系统志愿者服务基地建设标准》等。

序

　　回顾我国社会工作发展的历史，从 20 世纪 20 年代初北京协和医院社会服务部的建立，到 80 年代末社会工作恢复重建时中国康复研究中心设立社会康复研究室，医务社会工作一直是我国社会工作发展中最积极进取的领域。进入 21 世纪，医务社会工作作为社会管理、社会治理创新，以及改善医疗服务的重要举措，在多个省区市开展了广泛的探索实践，在 20 多年的发展历程中，不同经济社会发展水平、不同文化背景的省份、区县、镇街和社区，各级政府、医疗机构、高等院校、社工机构、慈善公益组织、志愿组织，以及一个个奋斗在服务一线的医务社工，为我们呈现了这个探索的强韧生命力和活力，无论是自上而下，还是自下而上，都为中国特色医务社会工作的发展呈上了一份精彩的画卷。

　　本书是对过去 20 余年来医务社会工作发展历程与成果的一个总体呈现，包括总报告、分报告、专题篇、案例篇和附录等五个部分共 18 篇报告。总报告全面分析了 20 年来我国医务社会工作发展的背景、历程、现状、特点、问题，对未来发展趋势进行科学研判。分报告着重介绍和分析了过去以及当前医务社会工作在主要实践场域，包括医院中的发展情况，选取了患者需求较为集中的几个领域进行了深入研究，如重点对象（儿童）、主要病种（肿瘤、慢病），以及安宁疗护服务；这一部分还包括医务社会工作实务的两个重要支撑体系，一个是专业支持的督导体系，另一个是联动社会力量，提供广泛支持的志愿服务。专题篇包括公共卫生社会工作与疫情防控。两年多前席卷全球、至今未停止的新冠肺炎疫情，对加强和完善我国公共卫生服务提出了加速发展的新要求，社会工作者、高等院校社会工作专业的师生、社会公益组织和志愿者纷纷投入这场深刻影响着每一个人生活甚至命运的抗疫战中。专题篇从公共卫生社会工作、医务社会工作发展政策、医科院校社会工作专业发展、社会工作服务机构等四个维度，全面回顾、梳理、分析了医务社会工作人才队伍建设和发展状况，提出了发展建议。案例篇分别选取了上海、北京、广东三个省市，介绍了其医务社会工作发展的不同方式、路径，从中可以管窥我国医务社会工作的一般性发展动力、方式、方法，这些带有一定规律性的共同点，可以被视为中国医务社会工作整体发展的典型样本。在全面介绍医疗救助社会服务的同时，还以个案报告的形式呈现了基于现代技术的互联网公益医疗救助实践，展现新技术、新形态在医务社会工作中的新发展。附录部分对医务社会工作发展的整体概况、医疗机构和社会工作机构、医务社会工作队伍，以及主要区域和领域的发展情况，以数据库的形式集中呈现，展示了过去发展的阶段性成果，以期为建立更加完善的中国医务社会工作评估指标和评价体系奠定基础。

编撰和出版这本书，有着历史意义和现实意义，展现了我国医务社会工作教育者和前线机构实践者的专业担当。中国共产党十九届五中全会和"十四五"规划把"健康中国"上升为国家战略，保障人民健康成为优先发展的战略，提出为人民提供全方位全周期的健康服务，围绕每一个人的衣食住行和生老病死进行全面呵护，内容是丰富而全面的，包括健康促进、健康与环境、疾病防控、医疗服务等，涵盖预防、急病、慢病、康复、养老等健康服务领域。大健康、大卫生理念的确立、传播和实践，为医务社会工作的发展注入了更强大的动力。医疗服务从以疾病为中心向以健康为中心转变，是医疗服务理念的转变，是医疗服务从个体疾病治疗取向、事后治疗向健康源头、注重人与环境关系的系统干预转向。影响健康的因素是复杂多样的，全方位全周期保障人民健康，就要从广泛的健康影响因素入手，社区、疾控部门、医院、护理等各类单位合理分工，有效协作，从影响人民健康的生活环境因素入手进行专业干预。可以预见，在实现"健康中国"战略的过程中，医务社会工作将扮演日益重要的角色，在新的发展阶段，与医学方式的转型相适应，传统的医务社会工作也将向健康社会工作转变，其内涵将更加广泛，充分彰显医务社会工作独特的专业优势和功能。

本书凝聚了我国医务社会工作者的集体智慧，是本书全体作者团结合作的结晶。在中国社会工作教育协会医务社会工作专业委员会的统筹协调下，来自高等院校、医疗机构、社会工作服务机构、慈善公益组织的40余位作者，历时一年多，开展了广泛、深入的调查研究。这期间，全国各地区的新冠肺炎疫情起伏不定，给调研工作带来阻滞。全体作者排除种种困难，在投身疫情防控与服务工作中，也高质量完成了各自的撰写工作。写作团队以敏锐的专业触角，将我国医务社会工作置于"健康中国"战略的新时代要求下，总结已取得的经验，提出面对的挑战，筹划未来的发展，展现了医务社会工作教育界和实务界的责任担当。

在此，真诚感谢所有作者，感谢范斌、关冬生、张一奇为本书出版所做的各项工作。感谢水滴公益基金会的鼎力支持！感谢社会科学文献出版社对本书的定位、框架所给予的指导，他们的工作和付出才使本书得以顺利出版。

马凤芝　北京大学社会学系教授
中国社会工作教育协会副会长兼秘书长
中国社会工作教育协会医务社会工作专业委员会主任
2022年5月1日

摘　要

从 1989 年中国康复研究中心设立社会康复研究室始，尤其是进入 21 世纪，医务社会工作已经发展成为我国社会工作服务的重要领域之一。在政策支持和地方实践的双重驱动下，全国各地因地制宜，经历了地方自觉探索、政策性推动、制度性推动的发展阶段，形成许多与当地社会经济、医疗卫生发展水平相适应的多元服务和发展方式，回应了医疗卫生改革和社会发展需要，以及广大人民群众的健康需求，正逐步融入医疗卫生服务体系，成为"健康中国"战略的重要组成部分，成为医疗卫生服务领域的重要制度。当前，全国医务社会工作发展还处在整体起步阶段，医务社会工作的福利性还缺乏财政与制度方面的保障，发展不平衡、不充分比较明显，形成了东部、中部、西部的梯次发展状况，上海、广东、北京、湖北等省市走在前面；医院社会工作者占绝大多数，在公共卫生、社区健康、精神健康、康复等领域仍需加大发展力度；全国性的医务社会工作服务规范与标准有待建构；基础性理论研究薄弱，科学研究的方法还比较弱，专业技术研究不够精专，医务社会工作者岗位胜任力不足，这些方面，是新时代、新阶段医务社会工作高质量发展面临的巨大挑战。在可预见的未来，在"健康中国"战略引领下，在医院高质量发展的直接推动下，全国性的制度化、标准化、规范化、专业化、职业化发展局面将加快形成。医务社会工作者将与医疗团队共同提供更全面的健康服务，促进健康平等和社会福祉，为实现"健康中国"贡献专业力量。

关键词： 健康中国　医务社会工作　本土化　制度化发展　专业建设

目 录 ↘

I 总报告

II 分报告

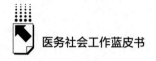

Ⅲ 专题篇

Ⅳ 案例篇

Ⅴ 附　录

皮书数据库阅读使用指南

总报告

General Report

B.1

"健康中国"与中国医务社会工作发展

——现状、问题与趋势

马凤芝 范 斌*

摘 要： 在经历了十多年的恢复起步发展之后，医务社会工作在全国呈现多元化发展态势，各地探索出行之有效的，与当地社会经济、医疗卫生发展水平相适应的服务和发展路径，并逐渐从自下而上的地方探索，转变为国家层面制度化的发展。当前，全国的发展还存在地区和领域的不平衡，总体规模、专业化和职业化水平与医疗服务高质量发展的要求仍存在不小差距，教育与培训体系、职业制度、评价制度等顶层设计与支撑体系的建设亟须加强。"健康中国"战略为医务社会工作的未来展现出广阔的前景，公立

---

* 马凤芝，北京大学社会学系教授、博士生导师，中国社会工作教育协会副会长兼秘书长、中国社会工作联合会副会长、全国社会工作硕士研究生教育指导委员会副主任、全国社会工作者职业水平评价专家委员会委员、中国社会工作学会学术委员会副主任；范斌，华东理工大学社会工作与社会政策研究院副院长，教授、博士生导师，中国社会工作学会副会长，主要研究方向为医务社会工作、儿童福利与保护、社会政策等。

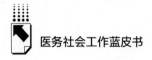

医院高质量发展的总体要求，进一步明确了医务社会工作在医疗卫生领域的角色地位。政府政策制度和行业专业自觉"双驱动"的加强，以及公益慈善、志愿服务、企业等多元主体参与健康领域社会治理，中国特色医务社会工作必将进入一个更高的发展阶段。

关键词： "健康中国"　医务社会工作　高质量发展

一　中国医务社会工作发展背景

我国医务社会工作最早于 1921 年北京协和医院起步，"香港医务卫生署"于 1939 年成立首支医务社工队伍，此后香港的医务社工逐渐在探索中发展壮大，台湾地区于 1953 年出台相关政策，明确规定医务社工成为医院的标准配置。20 世纪 60~80 年代，港台地区医务社会工作服务体系日益完善和成熟，为后续我国内地发展医务社会工作提供了可借鉴的经验。20 世纪 80 年代末，随着内地社会工作的恢复，医务社会工作率先在北京、广东、上海等省市发展，逐渐成为医疗卫生服务的重要部分，也成为社会工作各分支领域中的排头兵，充分彰显了其专业价值和社会作用。

进入 21 世纪，医疗卫生和健康事业发展在经济社会发展全局中占有重要位置，尤其是新时期"健康中国"上升为国家战略，医疗卫生事业发展进入新阶段，医务社会工作亦进入发展的快车道。

（一）"健康中国"战略为医务社会工作发展提供了广阔空间

党的十九大明确提出"实施'健康中国'战略"，把保障人民健康放在优先发展的战略位置。经过长期努力，我国社会主要矛盾已经转化为人民日益增长的美好生活需要和不平衡不充分的发展之间的矛盾，让全体中国人民享有更高水平的医疗卫生服务，是两个百年奋斗目标的重要组成部分。

习近平总书记在 2016 年 8 月 19 日的全国卫生与健康大会上，提出"大健康、大卫生"理念，扩展了健康服务的类别，加深了对疾病预防的重视程度，并以健康内涵拓展后的标准来调整卫生与健康服务的对象范围。[①] 为人民提供全方位全周期健康服务，覆盖了每个人从生到死全生命周期，围绕每一个人的衣食住行和生老病死进行全面呵护，包括健康促进、健康与环境、疾病防控、医疗服务等很多方面，涵盖预防、急病、慢病、康复、养老等健康服务。

实施"健康中国"战略，需要继续深化体制改革。《进一步改善医疗服务行动计划（2018—2020 年）》提出，建立包括医务社工和志愿者制度在内的六项制度，要求医疗机构设立医务社工岗位，有条件的三级医院可以设立医务社工部门，配备专职医务社工，大力推行志愿服务，鼓励医务人员、医学生、有爱心的社会人士等，经过培训后为患者提供志愿服务。

实施"健康中国"战略，需要完善健康政策。2020 年以来的疫情防控工作验证了医疗卫生服务方面的中国经验，就是以疾控预防为主的政策。推进"健康中国"建设，要坚持预防为主，调整优化健康服务体系，坚持共建共享、全民健康，突出解决好妇女儿童、老年人、残疾人、流动人口、低收入人群等重点人群的健康问题。

（二）医疗服务高质量发展新格局向医务社会工作提出了新目标

党的十九届五中全会审议通过的《中共中央关于制定国民经济和社会发展第十四个五年规划和二〇三五年远景目标的建议》，明确提出我国已经转向高质量发展阶段。2021 年，国家卫生健康委、国家中医药管理局制定了《公立医院高质量发展促进行动（2021—2025 年）》，其中有三点与社会工作有关：一是要巩固进一步改善医疗服务行动计划的成果，二是要建设高质量的人才队伍，三是要实施患者体验提升行动。社会工作在促进患者就医体验、组织发动实施志愿服务方面，有专业、独特的优势，医务社会工作

---

① 韩喜平、孙小杰：《全面实施健康中国战略》，《前线》2018 年第 12 期。

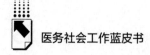

和志愿服务作为建立健全医疗服务领域的 10 项制度之一，特别被提了出来，要求社会工作者以高超的临床技能，在健康维护、医疗服务中彰显社会工作专业价值。

（三）传统医务社会工作向健康社会工作范式转型提出了新要求

从"健康中国"战略、"十四五"规划以及公立医院高质量发展行动计划这一连串顶层设计来看，可以得出两个判断和发现两个转向，第一个判断是医疗服务从以疾病为中心向以健康为中心转变，是医疗服务理念的转变，是医疗服务从个体疾病治疗取向、事后治疗向健康源头、注重人与环境关系的系统干预转向。第二个判断就是医务社会工作将在维护人们的健康中扮演重要角色，在新的发展阶段，与医学方式的转型相适应，传统的医务社会工作应该转向健康社会工作，其内涵更广泛。

影响健康的因素是复杂多样的，全方位全周期保障人民健康，就要从广泛的健康影响因素入手，将致使人民患病的生活环境因素降到最少，这是"健康中国"建设未来的重要工作。对影响健康因素的认识，国际社会的关注点越来越集中于健康的社会决定因素，要求社区、疾控、医院、护理等各类单位合理分工，有效协作。医务社会工作高质量发展的内涵，既要服务"健康中国"战略，也要运用跨学科服务模式，为病患提供整合的健康服务，彰显社会工作独特的专业优势和功能。

二　中国医务社会工作发展历程

（一）地方自觉探索发展阶段（2009年前）

这一阶段，主要以北京市、上海市、广东省的实践创新为代表。

北京是我国内地较早探索试点医务社会工作发展的城市，早在 1989 年，北京安定医院就率先引进北京大学毕业生，具有社会学背景的工作者尝试将社会工作理念运用于精神健康病患的医院人际关系和疾病康复中。1988 年

10 月，中国康复研究中心设立了"社会康复研究室"，于 1989 年 3 月正式对外接待门诊病人，由经过社会工作专业培训的医护人员提供法律政策咨询、家庭和社区康复辅导、残障者居室无障碍改造、残疾人用品用具配备等社会康复服务。2000 年 10 月，北京朝阳医院成立了社会工作部。2007 年协和医院恢复建立了医务社会工作部。

2000 年，浦东新区将卫生行政管理纳入社会发展局，将卫生管理作为社会发展的一个组成部分，上海市浦东新区社会发展局卫生处指导成立上海浦东新区社会工作协会医务社会工作专业委员会。2000 年 5 月在东方医院成立的首个本土医疗机构内设社工部成为日后引领国内医务社会工作发展的桥头堡。随后几年，浦东新区范围内初步形成了规模化的区域发展态势，上海市儿童医疗中心、潍坊社区卫生服务中心等医疗机构相继成立社工部，专业覆盖面逐步涉及综合性医院、社区卫生服务中心、精神卫生和计生中心等领域，不仅如此，上海市医务社会工作不再局限于浦东新区地域范围，徐汇、长宁区域等也渐渐引入这一新型医疗服务模式。①

2008 年前后，广东以及其他省市基本处在医务社会工作的萌芽状态。广州市残联与香港利民会于 1998 年合作成立广州利康家属资源中心，同一年，李嘉诚基金会支持汕头大学医学院第一附属医院开展宁养服务，江门市残联康复医院于 2010 年组建江门市利民社工机构为残疾人提供集"专业评估、生活照料、医疗服务、康复护理、生活自理能力训练、居家职业训练、心理咨询、社工、义工服务"于一体的"阳光家园计划"居家托养服务；山东临沂市人民医院于 2000 年成立社会工作部，主要开展患者回访、家庭探访和满意度调查等工作；云南昆明医科大学第一附属医院于 2002 年开始在精神科尝试医务社会工作服务。

（二）政策性推动发展阶段（2009~2017年）

2009 年 3 月，《中共中央 国务院关于深化医药卫生体制改革的意见》

---

① 张一奇、马凤芝、范斌：《上海医务社会工作发展的政策动力》，《中国社会工作》2020 年第 18 期。

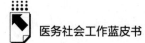
（中发〔2009〕6号）下发，国务院对新一轮医疗卫生事业改革做出了总体部署，首次提出要"完善医疗职业保险，开展医务社会工作，完善医疗纠纷处置机制，增进医患沟通"。医务社会工作成为国家推动完善医疗卫生事业改革的重要举措和政策选项。

深圳、上海两地以政策引领，成为内地医务社会工作发展的领军城市，并进一步影响、带动其他地区的发展。

2007年，深圳制定《关于加强社会工作人才队伍建设推进社会工作发展的意见》以及七个配套文件，率先推进了"岗位购买"方式的社会工作服务，实施"一医院一社工"发展计划，是最早探索政府购买医务社会工作服务的城市。2008年，由市民政局向深圳慈善公益网购买服务为6家医疗机构配备8名专业医务社工，由此开启深圳市探索推动医社工服务的发展历程。随后，东莞、佛山、中山、广州等地多角度探索广东省本土医务社会工作发展的路径以及模式。①

2012年2月，原上海市卫生局、市教委、市民政局、市人力资源和社会保障局联合下发《关于推进医务社会工作人才队伍建设的实施意见（试行）》，这是我国省级卫生主管部门签发的第一份关于区域内医务社会工作的文件，也是全国第一份系统性对医疗机构开展社会工作提出详尽标准的政策文件。文件非常明确细致地提出发展时间表：2012年在部分综合性医院和儿科、精神科、肿瘤科、康复等专科医院试点，2013~2015年逐步在全市医疗机构推广，2015年在综合性医院和儿科、精神科、肿瘤科等专科医院设置医务社工岗位。建设目标是全市在岗医务社工总量达到400~500名，医务社工持证上岗率达100%。职数配置标准是综合性医院按照每300~500张床位配备1名专职医务社工，在儿科、精神科、肿瘤科、康复等专科医院每100~300张床位配备1名专职医务社工。任职条件是应具有社会工作或相关专业大专及以上学历，取得社会工作者职业水平证书，并需参加医学相

---

① 关淑凡：《广东省医务社会工作发展报告》，载关冬生主编《创新与未来——前行中的广东省医务社会工作》，中山大学出版社，2016，第17页。

关知识培训。

这一时期，广东省佛山市南海区有突出表现，作为基层政府部门，南海区卫计局（现卫健局）在 2011 年开始探索卫计系统的社会管理创新模式，实行卫生行政主管部门、医疗机构、基层政府、社会工作服务机构四方合作的社会化发展模式，以购买项目服务的方式，引入专业社会工作服务机构到医院，到 2017 年共有 12 家医院先后引入 6 家社会工作服务机构开展医务社工服务，占全区公立医院的 80%。并于 2016 年制定了内地第一个区县一级的地方行业标准——《广东省佛山市南海区医务社会工作服务标准》。

总体而言，这一阶段的医务社会工作发展呈现地方政策性试点的局部性特点。2015 年国家卫健委、国家中医药管理局印发《〈进一步改善医疗服务行动计划〉实施方案（2015—2017 年）》，强调注重医学人文关怀，促进社工志愿服务，但还没有大幅提升社会各界对医务社会工作的认知，医务社会工作发展总体缓慢。

（三）制度性推动发展阶段（2018年至今）

"健康中国"战略的提出，改变了上述局面，极大地推动了包括医务社会工作制度在内的医疗卫生制度的改革完善，《进一步改善医疗服务行动计划（2018—2020 年）》提出要建立医务社工和志愿者制度，随后又将医疗机构设立医务社工岗位的要求纳入考核。这标志着医务社会工作者从此成为我国医疗卫生机构的标准配置，医务社会工作开始成为我国医疗卫生事业的重要组成部分。我国 20 多个省、自治区和直辖市先后开始试点推动医务社会工作服务，上海市、广东省深圳市继续领先发展，北京市、湖北省的发展势头较为突出，医务社会工作真正迈入了制度化驱动发展的快车道。

2020 年 3 月，作为医务社会工作的先行城市，上海市又创造了新的第一，率先出台了省级医务社会工作标准《医务社会工作基本服务规范》（上海市地方标准 DB 31／T1205—2020），要求二级及以上医院设立社会工作部，配备专职人员及专业督导，具有独立行使管理与服务职能，其他医疗卫生机

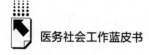

构应设置社会工作岗位。这代表了医务社会工作制度化、规范化、标准化发展的方向。

2020年11月，《深圳市关于提升社会工作服务水平的若干措施》明确提出按照"谁使用、谁购买"的原则，市、区各单位购买社会工作服务项目经费纳入本级财政预算。明确医院按1∶1配备社工，三甲医院在上述基础上根据医院床位等增加配比。精神卫生领域按登记在册的精神障碍患者50∶1配备社工。并大幅提升人力成本，明确政府购买社会福利、精神卫生等专业性强、职业风险高的社会工作服务项目，整体打包标准不低于16.9万元/（人·年）；各区可在不低于前述标准的前提下自行制定整体打包标准。这个政策为深圳医务社会工作的发展注入了新动力，影响了其他地区的发展。

北京卫健委在2020年10月印发的《关于发展医务社会工作的实施意见》提出了明确的发展目标，到2025年要实现全市医疗机构医务社会工作全覆盖。尤其是对医务社工的岗位设置、工作内容、薪酬、晋升等做出了相对明确的指引。

2019年1月，湖北省卫健委发布《关于加强医疗机构社会工作和志愿服务管理工作的通知》，要求三级医疗机构设立医务社工部门，配备专职工作人员；有条件的医疗机构可设立医务社工岗位。明确医务社会工作者要促进医患沟通，提供诊疗、生活、法务、援助、心理疏导、临终关怀等患者支持类服务。通知亦要求医疗机构大力推行志愿服务。

三　中国医务社会工作发展现状与特点

（一）发展现状

1.地方发展迅速与地区发展不平衡并存

到2021年初，包括港澳台地区，全国超过30个省区市开展了医务社会工作服务，中国医院协会医院社会工作暨志愿服务工作委员会于2020年对全国地区性医务社工专委会（不包括香港、澳门、台湾）的调研显示，医务社工从业人员3394名。

行业组织的兴起和成长，大大推动了医务社会工作的发展，中国社会工作联合会、中国医院协会、中国社会工作教育协会均设立了医务社会工作的二级专委会/工委会，约一半的省区市成立了区域性的医务社会工作行业协会，17个省区市的医院协会设立了医院社会工作暨志愿服务工作委员会。当前，各类行业组织均不约而同地选择融合发展方式（见表1）。

表1 行业组织融合发展方式

行业/领域		行业组织	主要人员构成	发展方式
理论层面	教育理论（学校）	中国社会工作教育协会医务社会工作专委会	高校、医疗机构、社工机构	高校成立，邀请医疗机构、行业组织、社工机构
		广东省医务社会工作研究会	高校、医疗机构、社工机构	高校倡议、共同发起
实务层面	医疗机构	中国医院协会医院社会工作暨志愿服务工作委员会	医疗机构、高校、社工机构	医疗机构成立，邀请高校、社工机构
		各省医院协会医院社会工作暨志愿服务工作委员会	医疗机构	行业内
	社工与社工机构	中国社会工作联合会医务社会工作专业委员会	社工机构、退休干部、医疗机构、高校	社工行业平台主导，邀请社工机构、医疗机构、高校（广东、宁波等由机构牵头；江苏、山东、郑州等以医疗机构为主）
		各省区市社工协会/联合会	社工机构、医疗机构、高校	
	其他	吉林省生命关怀协会医务社会工作与志愿服务专业委员会、徐州市抗癌协会肿瘤医务社会工作专业委员会	卫生领域、医疗机构	以行业内为主

据不完全统计，我国内地当前开展医务社会工作相关工作的医疗机构超700家、社工机构近100家、行业组织近50家、高等教育机构近300家。

医务社会工作的发展，与经济社会发展水平相适应，虽然医务社会工作在全国几乎实现了省、自治区、直辖市的全覆盖，但规模小、发展不平衡的状态仍十分明显，处于领先的上海、广东两地医务社工人数较多，合起来就将近2000人；湖北、四川两地的医务社工均还处在两位数水平。即便是发展规模相对较大的广东省，从开展医务社会工作的项目（医院）数量、社工人数、资金投入等指标看，区域分布主要集中在珠三角经济发达地区，分布在珠江沿线的深圳、东莞、广州、佛山等几个城市，其中深圳一个城市的医务社工数量就超过全省总数的一半。①深圳市社会工作协会《2020深圳社会工作年度数据报告》显示，全市从业社工9732人，卫生领域（含精神健康）社会工作者在全市14个社会工作服务领域中，占比达9.27%。中山、江门、惠州等城市则还是零星发展，在市、区、镇街政府的推动下"从下往上"尝试，还有9个城市基本处于待开发状态。

表2　广东省医务社会工作发展态势

单位：人，万元

地区	医务社工数量	社工购买经费	备注
广州	259	4951	
深圳	1058	9840	
佛山	68	660	
东莞	50	380	
中山	22	232	
惠州	8	80	
江门	11	100	
茂名	2	30	
清远	2	——	自营
汕头	1	——	自营
珠海	7	70	
湛江	5	32	
合计	1493	16375	

注：数据截至2021年1月31日，不完全统计。

---

① 关冬生、刘俊荣、温冬宝、陈安乔：《广东省医务社会工作高质量发展政策研究》，广东省医务社会工作研究会、广州市北达博雅社会工作资源中心课题报告，2021年2月。

2. 形成多种发展模式

（1）上海"建制"模式

2012 年出台的《关于推进医务社会工作人才队伍建设的实施意见（试行）》，明确要求全市各级医疗机构初步形成医务社工管理机制和工作格局，逐步建立和完善医务社工人才培养、管理、评价、流动、激励等一系列制度，明确医务社会工作的岗位设置、人员配置、工作职责和培养模式。2013 年，社会工作服务被纳入医院评价体系中，医务社工培训被纳入上海市紧缺人才项目培训，考核合格者获得继续教育学分证书及组织人社部门紧缺人才证书。

近 20 年来，上海医务社会工作在上海市卫生主管部门的直接推动下，已植根于各级医院新型服务体系中，至 2019 年上海成立社工部的医疗机构近 300 家，全市共有医务社会工作者 535 名，其中专职医务社会工作者156 名。[①]

（2）广东"社会化参与"模式

10 多年来，广东省各级政府、医疗机构采取的是政社合作、院社合作发展方式，截至 2021 年 1 月，相继有超过 120 家医院、约 40 家社会工作服务机构、近 600 名社工在全省十几个城市开展医务社会工作服务；资金的来源多样，既有财政资金、福彩资金，也有医院自有资金、基金会资金和企业资金，不含自聘社工的医院的专职社工经费，2020 年度各方投入购买服务的经费达 5000 多万元。截至 2019 年 8 月，深圳市精神卫生社工人数达 726人，分布在市精卫中心、精防机构和各街道与社区。据估计，全省精神卫生社工总人数应在 800~900 人，这一部分均由政府出资向社会工作服务机构购买服务，派驻社工到社区、医院。

近几年，广东省医院内医务社会工作发展方式进一步丰富，已有部分医院独立设置社工部，如广东省第二人民医院、中山大学附属第六医院、深圳市儿童医院、深圳北大医院等医疗机构都单独成立了社工部，采用"编内

---

① 数据来源于上海市卫健委干部人事处。

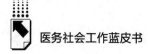

人员管理+项目购买或岗位聘用"的多元方式开展工作。

（3）北京"混合"模式

北京发展医务社会工作的资源丰富，医疗机构、高等院校、公益慈善组织、社会工作服务机构等多元主体紧密合作，走出了一条兼具上海和广东做法的新路子，既有院内的建制设置，如六院、人民医院、铁营医院、清华长庚医院、宣武医院、北大国际医院，也有政府对社工机构服务的购买。根据2020年《关于发展医务社会工作的实施意见》的规划，推进医务社会工作试点，特别是134家试点医院的推进非常迅速，遴选培育30个医务社会工作项目，以点带面，点面结合，正在积极探索医务社工高质量发展的创新模式。

（4）"社工+慈善"新兴模式

近几年，传统慈善公益领域与社会工作的密切合作渐成趋势。除了早期四川的小规模发展之外，以爱佑慈善基金会、湖北省慈善总会、韩红基金会、水滴集团、轻松集团等为代表的慈善公益力量已成为医务社会工作发展的组成部分。

四川省医务社会工作的起步，有赖于慈善力量的推动。四川省烟草公司在四川省慈善总会成立"诚至诚"专项基金，支持成都第三人民医院"天线宝宝"服务，周晨燕基金支持省立医院白血病救助服务，成都妇女儿童医院的医务社工站运营经费也是由公募基金会专项基金支持，在成都市慈善总会和成都市民政局的支持下，四川大学华西医院和四川省人民医院开展医务社工项目服务。

爱佑慈善基金会在2016年就通过与广州市北达博雅社会工作资源中心合作，在广东省人民医院、广州军区陆军总医院、广州市妇女儿童中心开展面向少儿先天性心脏病患儿及家庭的"爱佑童心项目"，帮助近2000个家庭。"爱佑童乐园项目"则以儿童医院为平台，采用"基金会+爱心企业+合作医院"的新方式开展，以"医疗环境更友好，医疗过程更友善，住院生活更丰富"为项目使命，在合作医院里采用"活动空间+医务社工服务+社会参与"的建设运营模式，建设专属的儿童友好空间，打造"病房里的童年守护圈",截至 2020 年底,已经在 8 座城市 10 家儿童医院合作设立项目点,累计为 1 万多名患儿及其家庭提供住院期间服务,陪伴患儿和家庭走过医疗过程每一步,舒缓压力,提升在医疗过程中的应对能力。

湖北省慈善总会慈善医疗众筹项目带动了湖北省医务社会工作的开端,5 家医院获得资助;2020 年,在湖北省社会工作联合会的支持下,北京韩红基金会联合湖北省医院协会医院社会工作和志愿服务管理专业委员会,实施"医务社工体系建设(湖北省)"项目,以武汉市 7 家医院、其他 8 个城市 8 家医院的医务社工部为依托,联动社会工作服务机构,采用"1+1"模式,即一名社工机构医务社会工作者与一名医院医务社工共同进驻医院开展服务。

水滴集团、轻松集团均采取了两种方式参与医务社会工作服务,一是分别成立社会工作服务机构,带资进入医院;二是资助其他社会工作服务机构派出社工到医院。

目前,"社工+慈善"新兴模式的社工队伍人数虽不足百人,但区域分布相当广泛,包括北京、上海、天津、重庆、广州、南京、杭州、武汉、太原、苏州、佛山、湛江、茂名、恩施、孝感、随州、宜昌、黄冈、荆州、襄阳、十堰等 20 余个城市。

3. 涵盖范围和领域不断扩展

全国医务社会工作的服务在公立医院、民营医院、社区医院等综合性医院,专科医院、优抚医院、康复医院以及社区中均有多样化的大胆探索。

综合性医院是医疗服务领域中的主要服务场域,接收并治疗各类型患者,因此,对医务社会工作者的需求也是全面的。在综合性医院通过设置医务社会工作部门、岗位,或者通过购买/引入医务社工服务项目等方式,对院内患者提供入院衔接、熟悉医疗体系及医院环境、经济援助、患者及家属心理辅导、协助康复治疗、协调就业及社会关系重建、出院计划、哀伤辅导和临终关怀等专业服务。目前,由于受到岗位配置或项目购买服务的规模限制,全国各省区市综合性医院开展医务社会工作服务,多未能在全院铺开全面开展服务,主要集中在肿瘤科、急诊科、儿科、内科、妇产科等科室。

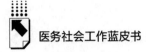

专科医院是指只有某一个或少数几个医学分科的医院，如宁养院、脑科医院等。医院治疗患者的类型大多以特定疾病为聚焦。由于患者患病类型特定，除医学专业治疗之外，一系列治疗过程中患者及其家属对特殊疾病的认知、接纳、康复等也更加需要提供有针对性的专业服务。因此，专科医院多以组建由医务社会工作者、康复治疗师、医生、护士等组成的跨专业工作团队的方式开展服务。如汕头大学医学院第一附属医院宁养院，是全国第一家宁养服务机构。由医生、护士、社工等专业人员组成跨专业服务团队，为晚期癌症患者及其家属提供镇痛治疗、护理指导、心理辅导与哀伤支持等服务。经过10余年的不断发展壮大，目前已成为全国最大、配套最完整、技术力量最强的一所癌症晚期患者临终关怀慈善机构。

优抚医院、工伤康复医院等系统的医务社会工作服务内容更加聚焦。如广东省第一荣军医院医务社工部于2009年6月成立，分别被确定为广东省民政厅直属单位第一批社会工作人才队伍建设试点单位，以及民政部全国第二批社会工作人才队伍建设试点单位，引入社工机构对住院的1~4级重伤残荣军开展专业服务，如康复训练协助及再就业等服务。广东省工伤康复医院通过内部增设医务社工岗位的形式，组建由医务社工、职业康复师、技能培训师等组成的跨专业工作团队，协助工伤职工重返工作岗位，重新融入社会生活。

随着服务对象即患者的需求多样化，服务场域由医院进入社区，社区康复、社区医疗等服务的延伸也将医务社会工作的服务领域扩展至社区以及社区康复机构。

4. 专业教育不断发展

2002年福建医科大学成为我国第一个开办社会工作专业的医科院校，目前全国共有11所医科院校开办了社会工作专业，依托医科院校学科优势大力培养医务社会工作人才。2020年，中国社会工作教育协会医务社会工作专委会委托福建医科大学健康学院社会工作系对全国高等院校医务社会工作人才培养做调研，医科院校依托其医学课程资源优势，均开设了相关医学课程。同时，发挥医学临床教学基地等优势，在各级医院、精神康复机构、医养结合单位，建立了较为良好稳定的实践基地。开设医务社会工作课程的非医科类院校中，专科层次有 2 所，本科层次有 48 所，硕士层次有 36 所。

上述调研情况显示，近五年医科院校医务社会工作专业年均招生人数近 700 人，2002~2019 年医科院校的社会工作专业毕业生已达到 3831 人，但健康相关领域就业总数不足 50 人。100 所非医科院校本科毕业生累计在医院就业及精神康复领域就业总数为 282 人，硕士阶段就业总数为 117 人。

5. 医务社会工作—公共卫生社会工作已实质进入国家应急响应机制中

2020 年新冠肺炎疫情防控工作中，医务社会工作得到了国家、省级层面的认可和正式介入服务安排。国家卫健委、民政部联合发文要求"将心理援助和社会工作服务纳入疫情防控的整体部署，统筹安排，统一管理"。在民政部慈善事业促进和社会工作司与湖北省民政厅慈善社工处的指导下，湖北省医务社工进入方舱医院，为患者和医护人员提供社会工作专业服务，在方舱医院一线医务社工服务的基础上，完成《"方舱医院"社会工作支援服务指引》，并向 16 个方舱医院推广。全国其他地区医务社会工作在疫情期间也为医院疫情防控贡献专业力量，包括社会公益慈善资源的链接、确诊及疑似患者的社会心理服务、一线医护人员的情绪支持，为医务社会工作应对重大公共卫生突发事件积累经验。

（二）发展特点

1. 从政策驱动向制度引领发展

政策保障在中国医务社工发展的初期具有举足轻重甚至是决定性的作用。从 2009 年《中共中央 国务院关于深化医药卫生体制改革的意见》提出发展医务社会工作开始，其后较长时间处在地方探索阶段，一直到党的十九大"健康中国"战略的提出与《进一步改善医疗服务行动计划（2018—2020 年）》的出台，进入地方政策驱动向国家制度性引领的分水岭。

将医务社会工作制度单独列为一级指标，开启了国家层面社会政策推动医务社会工作发展的新局面，疫情防控中出台的相关政策把社会工作角色纳入其中，进一步彰显了社会工作的专业重要性。短短几年来，各省区市相继出台发展医务社会工作的政策措施，其中，北京市的政策目标明确、路径清晰、措施有力、落实到位，很快引起各省区市的注意，在全国医务社会工作领域产生了较大反响，并成为制定本省区市政策的主要参考，医务社会工作快速迈向了百花齐放、竞相发展的新格局。

2. 社会需求激发多元创新发展活力

针对医务社会工作，基于各省区市的本土环境以及地方特色，各地因应自身的发展需要和资源情况，因地制宜地开展医务社会工作服务的创新探索。20多年来，从内设独立的社会工作业务部门到购买服务、内设岗位结合的"嵌入式"模式，从实施购买服务的"独立岗位社工+项目化岗位社工"的个别性试点，到实行"一院一社工"政策的推动，从政府资源投入到政府资源与社会资源、商业资源、个人资源多方协力，不同地区医务社会工作发展路径不尽相同，不同医院推进方法不尽相同，我国医务社会工作呈现广阔的发展空间和多元的发展形态。

除了发展模式上形成了上海、广东、北京、湖北等不同路径之外，医疗机构内的部门、岗位设置也出现了不同的实践。一是医院自主设置医务社会工作部门，其中一些医院的社会工作部门属于一级组织机构，相对独立地开展工作，负责全院的医务社会工作服务项目；有些医院的社会工作部门属于二级组织机构。二是医院内设部门的"自聘社工+购买服务项目/岗位"方式。三是政府或医院、公益项目购买医务社会工作岗位或项目，由项目团队负责医院医务社工部运作。四是基金会与医院合作，通过支持项目的方式在医院开展医务社会工作服务。

3. 理论教育与实务工作紧密结合发展趋势明显

自1989年恢复社会工作专业教育以来，北京大学、中华女子学院、北京师范大学、首都师范大学、中国青年政治学院、中国人民大学、复旦大学、华东理工大学、福建医科大学、南京理工大学、南京大学等高等院校既是社工教育的先行者，积极投身医务社工理论和实务的研究与探索中，也是医务社会工作实践和政策发展的推动者，许多院校及其教师成为当地医务社会工作相关行业协会或专委会的骨干力量。

从早期北京大学与北京大学人民医院的单一个案合作，到近几年上海市高等院校与医疗机构的集群性合作，理论教育与实务工作结合日趋紧密，上海市 71 家医疗机构设立了高校社会工作实习基地，有些医院甚至同时是几所高校的实习基地，学生的毕业论文有大量的国内外文献回顾、需求评估、多元干预、成效评估等，积累了丰富的专业发展资源；复旦大学、华东师范大学、上海大学等将医务社会工作作为主要的专业发展方向之一，开展课题研究，在专业发展上取得丰硕成果。

4. 专业自觉融入救急难服务群众大局

除了政策动力之外，社会工作者以解救危难的高度责任感，在人民群众遇到危及生命的重大事件中，体现了良好的职业素养和专业精神，也促进了医务社会工作自身的实践发展和政策推进，突出表现在近 10 多年产生重大影响的自然灾害、公共危机三个大事件中，社会工作教育界、实务界迅速行动，彰显其专业价值。

2008 年，汶川发生大地震，为了支援灾区，海峡两岸各地社工界专家、精英相继到川开展社工服务，源于慈善救助的医务社工就此萌芽，在医院、社区、残联等为病患（尤其是地震伤员）开展多元化服务，由专家带领开展的个案工作、小组工作、社区工作服务以及行政工作为本土医务社工做了良好示范。其间也有很多不同的理论培训、实务培训，为之后医务社会工作的进一步发展奠定了基础。①

2015 年，天津发生 "8·12" 爆炸事故，天津医科大学总医院成立医务社会工作站，在国家卫计委、政府安置部门、中国社会工作联合会、中国社会工作教育协会等的积极支持下，香港无国界社工、南开大学、天津师范大学、天津理工大学、恩派社会工作机构负责人、天津 "8·12" 志愿者、国

① 张涛：《【四川医务社工先行者专栏】四川医务社工的 8 年历程》，云公益，2016 年 6 月 8 日。

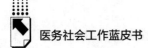

内其他院校的专家学者、志愿服务组织以及总医院的工作人员等众多力量共同为灾后患者、家属以及医护人员提供心理援助服务，对于天津乃至全国医务社会工作发展都具有启发意义。

2020 年，新冠肺炎疫情突袭而至，中国社会工作教育协会医务社工专委会迅速组建督导团队，支持武汉地区社工开展了多种形式的服务，尤其是在方舱医院及时开展"舱内+舱外"服务。这场疫情防控阻击战，促进了湖北地区医务社会工作的发展，在湖北慈善总会、北京韩红基金会的支持下，确定医务社会工作试点医院，开展心理疏导、预防医疗纠纷、健康宣教、链接社会资源、搭建社会支持网络、教学及科研工作、特色活动和医院志愿服务等活动。

四　中国医务社会工作发展面临的问题

现阶段，我国医务社会工作地域和领域发展仍不平衡，医务社会工作服务尚未出现整体性、持续性、稳定性发展的局面，亦不能满足政府、医院、患者、社会多层次多元化的现实需求，很多医务社会工作服务内容事实上无法开展。[①] 同时，不平衡状况也存在于发展政策的实质性落地方面。在珠三角、上海等社会工作起步早、发展水平较高的地域，医务社工相关政策有了先行探索，北上广深等社会经济发展水平较高的城市三级综合医疗机构医务社会工作开展较好、专业化程度较高。中西部地区医务社会工作发展明显滞后，尤其是新疆、甘肃等省份几乎没有医务社会工作相关实践。而在发展模式与路径上，不同地区也呈现多种发展类型、多种差异化模式并存的局面，凸显我国医务社会工作实务发展的多元化、层次化、差别化。

总体而言，在制度建设、服务需求、专业发展、人才培养以及学科研究等方面还存在一些结构性困境。

---

① 成娅：《我国医务社会工作政策研究》，西南石油大学硕士学位论文，2017，第 18 页。

（一）顶层推动：政策困境的现实动因与逻辑起点

1.政策支持及制度建设的不完善

其主要表现在三个方面，一是医务社会工作的福利性依旧缺乏财政与制度方面的保障，未与我国社会保障和福利制度相互融合，也就无法实现共生性发展。二是卫生、医疗纠纷等医疗卫生具体工作方案的主体内容涉及医务社会工作的，多采取较为抽象和笼统的语言。三是发展医务社会工作的执行性政策仍然十分薄弱，近些年，大部分省区市出台的主要是促进社会工作发展的基础性政策，而从国家层面到地方层面，医务社会工作用人制度和考核晋升制度缺失，教育培训制度不完善，在医务社会工作的配备标准、职责范围、工作内容以及职务等级等方面都没有明确的规范。[①]

2.地方政府认知偏离与宣传力度不足

目前，对许多人来说，"医务社会工作"仍然是新议题，尤其是相关卫生行政管理部门、医疗卫生领域对医务社会工作制度建设的必要性、重要性缺乏清晰的认知，甚至还存在较大的认知偏离，医务社会工作在医疗处境下难免遭遇"边缘化"。

医务社会工作的相关报道在社会媒体中出现的频次也不高。在医院场域中，患者和家属对医务社工的知晓度普遍较低，只有少数接受过救助和社工服务的患者知道社工部门的位置，但多数人还不清楚医务社会工作的概念。即便是曾合作过的一些部门和科室，医护人员对于社工部的了解甚至仅限于志愿者管理，对医务社工的具体职责不了解。

（二）服务需求：服务困境的实践反思与质量求解

1.医务社会工作的服务规范与标准模糊不清

刘继同认为，医务社会工作横向覆盖公共卫生社会工作、社区健康社会

---

① 张阳：《医务社会工作的困境及对策研究》，中国社会科学院研究生院硕士学位论文，2015，第 25~26 页。

工作、医院社会工作、精神健康社会工作、康复社会工作等 5 个工作领域。① 现阶段，医务社会工作者更多的是在院内开展服务，前文介绍了上海、广东等少数发达地区及一些分支领域建立并通过了适用于地方性的医务社工服务规范与标准，实际上仍局限在医院社会工作范畴，这反映了现阶段健康促进、医疗救助、精神卫生等院外医务社会工作的薄弱。医务社会工作作为健康倡导者、宣传者的职能没有充分发挥，这极大地阻滞了医务社工专业化、职业化、规范化发展。

2. 实务的先期探索与服务输送的内卷化困境

在实务经验的先期探索阶段，其内生性根源分为学校教育和在职培训两个阶段。许多专业医务社会工作者缺乏社会学、心理学、医学等相关理论知识和实务背景，缺乏扎实的理论基础和先进的实务经验，在解决患者问题时，通常将眼光局限在解决当下问题，很少设立长远目标，例如社会能力恢复等，这就容易缺失独立的专业角色。

同时，由于条线管理带来的工作压力、非对称性资源依赖关系和专业工作者能力不足等体制机制惰性因素，尽管医务社工通过依赖非正式人情关系开展专业服务，实习生替代医务社工从事服务供给等方式进行自我战胜式努力，但还是造成医务社工埋头行政工作、缺乏专业服务能力和专业服务效果欠佳等自我锁定式结局，呈现医务社工服务输送内卷化样态。② 而这一本质根源在于既有体制对医务社工服务的束缚，正是这些外部因素的阻碍和限制，使得医务社工的努力无法获得实质性的增量产出。

3. 突发公共卫生事件下的应急服务水平低下

在疫情初期，许多医务社会工作者主动服务，不仅为院内医护团队和病患解决困难，也通过外展服务推动社区防疫工作。然而，这一过程也暴露出医务社会工作行业的不足。2019 年 3 月 11 日，北京市卫生健康委员会在《北京市卫生健康委员会突发事件紧急医学救援应急预案》中，将心理救援

① 刘继同主编《医务社会工作导论》，高等教育出版社，2008，第 11 页。
② 井世洁：《医务社会工作服务输送内卷化及应对策略——以慢性病自我管理小组服务为例》，《社会建设》2021 年第 4 期。

机构作为"其他专业机构"协同参与病员及家属和公众的心理卫生干预工作，但对医院内部由社工开展的应对策略与工作内容并未加以明确。除了缺乏制度性支持外，部分医务社会工作者因专业性不足导致应急服务水平低，应急预案准备不充分。因此，也有许多医院医务社工并未形成充分的职业自觉，也未能充分承担社工职责，出现角色缺位。①

在疫情防控阶段，医务社工与社区的联系也尚不紧密。常态化疫情防控带来了新的命题，如何重建人际信任、配合疫情流调、保障患者权益、开展健康社区建设与防疫倡导工作等，均亟待医务社工的全面介入。

（三）专业导向：专业困境的成长建设与短板捕捉

1.学科建设的问题

科学准确地把握认识医务社会工作的发展状况，构建符合中国实际的健康社会工作的基础性理论和实务方法体系，提升专业的科学化水平，是摆在新阶段我国医务社会工作学术共同体同人面前一个亟须解决的重要问题。第一，基础性理论研究薄弱，虽然发表的成果数量逐年增加，但大多数是描述性的，或者是政策建议，医务社会工作还缺乏强劲的理论支撑。第二，科学研究的方法还比较弱，研究方法单一，科学性不强，特别是合作创造的知识少。第三，专业的技术研究不够精专，目前，医疗救助、志愿服务管理、病患新型康乐方面的研究比较多，但在专科方面，如干预技术、干预效果等临床实务操作的治疗技术方面的研究仍是滞后的、落后的。第四，专业学术地位还比较低，医务社会工作是次专业，接纳度不高。目前，专业社会工作跟医院的行政管理工作分界不清晰，很多人有误解，甚至把医务社会工作与志愿服务相等同、相混淆。这些方面，是医务社会工作高质量发展面临的巨大挑战，究竟是医院管理制度的重要组成部分，还是医疗服务中的一个专业？医务社会工作的定位和边界在哪？医务社会工作的核心能力是什么？针对这

---

① 张璠、张蕾、艾超：《疫情防控中的医务社会工作开展分析》，《当代医学》2021 年第18 期。

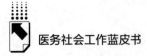

些问题均需给予清晰回应，并在此基础上培养既具备社会工作专业知识，又懂临床医疗知识，具有社会工作岗位胜任力的专业人才，适应新时代、新阶段对于医务社会工作高质量发展的需求。

2. 角色定位模糊与功能发挥不足

在医疗服务中，患者甚至医护人员常常将社工视为义工，这让医务社工的存在感降低，处于一个非常尴尬的境地。

由于角色定位模糊以及功能发挥不足，角色冲突时有发生。这既包括自身角色内部形成冲突，也有医务社工角色与跨专业团队其他成员角色形成冲突。前者主要发生在医务社工承担服务提供者、资源链接者、支持者等角色时，常因主客观因素影响，自身角色会在时间上或空间上产生冲突；后者主要是医务社工的某些职能与其他成员的职能有叠加情况，从而导致角色间的冲突。

3. 社工专业人才教育培养程度低

目前，我国医务社会工作人才数量总体较少，专业化、职业化程度低的问题叠加，导致医务社会工作在专业要求很高的医疗领域，较其他社会工作领域，问题更为突出，即使在先行的上海、广东等地，医务社工占比也不高。除此之外，医务社会工作者的专业教育和培训也面临供需不对接，一是设置医务社会工作专业的高等院校少，二是医务社会工作"专才教育"不够，三是医务社工教育培养的专业人才与医务社会工作岗位的能力要求之间存在脱节现象。在教育领域，医疗政策和医疗环境学习少，基础医学知识学习少，本土医务社会工作经验知识总结少，医院为社工毕业生提供实习机会少。在职业领域，缺乏医务社工岗位设置、薪酬待遇、执业资格认证等相关政策制度。上述问题阻碍了医务社工人才队伍建设，医务社工人才短缺又反过来阻碍医务社会工作的进一步发展。

4. 职业伦理与职业化发展能力弱

在服务场景中，医务社工主要面临技术问题和价值与伦理问题。技术问题是相对客观、明确、易于把握的，而价值与伦理问题则带有一定的主观因素，往往模棱两可和难以把握，能否恰当地处理价值与伦理问题也就成为决定实务工作成败的关键。

郑卫荣、高秀、戚海锋等对医务社工面临的决策困境做了深入分析，认为主要包括三个方面，一是自决权引发的抉择困境，社会工作者常陷入"默许"还是"介入"的抉择两难。二是知情权引发的抉择困境，医务社会工作者是"告知"还是"隐瞒"？三是隐私与保密引发的抉择困境，社会工作者应该"保密"还是"泄密"？[①] 这些在实际情境中的抉择两难，是当前医务社会工作者现实中面临的困境之一，是医务社会工作专业价值观本土化中应重点解决的部分。

五　中国医务社会工作的发展趋势

（一）全国性的制度化、标准化、规范化局面与共识将加快形成

"政策推动，医院运作"是当前我国医务社会工作发展的重要路径，受到一些地区医务社会工作发展的辐射和带动，全国各省区市在社会工作人才队伍建设、医疗服务政策中，要求开展医务社会工作，进而推动医务社会工作的快速发展。[②] 上海市新出台服务规范标准，广东省南海区修订 2016年实施的地方行业标准，均表明实践多年的医务社会工作的服务规范与标准将日渐成熟，为全国性医务社会工作的服务规范与标准的出台，提供了良好的路径选择和专业基础。

同时，全社会尤其是各级政府和医疗机构逐渐认识到，加快完善医务社会工作建设政策制度，与提升政府自身对医务社工的认同度相辅相成。一方面，各级政府纷纷通过媒体报道、新兴宣传渠道扩大医务社会工作的传播范围，推广医务社会工作的服务理念，以促进民众自觉了解医务社会工作，提升人们对医务社会工作的认知与关注度，获取社会的理解和支持。另一方

---

① 郑卫荣、高秀、戚海锋等：《医院社会工作的伦理困境及其应对策略》，《中国卫生事业管理》2018 年第 6 期。

② 季庆英、曹庆：《我国医务社会工作的探索与发展》，《社会建设》2019 年第 5 期。

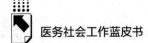

面，医务社会工作者在专业自觉、职业自觉的推动下，不断在实务方面做出更多努力，以研究成果进一步提升医务社工的专业性，进而充分发挥角色的功能性作用。①

在可预见的未来，在"健康中国"战略的引领下，在医院高质量发展的直接推动下，全国性的制度化、标准化、规范化发展局面将加快形成。

（二）多重逻辑之间的合力将突破服务范围的壁垒

专业的社会工作基于人的多元、复合、立体化需求，在不同场景、不同阶段，需要面向不同类型的社群，用多元化服务手段来满足当下的需求。② 不同行动主体之间互动协作，带来服务多样化的活力。这样一个多重逻辑合力产生的服务共同体，不仅能整合多个主体的价值，更能创造出更多的显性机会和隐性机会，还能引导出更多的边缘性创新，以此导向良性循环。

1. 利用需求驱动来实现资源保障的最优发展路径

将病人的需求、社会的需求和医院发展的需求有机结合起来，将社工专业的理论、方法和精神融入医疗服务当中，将人文关怀、公平正义、社会和谐等理念贯彻于具体工作中。

2. 实现行业之间理念、行动融合发展

为了回应社会福利需求的变化，社会工作制度正以自己特有的本土构造路径嵌入整个社会管理与社会福利的制度创新过程中。③ 在医务社会工作参与突发公共事件的未来实践中，上述趋向亦将凸显。在本次疫情初期，民政部有关部门就联合指导中国社会工作联合会编写发布《社区"三社联动"线上抗疫模式工作导引（第一版）》，随后又提出"五社联动"的行动策略，这将促成医务社会工作参与到社区、医疗机构中，形成"点-线-面"

---

① 覃柳蓉：《医务社会工作者在临终关怀服务中的角色困境研究——以贵州省宁养院为例》，贵州大学硕士学位论文，2018，第42页。

② 卢玮、吴文湄：《医务社会工作多重服务逻辑的合法性路径研究——以深圳市儿童医院为例》，《学术研究》2019年第6期。

③ 张曙：《需求、供给与我国社会工作制度建构》，《学海》2011年第6期。

"三位一体"的新机制。当长久的多重路径磨合进入常态，就解决了单条路径对多样化需求把握不当的问题。

3. 建立"产学研一体化"人才培养机制

在校教育、职业训练相衔接，高等学校、医疗卫生机构、社会工作服务机构相协同，通过行动研究、循证研究，在医院、社区、社会组织建立实习与研究基地，建立相互支撑、协作的闭环模式，进一步提升医务社工的综合素质。

4. 通过大数据开发与应用更大限度推进多元模式快速发展

应用大数据分析，医务社会工作者可协助医护人员更多或更深入地了解患者在社会、心理、经济等方面存在的困难；通过大数据分析，可以获得更多的公益资源，使政府资源、爱心人士以及国内外各类基金能够与救助对象对接，让更多社会资源为公益建设服务。在这个背景下，全国各地社会服务组织可将现有资源进行整合共享，由专门机构对资源进行分类，在相应平台发布，这就要求政府牵头，社工机构、医院、公益组织等积极参与、相互配合，推动公共数据开放和基础数据资源跨部门、跨区域共享，提高数据应用效率和使用价值。[1] 中国社会工作联合会、中国医院协会、中国社会工作教育协会等国家级行业组织中的医务社会工作专业委员会，可牵头搭建这些平台。

（三）医务社会工作专业化与职业化发展将进一步加快

政府的政策制度和行业的专业自觉将成为医务社会工作专业化与职业化发展的"双驱动力"。

1. 职业制度和激励机制将成为队伍建设的核心保障

建立医务社工职业制度要从岗位设置、职责设定入手，改变医务社会工作服务内容专业与非专业并存的现状，创造条件并鼓励医务社工彰显医务社

---

① 杜娟、张博坚：《关于当前我国开展医院社会工作的几点思考》，《医学与哲学》2017 年第 19 期。

会工作的专业性。同时，加大对专业社会工作人才的培育力度，配备一支具备高专业知识水准、高实务操作水平的专业社工团队。

要创新当前医务社会工作教育培训政策、制度体系，医疗、民政、教育等多部门协同参与，普通院校社会工作专业将医学知识纳入社工的教育、培训范畴，医学院校社会工作专业将日益成为医务社会工作者的重要培养基地。进一步完善医务社会工作者上岗前培训机制，更好地学习医学相关课程，了解医疗机构的工作流程和内涵，从而更好地适应医务环境，更好地产出工作效果。

对医务社会工作服务中的价值观冲突和伦理问题将给予更多的关注与重视，进一步促进规范职业伦理和发展职业精神，加速推动医务社会工作走上专业化之路。

评价激励机制将成为解决职业困境、提升医务社工职业认同度的关键环节，通过完善成熟的职业保障和职业激励机制，保障专业队伍的稳定性，增强专业使命感和价值感。医务社会工作者的职业制度包括执照制度、职业资格制度、注册制度、职称管理制度等，激励机制则包括社会工作者劳动报酬、职业发展路径、表彰制度等。前者属于评价政策，是联系理论教育和实务工作的中间环节，后者则是保障医务社会工作持续稳定发展和医务社工实现专业价值的主要途径。[①]

2. 行业内部的专业自觉与职业自觉将极大加强

一是主动增强专业自觉。不管是实习生还是正式的工作人员，都将更加注重实务经验与专业理论的结合与反思，及时认识到自身的不足之处，并不断完善自身。这不仅能缩短医务社会工作中的角色距离，也让实务发挥应有的实效性。医务社会工作者将加强专业理论知识学习的主动性与积极性，注重提升自身技能水平，增强自我认知能力，对自身的工作性质、职能、工作宗旨有更充分的了解，并保持自信的心态，积极向其他群体宣传推广社工

---

① 齐建、张建俊、郭莉：《医务社会工作发展机遇与困境分析》，《劳动保障世界》2018年第29期。

作，提高医务社会工作的普及性，以推动医务社会工作深入发展。

二是通过职业自主性增强专业自主性。医务社会工作者摆脱边缘困境，在卫生健康治理的实践中寻找平衡，充分发挥主体性功能，重构医务社会工作者职业与国家的关系。这将促进医务社会工作者在现有的医疗条件下改善工作方法，不断实现专业自觉，推动医务社会工作与卫生健康系统的融入，回应医疗模式转变和医疗卫生体制改革的新需求，在中国的话语体系与国家健康发展战略中发挥重要作用，从而惠及社会群体。

三是从"理论自主性"到"技术自主性"。在实践层面，医务社会工作者根据专业自主性的行动逻辑，将重新定位医务社工的社会角色功能以及技术行动空间，通过专业理论及技术教育，提高医疗场域中医务社工的医疗健康服务水平和技术实践能力，切实满足与保障广大人民群众的社会需求和健康权益。

参考文献

柏豪：《疫情防控工作常态化背景下的医务社会工作研究》，《山东社会科学》2021年第4期。

陈哲、龚志成等：《中国医院医务社会工作的现状调查》，《中南大学学报》（医学版）2019年第7期。

冯岚：《医务社会工作者开展工作过程中的困境探讨——以X医院老年综合科室为例》，首都经济贸易大学硕士学位论文，2019。

勾学玲：《我国专业社会工作面临的问题及破解之策》，《中国党政干部论坛》2016年第6期。

季庆英：《上海医务社会工作的发展回顾》，《中国卫生资源》2015年第6期。

黎小群、庄新耘、尹杰英：《深圳市医患双方对医务社会工作者认知和需求调查》，《护理学报》2010年第13期。

李娟：《我国医务社会工作发展模式比较研究》，《中国卫生事业管理》2016年第5期。

刘继同：《为什么卫生政策还不能成为"国策"？》，《中国卫生》2004年第7期。

刘继同：《中国医务社会工作十年发展成就、主要挑战与制度建设路径》，《社会政

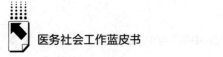
策研究》2017 年第 3 期。

刘岚：《我国医务社会工作制度框架及政策研究》，华中科技大学博士学位论文，2011。

齐建、王志中等：《跨学科合作医疗实践中医务社会工作整合模式建构研究》，《中国卫生事业管理》2021 年第 4 期。

孙建丽：《论医务社会工作中的价值观冲突和伦理困境》，《医学与哲学》2008 年第 17 期。

王华、郑健蓉：《医务社会工作价值观本土化中的困境及对策探究》，《中国卫生产业》2019 年第 14 期。

王丽、王志中：《部分国家医务社会工作发展经验及对我国的启示》，《医学与社会》2020 年第 1 期。

谢春艳：《对发展医务社会工作的相关问题探讨》，《中国医学伦理学》2012 年第 3 期。

熊昌娥、陈晓等：《基于扎根理论的国内外医院价值观差异研究》，《中国医院管理》2017 年第 11 期。

杨宇竹：《医务社会工作专业服务的困境和对策研究——以北京市 Y 医院为例》，首都经济贸易大学硕士学位论文，2017。

张玲玲：《医务社工的伦理困境与应对——以武汉市某医院个案为例》，华中师范大学硕士学位论文，2012。

张一奇：《非典型场域医务社会工作实务困境及应对策略》，《中国社会工作》2018 年第 9 期。

甄红菊：《我国医务社会工作现状及对策》，《医学与社会》2013 年第 1 期。

王思斌、邹文开主编《回顾　反思　展望：中国社会工作辉煌发展的十年 2006—2016》，中国社会出版社，2016。

Hidy G. M. , Brock J. R. Aerosols, *The Dynamics of Aerocolloidal System* , Pergamon Press, 1971.

分 报 告

Sub-reports

B.2
中国医院医务社会工作发展报告

季庆英*

摘 要： 在"健康中国"战略背景下，医务社会工作的发展回应了医疗卫生改革和社会发展需要，以及广大人民群众的健康需求。医务社会工作以服务型治理的方式参与"健康中国"建设的国家战略，成为健康领域社会治理的重要专业力量。自2009年实施"新医改方案"以来，医院医务社会工作在政策支持和医院实践的双重驱动下不断发展。不同地区因地制宜，探索与当地社会经济、医疗卫生发展水平相适应的医务社会工作服务和发展路径，推进我国医务社会工作规范化、专业化、本土化发展。目前，我国医院医务社会工作逐步融入医疗卫生服务体系，成为医疗卫生服务的重要组成部分，与医疗团队合作，共同为患者及其家庭提

* 季庆英，上海交通大学医学院附属上海儿童医学中心党委书记，中国医院协会医院社会工作暨志愿服务工作委员会主任委员，中国社会工作教育协会医务社会工作专业委员会副主任委员，上海市医学会医务社会工作学专科分会主任委员，上海市医院协会医务社会工作与志愿服务工作委员会主任委员，研究领域为医务社会工作、医院管理。

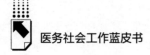
供更全面的健康服务，促进健康平等和社会福祉，为实现"健康中国"贡献专业力量。

关键词： 医务社会工作　"健康中国"　本土化　医院

随着医学模式和健康观念的转变，发展医务社会工作成为必然趋势。从国际经验和本土经验中都可以发现，医务社会工作早期均在医院内萌芽和发展。近20年我国医务社会工作的发展回应了广大人民不断增长的健康照顾需求，并为推进"健康中国"建设做出积极贡献。在国家政策的推动下，不同地区医疗卫生机构和社会工作机构开展实践探索，我国医务社会工作取得蓬勃发展。

一　概述

医院医务社会工作围绕疾病议题，在医疗卫生机构中，协助患者及其家庭解决疾病诊疗以及康复过程中面临的社会、心理乃至灵性层面的困扰和需求，促进其疾病适应和实现全人健康。本土医务社会工作发端于医院，1921年北京协和医院成立社会服务部，为患者解决社会心理层面的问题，标志着本土医务社会工作的诞生。至今医院仍然是本土医务社会工作发展的重要场域。

（一）发展背景

健康观念和医学模式转型推动全球医务社会工作发展。对于本土医务社会工作而言，广大人民群众的健康需要、医疗卫生体制改革的政策推动是本土医务社会工作发展的重要动力。

1.健康需求

满足广大人民群众的健康需求是本土医务社会工作专业化发展的根本动

力。"全人健康"的理念已被普遍接受，健康需求覆盖生理、心理、社会，乃至灵性多个维度；同时，医学模式向"生理—心理—社会"模式转变，意味着医疗服务不仅关注生物学的疾病因素，也关注社会心理因素对健康和疾病的作用及影响，医务社会工作从社会心理层面应对健康问题。我国一直高度重视人民健康问题，随着经济发展和社会转型，健康更是人民美好生活的重要保障。《"健康中国2030"规划纲要》亦明确建设"健康中国"的根本目的在于"立足全人群和全生命周期两个着力点，提供公平可及、系统连续的健康服务，实现更高水平的全民健康"。这对国家健康服务提出了更高、更明确的要求，医务社会工作应当服务于"健康中国"建设的国家战略，不断提高标准化、专业化服务能力，满足人民日益增长的健康需求。

2. 政策推动

政策推动是我国医务社会工作制度化发展的重要基石。2009年《中共中央　国务院关于深化医药卫生体制改革的意见》（以下简称"新医改方案"）中，明确指出"构建和谐的医患关系，完善医疗执业保险，开展医务社会工作，完善医疗纠纷处理机制，增进医患沟通"。医务社会工作首次在国家政策层面得到有力支持和推动。亦是继2006年党的十六届六中全会提出"建设宏大社会工作人才队伍"后，我国在国家层面就社会工作的某一专门领域发展提出要求。"新医改方案"明确发展医务社会工作成为我国医务社会工作发展的重要里程碑，也标志着本土医务社会工作进入新的发展阶段。

此后，国家层面陆续出台政策，推动医务社会工作发展。2011年18个部门联合印发《关于加强社会工作专业人才队伍建设的意见》，要求将社会工作专业岗位纳入专业技术岗位管理范围。2012年《全国医疗卫生系统"三好一满意"活动督导检查工作方案》中将医院社会工作列入检查范围，要求探索建立医院社会工作者制度。之后，国家卫健委、国家中医药管理局两轮"进一步改善医疗服务行动计划"，明确医疗机构开展医务社会工作服务，并建立医务社会工作制度。

可见，从"新医改方案"提出开展医务社会工作，到"进一步改善医

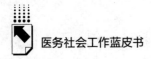

疗服务行动计划"明确要求建立医务社工制度，本土医务社会工作在国家政策推动下逐步成为医院医疗服务的一部分，嵌入医疗卫生服务，逐步实现制度化。

（二）发展历程

医务社会工作起源于西方，早在 16 世纪英国有"施赈者"在医院救济贫困患者，美国麻省总医院于 1905 年将社会工作引入医院，社会工作者与医生一道，协助患者应对疾病相关的社会问题，之后随着社会发展医务社会工作得到快速发展。[①] 在我国，医务社会工作与西方现代医院和西方医学共同传入，至今发展已近百年。医院是医务社会工作服务的重要场域，近年来，随着政策推动，医务社会工作服务在全国所有地区均有开展。

1. 萌芽酝酿阶段

本土医院医务社会工作发端于 1921 年北京协和医院的社会服务部，并且对 1949 年前本土医院医务社会工作发展产生深远影响，对今天本土医院医务社会工作仍有借鉴意义。

1949 年后因院系调整、社会福利制度改革等诸多因素，医院医务社会工作发展一直到改革开放前一度处于停滞状态。改革开放后一直到 2000 年，随着社会工作教育的恢复、社会发展的转型，在北京、上海等社会经济发展较为快速的地区，医院、康复机构等医疗卫生机构中的医务社会工作服务逐步恢复，虽然发展较为缓慢，但对本土医院医务社会工作服务有所探索。

2. 自觉发展阶段

2000 年以后，本土医院医务社会工作开始进入自觉发展阶段，部分地区的医院开始主动探索在医院内设置部门，开展医务社会工作服务。

伴随市场经济体制改革、市场竞争机制带来的社会问题日趋增多，医疗领域医患矛盾也日渐突出。2000 年后，中国医药卫生体制改革的方向是公

---

① Sarah Gehlert, Teri Browne, *Handbook of Health Social Work（Third Edition）*, John Wiley & Sons, Inc., Hoboken, New Jersey. 2019.

立医院医疗服务回归"公益性"，提高医疗服务质量，以病人为中心，构建和谐医患关系，为医务社会工作发展营造了适宜的环境。①

上海地区在这一阶段率先发展医院医务社会工作。1999 年，浦东新区社会工作协会成立了医务社会工作专业委员会，成为大陆第一个医务社会工作专委会。2000 年在浦东新区政府主导和大力推动下，浦东地区 10 家医疗机构率先建立社会工作服务部（站），开始探索医务社会工作服务嵌入医疗卫生机构的本土实践。之后，北京、上海、山东、吉林、广东等地区近 30 家公立医院设置了社会工作部，医院内社会工作部的成立标志着医务社会工作正式进入医疗卫生机构。

2000 年东方医院成为当时最早独立成立社会工作部的医院，为患者及其家属提供社会心理层面的服务，开展患者群体的小组工作，链接社会资源，提供出院转介服务等，并在医院内组织开展志愿服务，社会工作部的服务得到了患者和医院的支持。为了弥补从业人员社会工作专业知识上的不足，派遣社会工作部人员赴香港观摩和学习，东方医院的探索为医务社会工作嵌入医院医疗服务做出了有益的尝试。2004 年上海儿童医学中心成为大陆最早建立与国际接轨的社会工作部的医院。其社会工作临床服务聚焦患者及其家庭社会心理层面的需求，以患者家庭为中心，一方面探索与国际接轨的社会工作服务，另一方面尝试开展适应中国国情的医务社会工作服务，推动医务社会工作在大陆的专业化、本土化发展。此后，陆续有多家医院成立社会工作部或开展社会工作服务，医务社会工作服务逐步成为医疗卫生服务中的一部分，为促进患者及其家庭应对和适应疾病过程，保持和恢复社会功能提供专业服务。直到"新医改方案"出台前，上海地区的医务社会工作调研结果显示，当时上海仅 5 家医院设立社工岗位或部门，面临发展规模小、速度慢、人才少、认同度低的困境和挑战。

同期其他地区也存在类似的情况，如山东临沂市人民医院 2000 年成立

---

① 刘继同：《改革开放 30 年以来中国医务社会工作的历史回顾、现状与前瞻》，《社会工作》2012 年第 1 期。

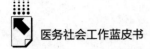

社会工作部，主要开展患者回访、家庭探访和满意度调查等工作；云南昆明医科大学第一附属医院2002年开始在精神科尝试医务社会工作服务等，医院自身有发展医务社会工作服务的意愿，成为当时推动医院医务社会工作发展的重要因素。

同时，这一阶段国家层面陆续出台文件或政策支持社会工作发展，2006年中共中央十六届六中全会提出"建设宏大的社会工作人才队伍"，2006年人事部、民政部印发《社会工作者职业水平评价暂行规定》《助理社会工作师、社会工作师职业水平考试实施办法》，2007年民政部印发《关于开展社会工作人才队伍建设试点工作的通知》，从制度层面推动社会工作发展。2007年卫生部开展"社会工作和社会工作人才队伍建设现状调研和岗位设置政策研究"，研究结果明确提出医学模式转变、医疗卫生体制改革、构建和谐医患关系是中国发展医务社会工作客观、现实和普遍的需要，具有强大的内生动力，医疗卫生体系发展社会工作势在必行。同时，也明确了我国医务社会工作服务处于"自主、自愿"的状态，医务社会工作制度建设处于"萌芽、初始"的状况。①

不同地区医院基于医学模式转变、社会现实、患者需求，以及医院需要开展医务社会工作服务，医院自身发展医务社会工作的意愿是这一阶段医院医务社会工作发展的重要动因，并为社会工作在医院提供专业服务积累本土实务经验。

3. 政策推动阶段

2009年"新医改方案"明确要求发展医务社会工作，自此大陆医务社会工作的发展得到政府政策层面的有力推动和支持。"新医改方案"明确指出"构建和谐的医患关系，完善医疗执业保险，开展医务社会工作，完善医疗纠纷处理机制，增进医患沟通"。首次在国家层面的医疗卫生政策中提出发展医务社会工作，这标志着大陆医务社会工作发展进入了政策推动的新

---

① 卫生部人事司：《中国医院社会工作制度建设现状与政策开发研究报告（摘要）》，《中国医院管理》2007年第11期。

阶段。

医院医务社会工作在"新医改方案"的国家政策支持下，逐步融入国家医疗卫生政策。继"新医改方案"首次将医务社会工作写入医疗卫生相关政策之后，国务院以及国家卫健委等政府部门陆续在医院评审、医疗质量控制和医疗服务改善等政策文件中提出建立医务社工部门或岗位，提供医务社会工作服务，建立医务社工制度。2012年《全国医疗卫生系统"三好一满意"活动督导检查工作方案》将医院开展社会工作服务列入检查范围，并探索建立适合中国国情的医院社会工作制度。2015年国家卫生计生委办公厅、国家中医药局办公室印发《〈进一步改善医疗服务行动计划〉实施方案（2015—2017年）》，要求加强医院社工和志愿者队伍专业化建设，逐步完善社工和志愿者服务。2018年国家卫生计生委、国家中医药局印发《进一步改善医疗服务行动计划（2018—2020年）》，将医务社会工作作为一级考核指标，明确要求配备医务社会工作者，设立医务社会工作岗位。两轮"进一步改善医疗服务行动计划"明确医务社会工作从提供服务向建立制度过渡。并且近年来在老年人、残障人士、慢病患者、妇女、儿童、安宁疗护人员等特殊人群的相关政策文件中均要求医务社会工作者作为专业团队成员之一，发挥社会工作专业在预防、康复、社会心理支持等方面的积极作用。

在医务社工人才队伍建设方面，2011年18个部门联合印发《关于加强社会工作专业人才队伍建设的意见》，要求将社会工作专业岗位纳入专业技术岗位管理范围。2011年卫生部出台《医药卫生中长期人才发展规划（2011—2020年）》，明确培养医务社会工作人才与新时期人民群众的健康需求相适应。2017年《"十三五"全国卫生计生人才发展规划》，明确提出"加强健康服务业人才队伍建设"，将医务社工列入健康人才队伍，要求加大培养培训力度。医务社会工作人才成为国家健康卫生专业人才的重要组成部分。

从2009年"新医改方案"提出开展医务社会工作，到2018年明确要求建立医务社工制度，本土医院医务社会工作发展在国家政策推动下逐步成为医院医疗服务的一部分，并逐步开始制度化。

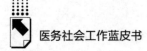

同时，国家政策推动地方陆续出台政策，推进不同地区医院医务社会工作发展。各省区市卫健委根据当地社会工作发展的实际情况，因地制宜出台医务社会工作相关政策。在国家"新医改方案""进一步改善医疗服务行动计划"等有关医务社会工作的国家政策框架下，不同省区市在当地的医疗卫生政策中均提出开展医务社工服务，配备医务社会工作人员，建设医务社会工作人才队伍，设立医务社会工作部门/岗位，建立医务社会工作制度。随着医务社会工作服务不断成熟和人才队伍的发展，部分省区市卫健委出台医务社会工作专项政策，有力推动了医务社会工作在地方层面的发展。

2020年新冠肺炎疫情防控工作中，国家卫健委、民政部联合发文要求"将心理援助和社会工作服务纳入疫情防控的整体部署，统筹安排，统一管理"。医务社会工作在疫情防控中的作用和合法性得到认可。湖北省医务社工在民政部慈善事业促进和社会工作司及湖北省民政厅慈善社工处的指导下进入方舱医院，为患者和医护人员提供社会工作专业服务，在方舱医院一线医务社工服务的基础上，完成《"方舱医院"社会工作支援服务指引》，并向16个方舱医院推广。全国其他地区医务社会工作在疫情期间也为医院疫情防控贡献专业力量，包括社会公益慈善资源的链接、确诊及疑似患者的社会心理服务、一线医护人员的情绪支持，为医务社会工作应对重大公共卫生突发事件积累经验。

二　发展现状

自2009年发布"新医改方案"以来，医院医务社会工作的发展得益于政策推动和医院实践探索，逐步成为医院医疗服务中的重要组成部分，为实现全人健康、推进"健康中国"建设贡献专业力量。

（一）医院医务社会工作的政策发展

2009年"新医改方案"之后，国家层面的医疗卫生政策陆续在医院评定、医院管理、人才培养、医疗服务的相关文件（见表1）中提出建立医务社工部门/岗位、提供医务社工服务、建立医务社工制度、建设医务社工人才队伍，"进一步改善医疗服务行动计划"中明确将医务社会工作纳入改善医疗服务的考核指标，医务社会工作逐步成为医院设置中的标准配置。

表 1　国家关于发展医务社会工作的相关文件

时间	文件	相关内容
2009 年	《中共中央　国务院关于深化医药卫生体制改革的意见》(中发〔2009〕6 号)	构建健康和谐的医患关系:完善医疗执业保险,开展医务社会工作,完善医疗纠纷处理机制,增进医患沟通
2012 年	《关于印发全国医疗卫生系统"三好一满意"活动 2012 年工作方案的通知》(卫办医政发〔2012〕24 号)	探索设立医院社会工作者,深入开展"志愿服务在医院"活动。按照中组部、民政部等 18 个部门《关于加强社会工作专业人才队伍建设的意见》,探索建立医院社会工作者制度。逐步完善志愿服务的管理制度和工作机制,积极探索适合中国国情的社会工作者和志愿服务新形式、新内容、新模式,促进医患关系和谐。将社会工作者和志愿服务引入医疗机构和采供血机构
2012 年	《卫生事业发展"十二五"规划》(国发〔2012〕57 号)	推行惠民便民措施。改进群众就医服务,三级医院和有条件的二级医院普遍开展预约诊疗,"先诊疗、后结算",志愿者和医院社会工作者服务,优化医疗机构门急诊环境和流程,广泛开展便民门诊服务
2015 年	《关于印发进一步改善医疗服务行动计划的通知》(国卫医发〔2015〕2 号)	加强社工和志愿者服务。加强医院社工和志愿者队伍专业化建设,逐步完善社工和志愿者服务。三级医院应积极开展社工和志愿者服务,优先为老幼残孕患者提供引路导诊、维持秩序、心理疏导、健康指导、康复陪伴等服务。儿童医院、艾滋病定点医院等专科医院可以与儿童、艾滋病患者关爱组织等合作,提供体现专科特色的志愿者服务。充分发挥社工在医患沟通中的桥梁和纽带作用
2017 年	《关于建立现代医院管理制度的指导意见》(国办发〔2017〕67 号)	全面开展便民惠民服务。三级公立医院要全部参与医疗联合体建设并发挥引领作用。进一步改善医疗服务,优化就医流程,合理布局诊区设施,科学实施预约诊疗,推行日间手术、远程医疗、多学科联合诊疗模式。加强急诊急救力量,畅通院前院内绿色通道。开展就医引导、诊间结算、检查检验结果推送、异地就医结算等信息化便民服务。开展优质护理服务,加强社工、志愿者服务

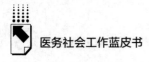

续表

时间	文件	相关内容
2017 年	《"十三五"全国卫生计生人才发展规划》	服务社会,加强健康服务业人才队伍建设。……调整优化适应健康服务产业发展的医学教育专业结构,加强卫生计生职业院校和实践基地建设,支持医学类高等学校和中等职业学校增设相关专业课程,加大养老护理员、康复治疗师、心理咨询师以及健康管理、营养和社会工作等健康人才培养培训力度
2018 年	《进一步改善医疗服务行动计划(2018—2020 年)》(国卫医发〔2017〕73 号)	建立医务社工和志愿者制度。医疗机构设立医务社工岗位,负责协助开展医患沟通,提供诊疗、生活、法务、援助等患者支持服务。有条件的三级医院可以设立医务社工部门,配备专职医务社工,开通患者服务呼叫中心,统筹协调解决患者相关需求
2018 年	《关于坚持以人民健康为中心推动医疗服务高质量发展的意见》(国卫医发〔2018〕29 号)	大力推动医疗服务高质量发展。强化人文理念,大力开展医院健康教育,加强医患沟通,推行医务社工和志愿者服务,全面提升患者满意度

资料来源:季庆英主编《医务社会工作手册》,人民卫生出版社,2020,第 133~136 页。

各省区市卫健委亦根据当地社会工作发展的实际情况,因地制宜出台医务社会工作相关政策。基于国家医疗卫生政策中对医务社会工作发展的要求,各省区市均将医务社会工作融入当地医疗卫生相关政策,要求开展医务社会工作服务,配备医务社会工作人员,设置医务社会工作部门,以及建立医务社会工作制度。在医务社会工作发展较为成熟的地区,医务社会工作服务逐步规范,医务社会工作人才队伍逐步扩大,部分省市出台医务社会工作专项政策。如上海出台《关于推进医务社会工作人才队伍建设的实施意见(试行)》(2012 年)、天津出台《天津市推动医务社会工作和志愿服务的指导意见》(2019 年)、湖北出台《关于加强医疗机构社会工作和志愿服务管理工作的通知》(2019 年)、郑州出台《关于推进医疗机构医务社会工作的通知》(2020 年)、北京出台《关于发展医务社会工作的实施意见》(2020 年),尤其是北京医务社会工作政策明确提出 2025

年实现医疗机构医务社会工作全覆盖的发展目标。可以发现，不同地区政策存在一定差异和差距，这也反映了我国医务社会工作发展存在地区之间不平衡的现状。总体而言，医务社会工作在国家政策和地方政策层面都得到一定的支持，医务社会工作已初步融入医疗卫生机构，融入医疗卫生服务体系。

（二）医院医务社会工作的发展规模

在国家政策的推动下，我国医务社会工作多年来稳步发展，在全国大部分地区都有不同的尝试和探索，发展较早的地区已经形成适应当地实际的发展模式或路径，培养和积累了一批医务社工人才。目前已有 32 个省区市[①]（包括港澳台地区）在医院开展医务社会工作服务，截至 2021 年，19 个省区市在地区性医院协会下成立医务社会工作专业委员会[②]。

2020 年中国医院协会医院社会工作暨志愿服务工作委员会一项针对全国地区性医务社工专委会的调研结果显示，在全国范围内，独立设置医务社会工作部门的医院为 247 家，其中三级医院 177 家（71.7%）；设置医务社会工作岗位的医院为 455 家，其中三级医院 216 家（47.5%）。从开展医务社会工作的医院分布情况来看，医务社会工作虽然在全国范围均有开展，但除了在上海、广东、北京等医务社工发展较早、相对成熟的地区以外，开展医务社工的医院在全国范围内的覆盖面仍然较小，且较为集中于三级医疗卫生机构，社区基层开展医务社会工作的医疗卫生机构十分有限。这样的分布特点制约了医务社会工作在社区基层健康促进和疾病预防康复方面发挥专业作用。同时，也限制了医务社会工作服务的延续性和整体性，给医务社会工作提供疾病全周期的社会心理服务带来挑战。

[①] 开展医务社会工作服务的省区市：北京、天津、河北、山西、内蒙古、辽宁、吉林、黑龙江、上海、江苏、浙江、安徽、福建、江西、山东、河南、湖北、湖南、广东、广西、海南、重庆、四川、云南、陕西、青海、甘肃、宁夏、新疆、香港、澳门、台湾。

[②] 成立医务社会工作专委会的省区市：新疆、广东、上海、江苏、四川、北京、天津、湖南、山东、山西、安徽、内蒙古、湖北、河南、广西、云南、江西、浙江、福建。

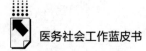

医务社会工作从业人员的调研数据显示，2020 年，全国医务社工从业人员 3394 名，其中专职 685 名（20.2%），社会工作专业背景 618 名（18.2%）。可见，医务社会工作从业人员中专职医务社会工作者较少，专业化程度较低，提供专业服务的人力和能力有限，一定程度阻碍了我国医务社会工作职业化、专业化发展。

在被调研的省区市中，医务社会工作的首要服务对象是患者及其家庭，主要为其提供社会心理支持性服务；其次是在医院层面开展公益慈善和志愿服务，另有部分医务社工面向医护人员提供支持性服务。同时，调研结果显示，162 家医院承担高校社会工作专业学生实习带教工作，医院在发展医务社会工作实务的同时，也为高校社会工作专业学生提供将社会工作理论和方法运用于实践的空间和场域，高校社会工作专业学生到医院实习，在一定程度上也为医院开展专业社会工作服务补充了专业人力资源。医院与高校的互动促进了社会工作教育与实务领域的交流合作，并为探索适应本土情境的中国特色医务社会工作发展道路做出重要贡献。

（三）医院医务社会工作的服务内容

2009 年"新医改方案"明确提出发展医务社会工作后，我国医务社会工作职业化、专业化程度逐步提高。医务社会工作的服务内容逐步从志愿服务拓展到为患者提供社会心理服务。同时，服务覆盖综合性医院，以及儿科、精神科、肿瘤科、康复等专科医院，部分服务开始向社区延伸。

1. 患者及其家庭层面的医务社会工作服务

医院医务社会工作面向患者及其家庭的服务主要以个案工作和小组工作的方式开展，协助患者及其家庭应对和适应疾病。

医务社工为患者家庭提供个案服务，协助患者应对因疾病带来的经济层面（如贫困救助、基金申请等）、情绪层面（如焦虑、抑郁、恐惧等困扰）、行为层面（如不配合治疗、不适应医院等）、关系层面（如家庭成员冲突、医患沟通不良等）的问题，回应疾病相关的社会心理需求。医务社工接案后，聚焦社会心理层面的问题和需求，进行评估，制订相应的服务计划，运用适用的专业方法协助服务对象适应患者角色，促进患者家庭应对疾病带来的生活改变，恢复并增强其社会功能。目前，医务社会工作个案工作的服务对象主要依靠患者主动求助和临床医护团队转介，部分医院社工参与查房主动发现服务对象，随着医务社会工作服务逐步嵌入医院，医护人员、患者家庭的知晓度提升，其服务人数有明显增加。[①]

针对患者群体的同质性问题，医务社工运用小组工作的方法，为同一疾病患者及其家属搭建平台，形成同辈支持网络；促进患者群体相互支持和鼓励，分享疾病或康复经验，增强其应对疾病的能力和希望感。患者群体的小组工作成为医务社会工作的重要工作方法，并且从文献统计来看，服务的患者群体主要包括癌症患者（如乳腺癌、直肠癌、喉癌、白血病等）和一般慢性疾病患者（如糖尿病、慢性肾病、帕金森病等），这两类疾病一般病程较长，并且对患者及其家庭造成长期影响，小组工作的方式能协助患者更好地认识疾病、适应疾病，并且能促进其建立社会支持网络，从而更有效地应对疾病。[②]

医务社会工作也积极参与应对突发公共卫生事件，如 2003 年非典、2008 年汶川地震、2020 年新冠肺炎疫情防控等，医务社会工作参与灾后或事件中伤者、患者和幸存者的社会心理服务，协助个体或动员社区应对突发事件，发挥了医务社会工作的专业能力和应对突发公共卫生事件的功能。

本土医务社会工作实践经过多年探索，在生态系统和全人健康的理念框架下，服务内容覆盖患者及其家庭生理、心理、社会、灵性多个层面，并且逐步覆盖患者院前、院中、院后的整个疾病周期，医务社会工作在患者及其家庭应对和适应疾病、社会心理功能恢复、和谐医患关系、重新融入社会等方面发挥重要作用。

2. 医院层面的医务社会工作服务

医院是我国医务社会工作的主要服务场域，医务社会工作整合社会资

---

① 李晨光：《我国医疗机构中医务社会工作的发展态势研究》，《中国医学伦理学》2017 年第 1 期。

② 王莹、谭晓东：《近十年我国医务社会工作研究进展——基于 CNKI 的统计分析（2004~2013）》，《社会工作》2014 年第 2 期。

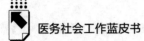

源，支持医院医务人员，服务于医院日常运作。

诸多医院医务社会工作服务起步于公益慈善和志愿服务，目前仍是医务社工的重要服务内容之一。社会工作强调社会公平和增进社会福祉，国际上医务社会工作也始于对贫困患者的救助。许多医院的社会工作部承担了医院公益慈善的工作，与基金会建立良好的合作关系，落实公益慈善项目，为贫困患者家庭申请医疗救助，减少患者疾病的经济压力和负担，使得患者能顺利就医，促进健康平等。同时，医务社工招募志愿者或志愿服务团队，为患者提供门诊导医、病房探访等方面人文关怀服务，让患者有更好的就医体验，营造更良好的医疗环境，促进有温度的医疗服务供给。

医务社会工作者在医院与医护团队合作，共同为患者及其家庭提供服务，一方面医务社工与医护人员是合作伙伴；另一方面现代医疗体系中医务人员工作压力大，医务社工也为医护人员提供支持和服务。医务社会工作促进患者与医护人员沟通，增进彼此理解，改善医患关系，某种程度上缓解了医护人员的压力。目前，大陆多家医院医务社会工作部为医生、护士开展小组工作，协助医护人员应对工作压力、处理职业倦怠，以及提高医护人员与患者的沟通技巧。

三　主要特点

回顾我国医务社会工作的发展历程和发展现状可以发现，医院医务社会工作在政策支持和医院实践的双重驱动下不断发展，不同地区发展路径各具特点。医务社会工作的发展回应了全人健康观念的转变及广大人民的健康需求，顺应了国家健康卫生事业发展的趋势，医务社会工作将专业理论、方法和技术运用于实践，回应患者及其家属需求，始终围绕"健康中国"建设，并且始终坚持专业化的发展道路。

（一）依托政策，推动制度体系建设

以政策为依托，自上而下有力推动医院医务社会工作发展，政策支持成为医务社会工作发展的重要推动因素。医务社会工作的发展无论是在全国范围，还是在优先发展地区（如上海、广东等），其发展速度、发展规模，以及医务社会工作的规范化、专业化、职业化程度，都依赖相关政策的支持。政策内容覆盖医务社会工作部门岗位设置、医务社会工作人才培养、医务社会工作服务供给等多个方面，为医务社会工作在医疗卫生系统内的合法性提供了根本保障。

在国家层面，2009年"新医改方案"明确要求开展医务社会工作，成为我国医务社会工作发展具备合法性的重要基础。2015年《〈进一步改善医疗服务行动计划〉实施方案（2015—2017年）》明确要求促进医务社会工作服务；2018年《进一步改善医疗服务行动计划（2018—2020年）》明确提出建立医务社会工作制度，医务社会工作逐步在国家层面获得制度性认可，地方层面医务社会工作相关政策亦随之出台。

同时，本次抗击新冠肺炎疫情的过程中，国家卫健委多次发文明确要求社会工作服务参与疫情防控，为受疫情影响的人群（患者、隔离人员及家属等）提供必要的社会心理服务。医务社会工作日益成为我国医疗卫生服务中的重要组成部分。

可见，医院医务社会工作发展得益于政策的支持，并在发展过程中逐步完善医务社会工作相关政策，但制度体系仍有待进一步健全，从而真正促进医院医务社会工作规范化、专业化、制度化发展，医务社会工作才能真正融入医疗卫生服务体系。

（二）专业为本，推动服务框架建立

临床服务的专业能力是医务社会工作的立身之本。随着医务社会工作的发展，可以看到越来越多的医院从发展初期的志愿服务、医疗救助等拓展到为患者及家属提供社会心理层面的临床服务，从事务性工作向专业性服务转变，医务社会工作的临床服务能力日益被重视。

医务社会工作在医疗服务跨学科合作中的专业性和专业身份逐步得到认可。医务社会工作临床服务嵌入医疗服务体系，越来越多的综合医院、儿科

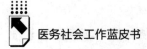

专科医院、精神专科医院在临床科室设置临床社工岗位，医务社会工作临床服务日趋专科化、专业化。同时，本土医务社会工作越来越注重专业方法和技术的运用，从大陆医务社会工作相关文献来看，运用焦点解决、叙事治疗、认知行为等实务理论作为基础，为患者及其家庭提供服务的案例报告和研究数量呈上升趋势。本土医务社会工作的临床服务能力和技术持续提高，临床服务能力成为评价医务社会工作能力的重要维度。同时，不断致力于推进实证为本的医务社会工作实践，以科学的评估方法来体现社会工作临床服务的有效性。但总体来说大陆医务社会工作的临床服务仍处于探索阶段，近年来积累了不同人群、不同项目的医务社会工作临床服务经验，服务体系和框架逐步建立，但从整个医疗服务体系来看，医务社会工作临床服务更多时候仍是医疗服务的叠加，并未真正融入医疗服务中。

因此，无论是现在还是将来医务社会工作临床服务能力都是医务社会工作发展的根本，并且急需在医务社会工作临床服务的基础上，建立起规范化、标准化的服务流程和服务框架，从而有利于医务社会工作在医院的长远发展。

（三）协同合作，构建资源支持网络

多领域的协同合作为本土医务社会工作发展聚集、整合资源，共谋医务社会工作高质量发展。高校、社会工作机构、公益慈善机构等不同领域的机构为医院医务社会工作提供不同资源，有利于医务社会工作更高效地开展服务。

医院与高校建立合作关系，通过在医院建立实习基地、开展实务研究项目等方式，医院与高校形成良性互动，一方面，在医院中积累医务社会工作实务经验，培养临床医务社会工作人才；另一方面，在研究中探索适合本土的医务社会工作实务方法，促进医务社会工作的专业能力发展。目前，全国越来越多的高等院校社会工作专业或医学类院校设置医务社工课程，截至2016年，有304所高校设置社会工作专业。同时，中国社会工作教育协会也于2014年成立了"医务社会工作专业委员会"，目前有35个教育单位会

员，医院与高校共同为培养本土医务社会工作者而努力。[①]

社会工作机构是医务社会工作的重要合作伙伴。社会工作机构作为社会组织是创新社会治理的重要力量，在医务社会工作领域同样发挥着重要作用。社会工作机构通过购买服务的形式进入医疗卫生体系，成为医疗团队的一员，共同为患者家庭提供服务，为本土医务社会工作实务做出积极探索。目前，大陆医务社会工作服务更多集中于医疗卫生机构，社会工作机构的参与使得医务社会工作服务在社区中得以延伸和补充，当患者及其家庭回到社区后，社区的社会工作服务可以满足其疾病管理或疾病康复的需求，更有利于促进患者恢复社会功能，重新融入社会。同时，社会工作机构也让医务社会工作的服务得以整合，在不同医疗卫生机构、不同社区之间建立联结，促进医务社会工作服务网络的建立。

公益慈善机构是医务社会工作发展的重要资源。公益慈善机构为医务社会工作服务开展提供了丰富的资金、物资和人力资源。公益慈善机构中基金会主要为贫困家庭患者提供医疗救助，帮助贫困家庭减轻疾病带来的经济负担。亦有基金会支持医疗卫生机构开展公益服务项目或社会工作项目。另有大量公益慈善机构与医疗卫生机构建立良好的合作关系，在医疗卫生机构内开展志愿服务，与医务社会工作者形成良好的伙伴关系。

大陆医务社会工作尚处于发展的初级阶段，与高校、社会工作机构、公益慈善机构等不同领域的机构相互协同合作，构建多元支持网络，发挥各自的特长和优势共同助力医务社会工作良性发展。

（四）因地制宜，探索多元发展路径

医务社会工作发展与地区社会经济状况、医疗卫生发展水平相适应，不同地区医务社会工作发展的社会环境不同，可探索多元发展路径，促进医务社会工作嵌入当地医疗卫生服务。不同地区医务社会工作发展路径不尽相

---

① 马凤芝：《社会治理创新与中国医务社会工作的发展（下）》，《中国社会工作》2017年第18期。

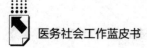

同，不同医院推进方法亦有所不同。

"政策支持，医院运作""政府购买，机构运作""政府主导，多元共存"三种发展路径是目前我国医务社会工作在医院内发展的主要策略。① "政策支持，医院运作"以上海地区为代表，即政府出台医务社会工作政策性文件，医院结合自身实际情况，设立社会工作岗位或部门，自主聘用社会工作者，负责社会工作服务运作。政策支持在制度层面保障医务社会工作覆盖各级医疗卫生机构，获得制度层面的合法性，并且通过医院聘用的方式保障医务社会工作人才队伍的稳定性。同时，各级医疗卫生机构在落实过程中，也能充分结合自身需求和特点开展医务社会工作服务，使得医务社会工作服务既有稳定性，也有灵活性。"政府购买，机构运作"以广东地区为代表，即政府出资，向社会工作机构购买社会工作岗位或项目，由机构派遣社会工作人员到医院开展服务。购买服务的发展路径下，社会工作机构成为推动医院医务社会工作发展的重要力量，并且医务社会工作从业人员多数具有社会工作专业背景。同时，广东毗邻香港，充分发挥其地缘优势，引入香港地区社会工作督导，促进社工服务专业性提升。"政府主导，多元共存"以北京地区为代表，即政府主导，整合专业力量、社会组织、社会资源等共同参与开展医务社会工作服务，不同医院根据实际情况和需求，选择不同策略推进医务社会工作服务，包括医院内部设置社会工作部门，聘用社工；政府或医院出资购买服务的社会工作岗位或项目；基金会出资扶持在医院开展医务社会工作服务项目。在不同医院以不同方式提供服务，使得北京地区医务社会工作服务覆盖广泛，在健康领域的多个议题均有实践。

随着医务社会工作的不断发展，更多地区尝试探索适应当地的发展路径。湖南中南大学湘雅医院、江苏省人民医院尝试探索医社结合的发展路径，共同为患者提供院内、院外的医务社会工作服务。山东地区在医院内设置社工部，采取"社工＋义工"的服务方式推进社工服务，开展医疗救助、出院患者随访、患者心理疏导、健康宣教、社区义诊以及志愿者管理等服

① 季庆英、曹庆：《我国医务社会工作的探索与发展》，《社会建设》2019年第5期。

务。全国各地区无论是沿海发达地区，还是内陆地区，无论是特大型城市还是地级市，都根据自身情况，由医院自行设立社会工作部门或是政府购买社会工作岗位/项目探索符合自身情境的医务社会工作服务。

四　建议政策

医务社会工作的发展顺应全人健康理念和医学模式转型，有效回应"健康中国"的国家发展战略，以及广大人民群众的健康需求。需进一步完善我国医务社会工作制度体系建设，促进医务社会工作在健康领域社会治理创新中发挥专业作用。[①]

（一）健全我国医务社会工作政策文件，推进制度体系建设

从我国医务社会工作的发展经验可以发现，政策对医务社会工作发展具有重要的推进作用。医务社会工作发展较快、较早的地区均得益于政策的推动和支撑，使得医务社会工作在岗位/部门设置、从业人员队伍建设等方面均有较快的推进，从而为我国医务社会工作的职业化、专业化发展奠定基础。我国医务社会工作虽然在国家政策层面已经获得初步的支持，但尚未形成系统全面的支撑医务社会工作发展的配套政策。目前，国家在"新医改方案""进一步改善医疗服务行动计划"等政策文件中明确提出发展医务社会工作服务，建立医务社会工作制度，但缺乏配套的、可执行的政策文件，故急需在国家层面出台政策，明确医务社会工作在岗位/部门设置、从业资质、职业晋升、服务内容、服务标准等方面的制度性安排。

（二）建立我国医务社会工作证照制度，推进人才队伍建设

医务社会工作者与医疗团队其他专业人员共同合作，运用社会工作的价

---

① 王思斌：《中国特色社会工作体系建设的内容、特点与原则》，《中国社会工作》2019 年第 13 期。

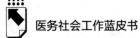

值、方法和技术为患者及其家庭服务，医疗团队中的专业人员，除了要具备专业知识和能力以外，同样需要专业资格认证的证照制度，推动医务社工的人才队伍建设。目前，我国已有《社会工作者职业水平评价暂行规定》《社会工作者职业水平证书登记办法》《社会工作者继续教育办法》，2018年人力资源和社会保障部与民政部联合制定了《高级社会工作师评价办法》，进一步补充完善了我国社会工作人才的评价办法。医务社会工作对从业的社会工作者有较高的专业知识和技术要求，但医疗卫生系统中，医务社工尚未有明确的准入、注册、评价和继续教育等完整的人才培养规范，以及明确的职业晋升通道，这在一定程度上阻碍了我国医务社会工作专业人才队伍的发展，未来需要进一步完善医务社会工作教育课程设计、岗位培训、继续教育和督导，进而明确我国医务社会工作的职业发展路径。

目前，由于我国大部分地区专业医务社会工作人员数量有限，因此，有必要在医务社会工作发展较为成熟的地区（如上海、广东等）探索在医疗卫生系统中建立一套临床医务社会工作者的注册、评价和继续教育的证照制度，培养一批兼具专业理论和实务能力的临床医务社会工作者。

（三）建立我国医务社会工作评价制度，推进专业服务建设

医务社会工作服务是医疗卫生服务的重要组成部分。我国目前虽然绝大多数省区市都有开展医务社会工作服务，但在规范性、专业性方面地区差异巨大，部分省区市仅有零星医院开展非常态化的医务社会工作服务，且提供的服务专业水平有限。部分省区市由于当地社会工作尚处于发展初级阶段，在发展医务社会工作过程中亦存在缺乏专业社会工作人才、缺乏社会工作服务标准的困境。上海已于2020年出台我国首个医务社会工作服务地方标准并颁布实施。因此，我国医务社会工作服务应当在标准化的基础上，建立医务社工服务评价制度，明确服务流程、服务内容、服务评估、服务改进的标准和评价指标，从而推进医务社会工作的专业化进程。

B.3
儿童医务社会工作发展报告

花菊香*

摘　要： 儿童是国家和民族的未来，也是家庭的希望；作为未来社会建设的主力军，儿童的身心健康举足轻重。儿童医务社会工作者从生理—心理—社会的全人视角出发，注重人文关怀，有效给予儿童精神、物质、心理和社会等方面的支持，推动临床实践从疾病治疗模式向整合健康服务模式转变。通过对内地129家儿童医院的网络调查发现，18个省份的26家（20.16%）儿童医院公开表示开展了不同形式和不同深度的医务社会工作服务。研究发现，儿童医务社会工作实践服务的特点是：医务社会工作服务实践覆盖大多数省区市，专业服务与志愿服务并行，"医务社工+"服务模式盛行，关注"身心灵社"全方位服务，因应"医联体"发展拓展全程性服务，项目化服务各具特色彰显活力。这些特点，对新冠肺炎疫情防控背景下的儿童服务和关爱发挥了较好的作用；但也存在局部先行与区域非均衡性、"疗痒"服务有余而"疗愈"服务不足、可操作性政策滞后服务难成体系、专职化发展滞后影响职业认同感等问题。对儿童医务社会工作未来发展的建议：重视可操作性，强化制度建设；开展对口帮扶，发挥先发优势；整合多方资源，满足多维需求；加大宣传力度，提高社会认知率。

关键词： 儿童医务社会工作　医疗服务　儿童医院

---

* 花菊香，南京师范大学社会发展学院社会学与社会工作系教授。

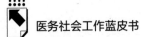

健康是个体快乐生活的基础，也是家庭幸福的根基和社会发展的保障。医务社会工作作为社会工作的开端和重要领域，以促进健康与提升生命质量为中心，成为医疗服务实践中不可或缺的力量。儿童是国家和民族的未来，也是家庭的希望，作为未来社会建设的主力军，儿童的身心健康举足轻重。医务社会工作者从生理—心理—社会的全人视角出发，注重人文关怀，有效给予儿童精神、物质、心理和社会等方面的支持，推动临床实践从疾病治疗模式向整合健康服务模式转变。

儿童医务社会工作是指社会工作在医疗卫生保健事业中开展服务，是运用社会工作的专业知识与技术，开展与儿童疾病预防、治疗、康复有关的生理、心理、家庭、经济和社会方面的专业服务。主要内容与儿童健康照顾的要素密切相关，保护和促进儿童公共健康，消除影响儿童医疗资源有效利用的不利因素，公正分配医疗社会资源；切实提高儿童健康服务的质与量，完善有关立法；建立起医疗服务提供者与消费者共同维护儿童健康的责任机制。按照医疗卫生保健机构的特性分为院前儿童社会工作服务、院内儿童社会工作服务、院后儿童社会工作服务。

一 儿童医务社会工作概述

在我国的医疗实践中，儿童医院以及综合医院儿科一般接待 14 周岁以下儿童就医。据统计，截至 2018 年底我国医院总数 99.7 万余家，儿童医院为 129 家，占医院总数的 0.01%。每个儿童平均住院天数为 6.8 天。根据第七次人口普查数据，我国 14 岁以下儿童 25338 万人，占 17.95%。相对于儿童人口占比，儿童医院的占比相对较低，儿童的医疗资源相对缺乏。我国儿童医疗服务需求与供给间存在较大差距，医疗资源分布不均衡、基层医疗卫生机构接诊儿童能力不足、就医调控政策缺乏、家属理性评估患儿病情能力欠缺等因素，加剧了儿童"看病难"问题。[①] 面对众多的儿童患者，医院作

---

① 潘子涵、姚弥、齐建光：《我国儿童就医现状及开展分级诊疗的问题与对策研究》，《中国全科医学》2018 年第 10 期。

为医疗服务的直接提供者只能将主要精力集中于儿童的身体健康，无暇顾及儿童以及照顾者的心理健康①，儿童患者及其家属的心理健康需求成为社会工作的发展空间和实践逻辑的起点。

1998年上海交通大学医学院附属上海儿童医学中心创设了"医院发展部"，标志着新中国成立后儿童医务社会工作服务的发端；2004年该儿童医学中心按照国际标准成立了社会工作部，医务社会工作正式发展起来。2006年，天津市安定医院引入专业社会工作者，开展儿童青少年心理健康、心境障碍、成瘾戒断、社区预防服务，同时开展各类志愿服务，将医务社会工作服务从医院拓展到社区，并将预防、治疗和康复的视角整合在社会工作服务过程中。2012年之后，上海市儿童医院等医院纷纷成立医务社会工作部，意味着我国内地的儿童医务社会工作进入了快速发展时期。

近年来，我国内地医务社会工作发展逐步驶入快车道，从中央到地方先后出台了支持医务社会工作发展的政策文件，许多经济相对发达地区的医疗机构竞相建立社会工作服务平台，提供多样化、专业化的医务社会工作服务，从而逐步积累了服务经验，一批一线医务社会工作人才得以培养。② 医务社会工作各领域整体发展，奠定了儿童医务社会工作的人才基础。

儿童是家庭的核心，也是中国未来建设的主力军，所以儿童的身心健康举足轻重。但是，一些需要长期住院的儿童，其家庭的经济压力、照顾者的精神压力可能是巨大的；患方的健康服务需求与医方的服务供给能力之间的差距，有时也是巨大的，并可能增加了医患关系的紧张性。医患之间需要有效沟通的媒介，通过媒介来润滑二者关系。儿童医务社会工作服务实践，不仅改善了患儿的状况，缓解了患儿家属的焦虑，也促进提升医疗服务的成效，并成为现代儿童医疗服务的有机组成部分。

---

① 崔晓薇：《儿童医院医务社会工作探讨》，《河北中医》2013年第10期。
② 刘继同：《中国医务社会工作十年发展成就、主要挑战与制度建设路径》，《社会政策研究》2017年第3期。

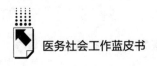
二　中国儿童医务社会工作发展现状

2018 年 11 月，国家卫生健康委员会发布《进一步改善医疗服务行动计划（2018—2020 年）考核指标》，医务社会工作制度被单独列为一级指标；指标值从 2015 年二级指标的 1% 变为 2018 年一级指标的 6%，具体包括医务社会工作者配备情况和志愿者服务时长，把设立医务社会工作者岗位作为医疗机构的考核指标。从国家战略来看，医务社会工作被确立为医疗情境中人文关怀的重要方法。目前，北上广深等一线城市医务社会工作服务居于全国领先地位，在医院建立医务社会工作部，不断开拓我国本土化的医务社会工作服务，为其他地区推动医务社会工作发展提供了实践经验。

根据 129 家儿童医院的网络公开信息，截至 2021 年 2 月 19 日，上海复旦大学附属儿科医院、北京首都医科大学附属北京儿童医院、上海儿童医学中心、南京医科大学附属儿童医院、苏州大学附属儿童医院、浙江大学医学院附属儿童医院、江西省儿童医院、河南省儿童医院、湖南省儿童医院、南宁市妇女儿童医院、广西壮族自治区儿童医院、海南医学院附属儿童医院等 26 家医院（除北京京都儿童医院为三级医院外，余者均为三甲医院）开展医务社会工作，占儿童医院总数的 20.16%。

从区域分布来看，开展医务社会工作服务的儿童医院主要集中在东部地区，占总量的 61.54%，其次是中部地区，占 26.92%（见表 1）。但是，按东部、中部、西部三大区所拥有的综合医院和三甲医院的资源配比来看，情况便产生了变化（见图 1）。东部地区儿童医院总数 76 家，其中三甲医院 30 家，开展医务社会工作服务的医院 16 家；中部地区儿童医院总数 33 家，其中三甲医院 11 家，开展医务社会工作服务的医院 7 家；西部地区儿童医院总数 20 家，其中三甲医院 10 家，开展医务社会工作服务的医院 3 家。中部地区开展医务社会工作服务的儿童医院占三甲医院比例处于较高水平，东部地区处于中间水平，西部地区处于较低水平；西部地区提供医务社会工作服务的医院，无论是绝对数，还是占本地儿童医院的比例，抑或是占全国的比例均处于较低水平。

表1　全国开展医务社会工作的儿童医院地区分布

单位：家，%

地区	东部	中部	西部	合计
儿童医院总数	76	33	20	129
开展医务社会工作服务的儿童医院数	16	7	3	26
占本地儿童医院总数的比例	21.05	21.21	15.00	20.16
占开展医务社会工作服务儿童医院总数的比例	61.54	26.92	11.54	100.00

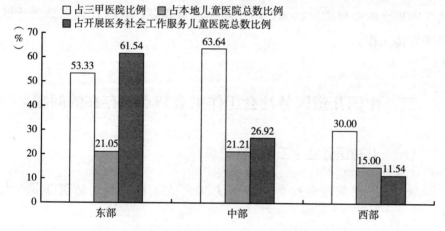

图1　全国开展医务社会工作的儿童医院地区分布

总体而言，我国医务社会工作主要有三种发展模式。一是"上海模式"，即医院自主聘用医务社会工作者，受聘者隶属医院，享受和医院正式员工同等福利待遇；二是"深圳模式"，即政府购买社会工作服务，医务社会工作者以第三方身份通过社会工作岗位或项目入驻医院。上述两种模式主要是外部社会工作人力资源嵌入医院提供社会工作服务。三是"内生模式"，即医院原有工作人员，如护士、行政人员、医生等，转岗或兼职从事社会工作服务，其中一些工作人员还通过考试，取得了全国助理社会工作师证、社会工作师证。医务社会工作者在医院有三类隶属部门①，一是独立的

---

① 齐建、周文姣：《"大健康中国"背景下医务社会工作的现状及对策》，《卫生软科学》2018年第12期。

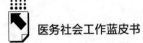

医务社会工作部门，其工作职能平行于医院其他科室；二是隶属医院某行政部门，如宣传部、人事部、院办等；三是直接分配至所需业务科室，如肾病科、肿瘤科、血液病科等。

现有医务社会工作人员构成以医务人员为主，专业社会工作者为辅。医务社会工作者的工作内容主要集中在促进患者与医生之间的沟通，建立良好的医患关系；对患者和照顾者进行干预，提供心理辅导、医疗救助，缓解他们的精神压力、经济压力，完善他们的社会支持网络；改善医生和护士的心理适应状态，防止职业倦怠问题；组织管理志愿者开展各种宣传工作。

三 中国儿童医务社会工作主要特点和存在的问题

（一）儿童医务社会工作主要特点

我国儿童医院医务社会工作经过 20 年左右的发展，呈现以下六大特点。

1. 医务社会工作服务实践覆盖大多数省区市

从表 2 可见，有些儿童医院并未发布其社会工作部门的确切成立时间，已有的 18 个省区市部分儿童医院在网站上发布其开展医务社会工作服务，显示我国大陆 31 个省区市中超出半数的省份已经开启医务社会工作服务的实践征程。

表 2　相关医院开展医务社会工作服务情况

地区	医院名称	医务社会工作部门及服务内容
北京	首都医科大学附属北京儿童医院	成立于 2014 年。 服务内容：引导就医，为患儿及家属提供方向指引、挂号方式说明、就诊流程指导等服务。陪伴慰藉，通过游戏、阅读等互动形式陪伴患病的小朋友，丰富、温暖他们的生活。专业服务，提供专业的志愿服务，包括社会工作、医学、心理等方面，如医疗知识培训、沟通技巧沙龙等

地区	医院名称	医务社会工作部门及服务内容
北京	首都儿科研究所附属儿童医院	志愿者服务部成立于2013年。 医务社会工作已覆盖18个临床科室,每年服务患儿超过1万人次。 服务内容:协助患儿和家长解决因疾病导致的心理、社会问题,提供情绪疏导、医疗救助、助医陪伴等服务,打造有温度的儿童医院,构建和谐医患关系。医务社会工作者成为患儿和家长的支持者、社会资源的链接者、志愿服务的策划者
	北京京都儿童医院	医务社会工作部成立于2016年。 服务内容:组织社会救助活动,与各大基金会合作,先后开展了"太阳花"病房学校、病房愿望、京都"众爱"义工团、"向阳花开"疤痕儿童心理关怀等项目。截至2018年,血液肿瘤中心共举办活动300余场,组织社会爱心捐助救助血液疾病患儿177人,募集善款超过2000万元。小儿心脏中心及外科共举办活动150场,帮助300余名儿童,募集善款1200余万元
山西	山西省儿童医院	服务内容:举办相关沙龙活动,缓解患儿及家庭、医护人员的压力;帮助链接资源等
黑龙江	哈尔滨市儿童医院	服务内容:志愿者管理与培训;开展健康扶贫活动和健康宣传志愿服务;开展公益慈善项目
上海	复旦大学附属儿科医院	2007年,复旦大学社会工作专业实习基地在儿科医院挂牌。 服务模式:医务社会工作多元合作模式。 服务内容:在患儿就医体验改善、患儿生命关怀、医护人员支持、医患关系促进、医疗慈善救助、志愿者管理、社会资源链接等方面积极开展服务,为促进医患和谐发挥了积极作用。 开展项目:"影像之声:肿瘤患儿的生命关怀项目""DMD患儿关爱项目"等
	上海交通大学医学院附属上海儿童医学中心	1998年建院之初创设了"医院发展部",实践人文关怀和健康理念的倡导,并于2004年在国内率先成立符合国际标准的社会工作部,开始医务社会工作的探索与实践,已经形成较为完善的专业社会工作服务与研究体系。 服务内容包含从宏观到微观社会工作的多个领域。开展慈善救助、安全教育宣传、儿童游戏治疗、开设减压房等活动

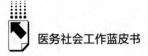

续表

地区	医院名称	医务社会工作部门及服务内容
上海	上海市儿童医院	2012年建立社会工作部。 重点打造"医务社工+"模式，聚焦患儿成长支持、家长成长支持、医护成长支持、志愿者成长支持"四叶草"医务社会工作服务体系。根据患儿和家长的需求设计服务项目，如糯米老师绘画课堂、彩虹湾病房学校、音乐教室等项目由专业志愿者来执行。同时兼顾策划和组织公益项目、慈善资金的联络和招募、医疗救助的申请和处理、志愿者的招募和培训、医务社会工作专业的教学和研究
江苏	南京医科大学附属儿童医院（南京市儿童医院）	2012年成立医学发展医疗救助基金会，开启慈善服务。2013年成立社会发展工作部，2019年更名为社会工作部。 服务内容：组织与整合志愿者服务；慈善资源链接；开展住院患儿游戏项目、畏惧舒缓项目；帮助贫困救助申报、评估；开展公益健康宣教；举办儿童医院健康夏令营；协助建成科普慈善小屋7间。 开展项目：临床医务社会工作舒缓项目；与国内多家慈善基金会合作开展贫困患大病（重病）儿童救助；与多个国际优质企业合作开展院内游戏室，为住院患儿提供院内游戏服务；开展院内外志愿服务项目；开展院内外专题公益活动等
江苏	苏州大学附属儿童医院	服务内容：2019年苏州儿童医院爱佑银城童馨小屋正式启用——探索医务社会工作领域服务新模式；2021年新春，联动社会爱心资源开展暖冬行动系列活动，为医院增添温暖，为长期住院的儿童和家长送去新春的祝福，加油鼓劲
浙江	浙江大学医学院附属儿童医院	2020年成立医务社会工作部。 医务社会工作部在原有志愿者管理、慈善求助管理体系外，设置专职人员积极组建医务社会工作团队，携手社会各界，协助开展诊疗、生活、法务、援助等患者援助服务。 开展项目：ChildLife项目，帮助抚慰患儿焦虑、缓解患儿恐惧、减轻患儿疼痛、改善儿童就医体验
安徽	安徽省儿童医院	服务内容：开展爱心公益；开展关爱患儿活动
江西	江西省儿童医院	2018年，成立医务社会工作部。 服务内容：与医生联合查房，了解全科患儿病情适应、家庭关系、经济生活、住院情绪等社会心理情况，筛选个案服务对象；链接社会资源。 开展项目："小糖豆"——1型糖尿病患儿互助减压活动，医患联欢会暨"患儿生日会"，"携手仁爱·千家爱"，"'肾'是温暖——兴趣课堂进病房"等主题活动；"手拉手，一起打怪兽"——白血病患儿情绪支持小组活动

地区	医院名称	医务社会工作部门及服务内容
山东	青岛市妇女儿童医院	聚焦公益慈善服务。 2016年举办"认识医务社工,架起医患沟通桥梁"社会公益爱心联络员培训;2018年荣获"中国社会工作联合会医务社工实践基地";2019年荣获山东省医务社会工作与志愿服务工作先进单位荣誉称号
河南	河南省儿童医院	2017年通过购买服务,医务社会工作入驻医院。 为患者及家庭提供帮助,改善儿童就医体验;在"儿童关爱空间"为孩子们开展职业体验课;入驻病房,开展个案工作;为医院职工开展心灵减压小组活动,提供心灵关怀
湖北	武汉儿童医院	进行查房,与病人沟通,找寻潜在的服务对象,帮助病人链接社会资源,解决社会、心理、经济问题,给住院病人提供生活和心理的照顾
湖南	湖南省儿童医院	开展具有儿童特色的志愿服务,如儿童先心病、白血病救助和唇腭裂儿童救助等项目;开展感恩手工小组活动、DIY亲子活动、"加油!星星的孩子"、"花好月圆 情满中秋"、"医患同心"阅读等主题小组活动,社会工作知识宣讲
广东	广州市妇女儿童医疗中心	2015年公开招聘医务社会工作者。2017年,联合社会工作团体为住院患儿送去新年慰问
	深圳市儿童医院	2013年成立社会工作部。 服务内容:贫困病童医疗救助、住院病童及家长压力舒缓、重症病童及家属支援、医患和谐促进、医护人员减压、志愿服务、公益慈善。 特色项目:Vcare关爱空间、Vcare首善·爱医吧、医疗救助、深圳生命小战士会、志愿服务等
	广东医科大学顺德妇女儿童医院	为有需要的患者及其家属提供心理支持、联系社会资源提供福利救助、活动策划组织等
广西	南宁市妇女儿童医院	开展导诊、健康咨询、科普宣传、心理疏导、协助患者就医等服务
	广西壮族自治区儿童医院	开展志愿服务岗前培训;慰问患儿公益活动;"学雷锋"志愿服务系列活动;志愿服务进社区活动;"小海豚"职工子女暑期夏令营;职工瑜伽培训班
海南	海南医学院附属儿童医院	大病救助、志愿者活动、患儿教育和心理疏导、节日活动策划、医护人员关爱等活动
重庆	重庆医科大学附属儿童医院	2018年成立社会工作部。 服务内容:开展健康干预、心理支持、资源链接等社会工作服务

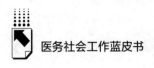
续表

地区	医院名称	医务社会工作部门及服务内容
云南	昆明市儿童医院	"向日葵儿童"项目,在肿瘤科设立了全国第一个向日葵社会工作站。开展亲子活动,帮助小朋友适应住院环境、缓解对医疗处置的恐惧、赶走坏情绪,为家长带来儿童肿瘤科普知识、链接社会资源、提供心理支持
陕西	西安交通大学附属儿童医院	服务内容:健康教育宣传、慈善救助

相对而言,在上海、北京和广东已经开展医务社会工作服务的医院数量最多,各有 3 家。上海的儿童医务社会工作服务实践开展得较早,服务内涵比较丰富,服务的稳定性和专业化程度较高。从网络信息来看,尚有 13 个省区市的儿童医院并未提供医务社会工作服务,而且尚未有一个省区市做到在所有儿童医院中医务社会工作服务全域覆盖。

儿童医院既有的医务社会工作服务尚处于初级阶段。那些已经成立社会工作部并陆续开展社会工作服务的儿童医院,也并未追求社会工作服务的全院覆盖;往往选择需求明显、满足服务需求的资源相对充沛、服务可行性高的领域作为优先服务领域和主要服务领域,一些儿童医院中社会工作服务的发展空间比较大。

2. 专业服务与志愿服务并行

从 26 家医院的总体情况来看,与 2015 年相比较,医务社会工作服务的专业化程度有了较大提升,作为场域性主体,有着积极态度和行动的医院或聘用专业医务社会工作者,或购买专业社会工作服务,满足患者的专业服务需求和医院发展需求。医务社会工作在不断发展的同时也与志愿服务紧密相连,且多数医院往往以志愿服务为开端,但有些医院则以志愿服务为医务社会工作服务的主体,志愿服务为医务社会工作服务提供了一定的社会基础和经验基础。一些尚未聘用专业社会工作者或购买专业社会工作服务的医院,往往组织引导本院医疗技术人员通过志愿服务,扩大其医疗资源的受益面,满足社会公益需求;动员和链接社会资源,进入医院,为本院患者提供公益服务，满足患者的公益需求。

从理论上讲，儿童医务社会工作部门（者）整合医院内外的志愿服务队伍，根据医疗服务和患者的需求，有计划、系统性地开展专业性的志愿服务，属于社会工作专业服务的重要资源。相对于全国整体发展水平而言，上海的医务社会工作服务无疑是相对成熟，且走在全国前列的，其医务社会工作者与志愿者联动①大致包括下列三种模式。第一种是医务社会工作者主导模式。该模式下，医务社会工作者发动、指导、协调志愿者开展服务，志愿者则通过扮演参与者、协助者、服务者角色，在社会工作者的统筹下开展志愿服务，满足患者多元化的辅助就医需求，进而润滑医患关系。第二种是互相配合模式。医务社会工作者与志愿者相互配合、组建服务团队，各自发挥自身的优势，根据服务需求和经验拟定服务规范；医务社会工作者扮演资源链接者角色，志愿者则提供基础性服务。第三种是医务社会工作者策划模式。医务社会工作者统筹策划医院的公益服务项目，志愿者则为项目的实施者。为保障项目的顺利实施，前者需要为后者协调和整合社会资源。例如，上海市儿童医院"音乐教室"项目，音乐志愿者陪同身体条件允许的患儿上音乐课，帮助患病儿童享受音乐带来的欢乐，从而分散注意力，增加治疗过程中的趣味性，减轻忧虑和疼痛。儿童医务社会工作者与医院志愿者在服务过程中，传播"爱心奉献、助人自助"的理念，吸引高校学生、社区群众、企事业单位员工加入公益行动，帮助他人、关爱社会。志愿者在参与服务患儿及其家庭的过程中，也获得一种传播爱和力量的体验与成长的机会。

从医务社会工作发展的历史和规范来看，志愿服务是其发展的重要资源。与海外医务社会工作发展比较而言，目前我国内地医院的志愿服务具有一定特色，但也存在弱化医务社会工作专业性的可能。多数医院在响应志愿服务的社会倡导中，已经积累多年的志愿服务实践经验；医院在人文关怀和

---

① 王彤、俞军、张一奇等：《上海市医务社会工作与医院志愿服务联动现状分析》，《中国社会工作》2017 年第 9 期。

慈善文化建设中，志愿服务成为重要抓手，并逐渐形成发展惯性；国家卫生健康委员会的考核指标对全国各大医院的事业发展具有指挥棒的作用，医务社会工作岗位和志愿服务时长成为 2018 年后众多医院不断努力发展的两项工作内容；在一些医院受地方人事制度的制约、成本管理的限制，或者尚未认识到医务社会工作的价值，存在对志愿服务的路径依赖现象，对专业性的医务社会工作投入不足，无论是购买专业服务，还是设立专业岗位以及配备专门人才，均表现出动力不足的现象。

2020 年新冠肺炎疫情突袭而至，患病儿童的服务需求倍增，尤其是一些社会性需求，如饮食起居的照护、陪伴、药物的购买和使用指导、课业辅导、网络教学、游戏等。面对大量的社会性需求，即使在专业发展成熟的西方国家也很难单纯依靠医务社会工作者来满足。专业服务与志愿服务并行的特点，储备了大量的志愿服务资源，在疫情背景下对儿童服务和关爱发挥了独特的作用。

3. "医务社工+"服务模式盛行

我国儿童医务社会工作者在医院事业发展中发挥的作用越来越重要。不过，仅仅依靠医务社会工作者的力量很难实现更多和更好地服务患儿的目标，医务社会工作必须发挥链接资源的优势。[1] 将社会工作服务融入医疗服务，将社会工作专业建设融入医院的学科建设和服务体系建设，将社会工作专业团队融入各类医学团队的发展，成为我国儿童医务社会工作发展的重要策略。

首先，结合医院实际，发挥自身优势，联系医院各个科室，为有需要的儿童针对性地提供医疗和社会工作专业服务。[2] 其次，帮助链接志愿服务资源和慈善资源，一方面招募提供有关服务的志愿者，为一些儿童提供免费或无利润的慈善服务；另一方面向社会募集善款，建立慈善基金，根据一些需

---

① 钮骏、李艳红、余婷：《全人健康视角下患儿成长支持体系探索——以上海市儿童医务社会工作实践为例》，《中国社会工作》2019 年第 36 期。
② 郑兴东、柴双、代文瑶：《综合性医院医务社会工作实务模式探索——以上海长征医院的社会工作实践为例》，《中国社会工作》2017 年第 18 期。

求者的实际情况进行评估和平衡，确定具体的受益者。① 通过贫困儿童医疗救助项目，为院内危重病贫困儿童提供经济援助，极大地缓解了因治病带来的家庭经济压力。② 再次，协助儿童转诊与资源链接，保证儿童在基层医疗机构和社区中能够获得连续性治疗。儿童医务社会工作者通过整合多方资源，减少儿童在转诊过程中的障碍，确保其得到适当的转诊，尽快适应新的环境。③ 最后，以专业特长助力医护人员健康成长，缓解职业压力。上海市儿童医务社会工作部、护理部和工会共同组织举办了"携手同行，护你成长"新入职护士的成长小组活动，增强团队凝聚力，促进新护士的角色适应。针对新护士角色适应的身体维度、心理维度、知识技能维度和社会支持维度等四个方面，医务社会工作者利用团体社会工作方法，带领新入职护士，以集体智慧凝练出有效的解压方法和策略，使参与者在角色认知、角色情感、角色效能等方面获得系统性的积极体验，有效提升了其职业角色的适应水平。成长小组的成功举办进一步巩固了社会工作部为医护人员提供角色适应心理辅导、消减职业倦怠等方面的服务。

在医院医务社会工作发展的初期，"医务社工+"模式，大大加快了社会工作在医院内的接纳、融合速度，也提升了解决患儿治病过程中各类困难的成效。相对于海外医务社会工作发展的成熟状态，我国各医院的社会工作者配比相对较低，"医务社工+"模式可应对当下一些医院社会工作者人力资源不足的困难，扩大了社会工作服务的覆盖面。在新冠肺炎疫情防控中，这一模式有效保障了不同学科之间的整合，以有机协作的方式开展各类服务，大大提高了面向儿童的防疫能力和防疫质量。

4. 关注"身心灵社"全方位服务

随着我国经济发展，居民的疾病谱发生变化，人们日常工作和生活引起

---

① 花菊香：《以社会工作介入构筑和谐医患关系》，《学习与实践》2006 年第 12 期。
② 卢玮、吴文湄：《医务社会工作多重服务逻辑的合法性路径研究——以深圳市儿童医院为例》，《学术研究》2019 年第 6 期。
③ 井世洁、沈昶邑：《医联体模式下医务社会工作服务路径探析——以上海市为例》，《社会建设》2020 年第 1 期。

的压力使处于亚健康状态的人群激增，心因性疾病和心理行为健康问题日益突出，传统的"生物"医疗服务模式无法满足患者身心健康需求。关注患者"身心灵社"的全方位医疗服务，成为医疗转型与改革大背景下，探索构建现代化医院新型服务体系的新载体和满足社会大众对于全面健康需求的有效途径。① 近年来，我国儿童医院的医务社会工作者根据就诊儿童的身心特点，逐步开展起"身心灵社"全方位服务。

在"身"关怀服务方面，医护人员和医务社会工作者协同工作，关注患儿身体疼痛与不适，为患儿提供疼痛舒缓治疗和家暴筛查；在"心"关怀服务方面，医务社会工作者链接心理咨询师，运用专业的个案辅导、心理疏导、情绪缓解等方法，缓解儿童的恐惧、自卑等情绪；在"灵"关怀服务方面，医务社会工作者结合患儿家庭，引导其正视生命意义，促使其构建正确的死亡观和价值观；在"社"关怀服务方面，给予友好关爱，使患儿能够舒适平和地融入社会。② 2020 年 3 月，上海市儿童医院的社会工作师与医院儿保医师、儿童治疗师、健康管理师、亲子关系评估师、护师等专业人士合作，率先在全国开设首个家庭育儿 MDT 门诊，为家庭提供"身心灵社"全方位的诊断和治疗。首先，帮助父母和养护人树立科学育儿理念，了解儿童生长发育的基本规律、掌握儿童健康与早期发展的科学知识和实践方法。其次，全面评估儿童生理、心理、社会适应能力水平，梳理家庭育儿的问题挑战。开展家庭育儿咨询，帮助家庭采用科学的评估工具，动态地、个体化地分析儿童的发展水平和特点，梳理家庭开展科学育儿的促成因素和阻碍因素，帮家庭做出合理的、可执行的育儿规划。再次，缓解父母育儿焦虑、化解以育儿为焦点的家庭矛盾。2017年启动的健康支持服务项目"妈咪宝贝帮"，在医院、家庭和社会等方面给予家长多维支持，协调家庭关系，促进夫妻关系和代际关系，发展高质

---

① 邬惊雷：《健康中国与社工支持系统的建设及完善——医务社工实践的上海经验》，《人口与计划生育》2015 年第 11 期。

② 钮骏、李艳红、余婷：《全人健康视角下患儿成长支持体系探索——以上海市儿童医务社会工作实践为例》，《中国社会工作》2019 年第 36 期。

量的亲子关系，促进亲职角色的适应与胜任。最后，实现儿童身心健康与社会适应性的最佳发展：基于儿童生长发育规律、儿童早期发展最佳实践、家庭关系的协调和全面支持，帮助家庭找到最适宜于自己家庭和孩子的养育方式，保障儿童健康和安全，帮助儿童实现良好的早期发展，把发展的潜力转化为现实的能力。

虽然其他儿童医院不一定能如上海市儿童医院一样提供专业化程度较高的"身心灵社"全方位服务，但是内地儿童医院的整体医务社会工作服务实践对"身心灵社"全方位服务的关注是毋庸置疑的，并且随着儿童医务社会工作服务实践的发展，关注力度将会不断加大。

值得一提的是，对"社"的关注不仅局限在患儿及其家庭的社会性需求的满足与障碍的消除方面，还在于众多医院纷纷将"社"延展到为患病儿童争取社会性支持与引领社会资源关怀患病儿童及对儿童医学事业的支持相结合的方向。南京市儿童医院依托医学发展医疗救助基金会，开启慈善服务。深圳市儿童医院借力"爱心联盟"与民间公益机构、慈善基金会、爱心企业及团体等合作，为贫困家庭病童提供经济类医疗救助；将医务社会工作和慈善公益工作相结合，通过积极链接和整合社会资源，广泛开展人文关怀服务，为有需要的病童及其家庭提供帮助与支持，温暖与关怀患儿及其家庭。上海市儿童医院进一步开发"四叶草"社会工作服务模式，打造儿童友好型医院，使儿童友好理念在医院生根，并在策略上走上深耕道路。

在疫情背景下，对"身心灵社"关注的工作特色，帮助社会工作部门、机构和从业人员在短时间内迅速应对，协调各类社会资源，满足患儿多维需求。广州市恒福社会工作服务社的社会工作者深入广州市第八人民医院隔离病房陪护2岁幼童，提供全方位的观护，不仅温暖了患儿，也温暖了陷入困境的患儿家庭和整个社会。

5. 因应"医联体"发展，拓展全程性服务

2017年我国全面启动医疗联合体建设试点，推动医疗资源下沉，病人双向转诊，逐步缓解"看病难"问题。2020年7月，《医疗联合体管理办法

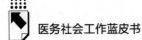

（试行）》的出台，加快了"医联体"建设步伐，为"医联体"网格化布局提供了政策依据。在此背景下，我国儿童医院的医务社会工作从聚焦院内治疗环节的服务，转向对患儿入院前准备、住院中治疗与出院后康复的全程性关注。根据不同环节的特点和儿童需求，提供不同形式的服务，帮助儿童患者渡过难关，促进康复。

儿童在入院治疗前后全程获得医院的专业社会工作服务，不仅凸显了医院服务的人性化，也大大提高了儿童及其家属对于医院的认同度。[①] 以上海为例，在优化医疗资源的服务路径、推动医疗健康服务体系完善等方面，医务社会工作进行了开拓性实践，初步建立起由"院内、院社衔接和基层社区"三部分组成的医务社会工作服务有机整体。首先，作为医务社会工作中发展较为成熟的部分，院内医务社会工作服务主要包括儿童专病社会工作服务、志愿者联动服务、健康宣传教育服务和医护减压服务等。其次，在"医联体"的架构内，建立科学有效的分工、合作和转诊机制，医务社会工作者逐渐明晰在上下联动、双向转诊过程中的角色与服务定位，协助社区与医疗机构、各级医疗机构之间有效联动。目前，已初步形成由转诊对接服务、社区疾病筛查服务、健康档案服务和社区随访服务等构成的儿童医务社会工作服务体系，具有较强的院社衔接功能。最后，随着健康理念的改变，公共卫生与社区健康的重要性日益显现，社区成为开展健康服务的重要场域。儿童医务社会工作逐渐走出医院，深入社区及其他健康服务领域，成为基层社区健康服务的提供者之一。目前，上海医务社会工作者开展的基层社区服务主要包括慢性病管理服务、社区健康照顾服务、社区健康宣传教育服务和社区志愿者联动服务等。[②] 这些服务对儿童医务社会工作在社区层面的服务开拓具有高度启发性。

值得一提的是，2020年新冠肺炎疫情防控过程中，全程性医务社会工

---

① 张一奇：《上海市综合性医院医务社会工作模式的建立与评价——以同济大学附属东方医院为例》，《现代医院管理》2010年第2期。

② 井世洁、沈昶邑：《医联体模式下医务社会工作服务路径探析——以上海市为例》，《社会建设》2020年第1期。

作服务的试验结果表明，全程性医务社会工作服务是十分有效的，既满足了人民群众的需求，也解决了各环节之间的转接与各类资源的整合问题；因此，全程性医务社会工作服务是必需的，已经成为在疾病预防、治疗、控制和康复这个连续医疗过程中必要的协同力量。

6. 项目化服务彰显特色与活力

项目化运作几乎成为撬动我国内地医务社会工作服务发展的杠杆。项目化服务具有如下优势。第一，便于获得支持，特别是经济支持。因为问题与目标明确、服务方法与路径清晰、周期固定、成本可控、成效可期等特点，项目化服务容易得到社会认同而获得支持。第二，减少服务阻力。在实践中，以医疗相关职业为主体的医院中，社会工作元素的添加可能带来不确定性、竞争性，因而产生一定的发展阻力。项目化服务则变不确定性为尝试性或探索性。尤其当服务的经济成本由政府或其他组织承担时，服务的阻力大大减少。第三，项目的多元化发展和灵活性策略，可大大提高服务与需求之间的针对性和贴合性，尤其在处理突出问题和障碍时，不必过多拘泥于可持续性。

众多儿童医院纷纷尝试开展项目化服务。如深圳市儿童医院的"Vcare关爱空间""Vcare首善·爱医吧""深圳生命小战士会"等项目。江西省儿童医院开展的"小糖豆"——1型糖尿病患儿互助减压活动、"携手仁爱·千家爱"、"'肾'是温暖——兴趣课堂进病房"、"手拉手，一起打怪兽"——白血病患儿情绪支持小组活动等项目。北京京都儿童医院与一些大型基金会合作，先后开展"太阳花"病房学校、病房愿望、京都"众爱"义工团、"向阳花开"疤痕儿童心理关怀等项目。复旦大学附属儿科医院开展"影像之声：肿瘤患儿的生命关怀项目""DMD患儿关爱项目"等。上海交通大学医学院附属上海儿童医学中心开展慈善救助、安全教育宣传、儿童游戏治疗、开设减压房等活动。上海市儿童医院开展糯米老师绘画课堂、彩虹湾病房学校、音乐教室等项目。南京医科大学附属儿童医院（南京市儿童医院）开展临床医务社会工作舒缓项目；与国内多家慈善基金会合作开展贫困患大病（重病）儿童救助；与多个国际优质企业合作开展院内游

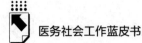

戏室，为住院患儿提供院内游戏服务；开展院内外志愿服务以及专题公益活动等。浙江大学医学院附属儿童医院开展 ChildLife 项目，帮助抚慰患儿焦虑、缓解患儿恐惧、减轻患儿疼痛、改善儿童就医体验。

无论是否正式成立社会工作部，开展项目化服务的可以是正式员工，也可以是志愿者或实习生；可以是医院独立完成的服务，也可以是与院外基金会、企业、社会组织等合作完成的服务；可以是院内普惠性服务，也可以是具有某种选择性的特惠服务。从应对疫情的实践结果来看，有关医院借助灵活的项目服务经验和资源，满足了患儿及其家庭的抗疫需求，并逐渐形成了自身特色。

（二）儿童医务社会工作存在的问题

1. 局部先行与区域非均衡性

从医务社会工作的发展时间、服务广泛性和服务专业性来考察，我国内地存在较大的区域差异性，表现为区域的非均衡发展态势。儿童医务社会工作的专业应用仍集中于大中城市和大医院中，地方政府机构对社会工作的认识程度决定了地区医务社会工作制度化模式的建设速度，医疗条件、高校理论研究支持等都加剧了其发展的地区不平衡。[①] 东部地区起步早，发展的专业化程度较高，中部地区次之，西部地区相对处于后发之势。从发展的广泛性来看，正如前文所谈到的，中部地区开展医务社会工作服务的儿童医院占三甲医院的比例较高，东部次之，西部的差距较大；但是如果添加人口变量，东部人口 5.62 亿[②]、中部人口 3.68 亿[③]、西部人口 3.79 亿[④]（见表

---

① 马芒、邓金叶：《医务社会工作介入的路径及其发展前景——基于 H 市 J 医院心脏外科重症病人的实证调查》，《四川理工学院学报》（社会科学版）2016 年第 1 期。

② 根据有关统计数据推算生成，参见国家统计局《东部地区总人口 2000—2013》，https：//wenku. baidu. com/view/5f607140a5e9856a561260c3. html，2014 年 11 月 6 日。

③ 参见百度词条《中部地区》，https：//baike. baidu. com/item/%E4%B8%AD%E9%83%A8%E5%9C%B0%E5%8C%BA/7549145? fr=kg_ qa，2020 年 2 月 9 日。

④ 参见百度词条《西部地区》，https：//baike. baidu. com/item/%E8%A5%BF%E9%83%A8%E5%9C%B0%E5%8C%BA/987632? fr=kg_ qa，2020 年 2 月 9 日。

3），从每千万人拥有提供社会工作服务的儿童医院数来看，东部地区远高于中部地区，中部地区也远高于西部地区（见图2），加入人口因素后所反映出的区域差异明显增大，中西部地区的弱势更为明显。此外，尚有10个省份的儿童医院仍处于医务社会工作的空白地带；即使已经开展医务社会工作服务的省份，也还有医院存在医务社会工作服务的空白。

表3　全国开展医务社会工作的儿童医院地区、人口分布

地区	东部	中部	西部	合计
儿童医院总数(家)	76	33	20	129
人口规模(亿人)	5.62	3.68	3.79	13.09
儿童医院数/千万人(家)	1.352	0.897	0.528	0.928
院均服务人口数(万人)	739.5	1115.2	1895.0	1077.5
开展医务社会工作服务的儿童医院数(家)	16	7	3	26
提供社会工作服务的儿童医院数/千万人(家)	0.285	0.190	0.079	0.187
占本地儿童医院总数的比例(%)	21.05	21.21	15.00	20.16
占开展医务社会工作服务儿童医院总数的比例(%)	61.54	26.92	11.54	100.00

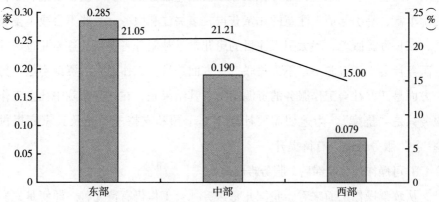

图2　人口因素影响下的儿童医务社会工作服务区域对比

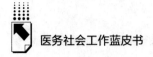

2. "疗痒"服务有余, "疗愈"服务不足

从医务社会工作发展的应然视角来看, 首先, 社会工作服务面向每一位有需要的患者, 即使不能完全改变现状, 也能改善其内在感受; 其次, 医院内部其他医疗人员对社会工作有较为充分的了解, 当他们发现一些患者及其家属在治疗过程中存在某种困难或困惑时, 均可转介给医务社会工作者; 最后, 患者及其家属作为社会成员, 能够了解社会工作者及其部门, 当他们发现自身遭遇的困境而应对乏术时, 可以便捷地联络医务社会工作者, 并获得较为理想的服务。

从目前的境况来看, 在社会工作者队伍专业化程度较高的医院, 第一层面的发展良好; 反之, 医务社会工作可能只是摆设, 或是应付评估检查的形式。医务社会工作者在院内宣传动员及合作良好的前提下, 第二层面便发展良好; 反之, 医务社会工作可能面临被动局面, 很难发现服务对象, 当然也很少能够提供专业服务。社会对医务社会工作的认知度高, 第三层面的医务社会工作便发展良好; 反之, 许多患者的服务需求很难被发现。

虽然各儿童医院中的社会工作服务现状存在差异, 但是对照上述成熟医务社会工作的应然状态, 却都存在一定程度的差距。这种差距在一些医院表现出与社会工作价值的冲突, 例如一些迫切需要辅导和关怀的绝症患儿、一些陷入困境的患儿家庭, 常常在医务社会工作服务之外。一些会表达、家长资源丰富、易引起他人注意的儿童获得较多关注和服务; 一些不会或不爱表达、家长资源匮乏、不太引人注目的患儿常常被服务者忽视。这与儿童医院的医务社会工作资源不足不无关联, 一方面是社会工作者人力资源不足, 另一方面是开展社会工作服务的资源不足。其结果是, 在一些医院中社会工作服务只是"挠痒", 为迫切需要社会工作干预和支持的患儿及其家庭提供"疗愈"服务的能力有待提升。

3. 可操作性政策滞后, 服务难成体系

从政策操作层面来看, 我国儿童医务社会工作仍有待完善。即使是先发地区的上海, 2012年印发《关于推进医务社会工作人才队伍建设的实施意见（试行）》, 文件内所涉及的部门设置、岗位设置、职业发展、职业激

励、政策保障等内容仍有待进一步细化，以便各医疗机构执行。政策的可操作性不足，在各地成为制约儿童医务社会工作发展的关键性因素，也是我国医务社会工作难成体系的重要原因。

目前，我国儿童医务社会工作的服务项目中志愿服务占比较高，服务的稳定性和持续性相对较低，服务内容缺乏专业性和多元性。三甲综合医院和一些儿童专科医院医务社会工作发展相对较好，服务内容呈现多样化；二级医院和基层卫生机构的儿童医务社会工作服务比较局限于健康教育，发展较为缓慢。[①] 此外，医务社会工作者的晋升渠道与薪资待遇缺乏明确的制度保障，限制了儿童医务社会工作者的职业发展，有些儿童医院的社会工作者甚至出现转岗现象。从实际情况来看，各地儿童医务社会工作者拥有的工作资源和服务权限并不统一，服务质量也参差不齐，服务缺少体系性规划和系统性实施。

4. 专职化发展滞后，影响职业认同感

儿童医务社会工作专职化发展仍比较滞后。[②] 目前从事儿童医务社会工作的人员中一部分由临床医护人员转岗而来，虽然他们有丰富的临床经验，但是本身并没有受过系统的社会工作专业教育，缺乏社会工作、社会学、心理学等学科知识，使得绝大部分社会工作者的工作趋于行政化，社会工作岗位被混淆为行政性岗位，因而与社会工作实务脱离，终日忙于会议、文案性工作，不能规范性地履行社会工作专业职能；另一部分是社会工作专业毕业生，他们缺乏临床社会工作实践经验，对医院环境比较陌生，无法在短时间内适应医院特殊的服务对象和工作内容。[③] 从统计数据看，即使是在上海这样的大城市，依然有超过66%的医院没有专职和兼职的社会工作者。而在设置医务社会工作部或配置医务社会工作者的医疗机构中，有一半以上

---

① 齐文：《我国医院医务社会工作的现状与建议》，《中国人口报》2020年3月25日，第3版。

② 徐顽强、乔纳纳：《我国医务社会工作专职化模式探索》，《中华医院管理杂志》2017年第9期。

③ 傅茜、傅丽丽、徐虹等：《某儿童专科医院医务社工有效融入医疗团队的实践探索》，《中国医学伦理学》2018年第3期。

（51.1%）的医疗机构没有开展医务社会工作专业职责范围内的服务，这部分医务社会工作者所提供的服务与医院志愿者所提供的服务基本上重叠，无法凸显医务社会工作的核心引领作用。[①] 这种状态下的医务社会工作不仅影响当下患儿及其家庭需求的满足，长此以往，也必然影响社会对儿童医务社会工作的专业评价和职业期待，影响医务社会工作的进一步推广，继而影响医务社会工作者自身的职业认同感。

人们对儿童医务社会工作的认知度不高，病人甚至医护人员对社会工作者的认同感较低。因而，医务社会工作者的工作缺乏权威性，这会在很大程度上影响儿童医务社会工作介入的效果。[②] 在医院场域中，科学依据是推动某种新疗法的基础；同理，推动医务社会工作服务，必须依靠可信的、科学的依据，证明社会工作在医院服务中具有成效性和必要性，特别是经济效益。一些医院管理者，在没有看到可靠的依据之前，很难认同社会工作。一些医院陷入了医务社会工作的困境循环之中，一方面，因缺乏有效、可信的证据证明社会工作的成效性和必要性，拒绝吸纳社会工作者；另一方面，社会工作者因不被医院接纳，也无法提供服务实践，也就无法提供服务的价值和有效性证据，从而陷入死循环，不利于专业化程度的提高。

四 我国发展儿童医务社会工作的对策建议

民众健康是反映国家软实力的重要标志，中共十九大报告提出实施"健康中国"战略，完善国民健康政策，为人民提供全方位、全周期的健康服务。医务社会工作是实现医疗服务从单纯疾病治疗模式真正转向整合性健康服务模式的重要专业力量，对保障患者获得更具有人文关怀的医疗服务、

---

① 王彤、俞军、张一奇等：《上海市医务社会工作与医院志愿服务联动现状分析》，《中国社会工作》2017 年第 9 期。

② 马芒、邓金叶：《医务社会工作介入的路径及其发展前景——基于 H 市 J 医院心脏外科重症病人的实证调查》，《四川理工学院学报》（社会科学版）2016 年第 1 期。

和谐医患关系具有十分重要的价值。为解决我国儿童医务社会工作发展中存在的问题，下列对策建议或许有所助益。

（一）重视可操作性，强化制度建设

针对当前儿童医务社会工作发展专业化程度不高，各地区、各医院之间儿童医院社会工作发展不均衡问题，一方面，重点抓政策落实，依据国家卫生健康委员会《进一步改善医疗服务行动计划（2018—2020 年）考核指标》，加强对各级各类医院医务社会工作服务指标的考核，健全医务社会工作相关法律法规，充分发挥政策指挥棒的作用。主管部门和行业协会应适时出台医务社会工作服务标准，明确服务内容、从业者的伦理守则和行为规范。[①] 另一方面，进一步强化地方在操作层面的制度建设，在地方卫生服务行动中促进各医院的社会工作人才队伍建设和社会工作服务专业规范建设。后发地区和医院制定本土政策，尤其在医院等级评定标准中将社会工作岗位和服务作为重要指标，促进儿童医务社会工作的发展。

卫生主管部门应重视儿童医务社会工作人才队伍的建设和发展。第一，在政策上明确儿童医务社会工作的实践作用，借鉴一些国家的成功经验，将儿童医务社会工作者纳入政府机构，保障儿童医务社会工作专业人才的利益，提升医务社会工作者的社会认同感[②]，鼓励和吸引社会工作专业毕业生加入儿童医务社会工作服务队伍中来。第二，强化儿童医务社会工作者的资质规范要求。儿童医务社会工作者应系统性接受社会工作专业训练并取得本科及以上学历或获得国家助理社工师及以上的职业资格证；喜爱儿童，积极学习与患儿相关联的医疗基础知识，接受医疗服务环境中的规范管理，具有良好的团队合作意识、强烈的服务意识和刻苦的专研精神。第三，完善儿童医务社会工作者的岗位设置、职责界定、服务范围以及晋升体系，把好医务

---

① 齐文：《我国医院医务社会工作的现状与建议》，《中国人口报》2020 年 3 月 25 日，第 3 版。
② 王彤、俞军、张一奇等：《上海市医务社会工作与医院志愿服务联动现状分析》，《中国社会工作》2017 年第 9 期。

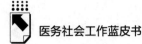

社会工作者选拔、任用管理、岗位培训、考核激励关，健全专业人才资质认定标准，完善医务社会工作者与医务人员之间的转介合作制度，提升医务社会工作者的专业化水平，提高社会工作服务管理的制度化水平。第四，参照卫生系统主系列的职称晋升制度，建立完善儿童医务社会工作专业系列的职称晋升制度。相对于其他综合医院，应适度增加儿童医务社会工作者配比来安排儿童医务社会工作的编制。第五，健全培训和继续教育制度，完善儿童医务社会工作者梯队建设。① 针对现有医务社会工作者多为医护人员转岗担当的现状，加强社会工作专业的业务培训；鼓励从业者通过短期培训、进修学习、在职攻读 MSW 等多种形式，在岗学习社会工作价值伦理、理论和实践知识，并在一定时限内取得社会工作资质。特别重要的是训练社会工作者的"实战"能力，如特殊案例的处置、各种问题的解决、资源的拓展和链接，由此切实提高社会工作者的专业技能和专业水平，使社会工作者在较为完善的服务体系内，不仅能够履行表面性的"疗痒"功能，更具有扎实的"疗愈"能力。

（二）开展对口帮扶，发挥先发优势

积极总结和大力推广现有的发展相对成熟的儿童医务社会工作实务经验，引导和指导发展相对滞后或未发展的医院积极开展儿童医务社会工作服务，缩小医务社会工作服务的地区差距。

发挥先发优势，带动尚未开展医务社会工作服务的医院全面推广和发展医务社会工作服务经验；西部地区成为医务社会工作发展的重要突破点，可以在国家战略层面借用灾害救助实践和扶贫救助实践中常用的精准对接帮扶的经验，鼓励先发地区和医院的医务社会工作者对口指导，助力西部地区各类儿童医务社会工作服务的发展，实现不同地区、不同医院的医务社会工作均衡发展。

---

① 傅茜、傅丽丽、徐虹等：《某儿童专科医院医务社工有效融入医疗团队的实践探索》，《中国医学伦理学》2018 年第 3 期。

（三）整合多方资源，满足多维需求

儿童医务社会工作在发展的过程中已经积累了一定的资源整合基础与经验。未来的发展中，应在临床实务基础上，进一步整合资源，在医务社会工作的教学科研、项目管理、政策倡导、理论研究等方面实现全才和专才突破。① 链接和整合多方资源，结合儿童医务社会工作者的专业特长，进一步加强儿童医务社会工作与社区相关服务的衔接与整合，双向拓展"医院—社区"儿童医务社会工作服务。② 一方面，将儿童医务社会工作的服务领域前移到院前服务，满足儿童入院治疗前的服务需求，消除入院治疗障碍；另一方面，将医务社会工作的服务领域延伸到院后，满足儿童及其家庭的社区康复需求。倡导和科普健康服务、社区照顾的理念，实现医院—社区的有效衔接；形成以儿童健康为导向，满足不同情境下特别是多重困境患儿及其家庭的多维需求的整合服务模式。

（四）加大宣传力度，提高社会认知率

提高社会对儿童医务社会工作的认知度是开发社会需求的基础，也是争取社会支持的保障。随着我国设置社会工作专业的高校不断增加，社会工作机构的不断建立，社会工作渐入大众视野，儿童医务社会工作作为社会工作的重要分支和难点，需要卫生、民政、教育等部门联合加大宣传支持力度，建立社会重视、公众熟悉的外部氛围，促进儿童医务社会工作健康发展。③ 运用新闻报道、推文、短视频、微电影等多种方式，生动演绎儿童医务社会工作服务的情境内容，借助大众传媒积极传播儿童医务社会工作的价值理念；或与文化部门合作，将儿童医务社会工作服务案例制作成故事桥段嵌入

① 上海市卫生计生委医务社工课题组：《医务社会工作发展的政策思考与建议——基于上海市的探索与经验》，《中国社会工作》2017年第9期。
② 傅茜、傅丽丽、徐虹等：《某儿童专科医院医务社工有效融入医疗团队的实践探索》，《中国医学伦理学》2018年第3期。
③ 张红宇、赵国光、吴英锋等：《三甲医院医务社会工作的实践与思考》，《中国医院》2016年第12期。

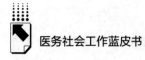

热播电视、电影中，提升社会成员对儿童医务社会工作的认知程度，促进其认同感不断增强，为儿童医务社会工作的健康发展营造良好的社会氛围。

最有力的宣传和推广是医务社会工作者服务的现实成效。儿童医务社会工作者不断提升自身的专业价值认同，坚守专业岗位；坚持不懈、久久为功，在实践中不断提升自身业务水平；按照专业的评估方法，选择最需要帮助的工作对象；以最适当的策略和方法提供专业服务，切切实实帮助患儿及其家庭精准解决好与健康相关联的问题；用良好的服务成效，提高患儿及其家庭获取适当医疗资源的可能性、对医疗干预的配合程度、对战胜疾病和困难的信心、对医疗环境的适应程度。以实践"硬核"稳步提升社会对儿童社会工作的认知程度和认同程度。

B.4
肿瘤医务社会工作发展报告

杨云娟　袁丽*

摘　要： 肿瘤医务社会工作作为医务社会工作的重要分支，在医务社会工作的框架下发展。我国肿瘤医务社会工作在上海、北京、天津等城市的三甲综合医院及肿瘤医院都有开展。本报告经文献研究和相关调查访谈发现肿瘤医务社会工作发展呈现如下特征：国家政策先行但地区推动及医院落实不均衡；服务模式多元化但服务供需契合度不高；专业角色凸显但专业呈现性不足；肿瘤患者的康复体系自发存在但欠缺专业结构联动设置；医务社会工作人才培育不断推进但不能满足肿瘤医务社会工作发展需求。基于以上发展特征，本报告从不同维度提出相应的对策。在倡导医务社会工作政策推进的同时应加强针对肿瘤医务社会工作发展的政策规制与落实；构建肿瘤医务社会工作专业化发展路径，完善服务供需对接机制；在加强社会工作专业服务的同时促进肿瘤医务社会工作者角色整合及其身份认同；发展肿瘤患者的院内外资源联动与康复机制；推进肿瘤医务社会工作人才培养及队伍建设。

关键词： 肿瘤医务社会工作　专业化发展　人才队伍建设

---

* 杨云娟，天津理工大学社会发展学院社会工作系主任，教授，硕士生导师，兼任中国社会工作教育协会常务理事及医务社会工作专委会副主任委员、中国社会工作学会常务理事，从事社会工作专业化、职业化研究；袁丽，天津医科大学肿瘤医院社会工作部专职社工，中国康复医学会社会康复专业委员会委员、中国残疾人康复协会社会康复委员会委员，社会工作师，从事医务社会工作、老年社会工作研究。

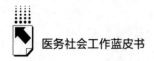

一 肿瘤医务社会工作概述

肿瘤医务社会工作是以肿瘤患者及其家属为主要服务对象，以科学理论为基础，以社会工作专业价值观为指导，运用专业知识、方法，为患者及其家属提供关系调节、情绪疏导、心理支持、资源链接、疾病预防、疗后康复、政策倡导、生命关怀等多维度服务。通过社会工作专业服务，满足患者需求、增促患者及家属个人潜能提高，营造疾病预防、治疗与康复的人文环境，有效提高患者及家属的服务受助满意度，从而提升肿瘤患者及康复者的生命质量。

我国肿瘤医务社会工作主要开展领域可以分为医院内场域服务及医院外场域服务。

在医院内部，分为诊疗咨询、医患及家属心理干预、医患关系协调、资源评估与链接、生命关怀、医院志愿服务管理等相关工作。近年来，我国肿瘤的发病率和死亡率呈逐年上升趋势，同时随着人们生活水平的提高以及对于"生命质量"认知的提升，肿瘤患者及其家属的需求也逐渐多元化，不仅仅停留在"治病"这一层面，从发现病症到诊疗咨询、入院鉴诊治疗等全程都会有不同程度的心理压力，特别是对于恶性肿瘤患者及其家属来说，他们面临更大的精神压力、经济负担以及身体上的痛苦甚至产生生命分离的忧虑；患者缺乏相关病理知识使得其更容易出现术前恐惧、术后适应不良；部分患者及家属也容易将压力情绪投射给医护人员而产生医患关系紧张甚至冲突等问题。传统的医疗方式只能针对患者生理上的病灶干预，对于患者心理、情绪以及社会支持等方面出现的困扰却少有回应。医生及护理人员受到专业、精力等方面的限制，很难兼顾患者的心理、情绪、资源等各方面需求，因此，社会工作的介入具有重要的现实意义。社会工作者针对肿瘤患者及其家属面临的社会、心理、环境及经济方面的困境，具有独特的专业扶助功能，通过社会工作者干预，能够缓解患者及其家属的紧张情绪和压力，重建患者的心理支持及社会支持系统，也有助于构建良好的医患关系，最终达到促进患者院内康复及出院后良好适应的目标。

在医院外部，分为社区层面的宣传预防、康复工作以及社会层面的政策倡导工作。当前，我国大众对于肿瘤疾病的认识仍处于不够充分的状态，特别是对于恶性肿瘤，更是"谈癌色变"，在社区层面开展有关肿瘤预防保健知识的宣传工作，能够有效提升社区居民对于肿瘤的认知程度。肿瘤患者出院之后，从病患需求出发，其康复护理工作不会停止，尤其是癌患术后仍然需要为其提供有关资源链接、疗后康复的常规护理及心理支持等服务，这就需要社区层面有专职社会工作者与医院中的肿瘤医务社会工作者进行良好衔接，帮助患者顺利从医院治疗阶段过渡到社区康复阶段。目前，针对肿瘤患者治疗后的康复服务多是以社区或社会层面的自发性团体为主体，例如，上海、北京、天津等城市地区都有"抗癌俱乐部"或"抗癌协会"，是由肿瘤患者治疗出院后自发成立的病友自助组织，服务者都是兼职人员。同时，社会工作者可以倡导有关肿瘤医务社会工作的政策以及有关肿瘤疾病保险等政策的建构与完善，为肿瘤医务社会工作的发展以及患者福利的提升提供助力。

在肿瘤专科医院的发展过程中，医务社会工作者的专业服务很重要。据有关记录，我国最早建立社会工作站的肿瘤专科医院是复旦大学附属肿瘤医院，建立时间为 2013 年。复旦大学附属肿瘤医院自 2013 年成立社会工作部以来，在贫困患者救助、肿瘤患者及其家属心理援助、医院志愿服务管理等方面开展了深入探索，并逐步形成社会工作者引领志愿者开展服务的模式。

据不完全统计，目前我国省级及以上肿瘤专科三甲医院共有 24 家，其中设有医务社会工作站或专职社会工作者的有上海复旦大学附属肿瘤医院以及中山大学附属肿瘤医院、天津医科大学附属肿瘤医院等共 12 家，其中大多数肿瘤医院社会工作站建立时间都集中在近年，同时，部分大型综合医院的肿瘤科也配置了相应的社会工作者。2019 年 3 月，国内首家以肿瘤社会工作为核心的跨学科研究机构——华东理工大学—复旦大学附属肿

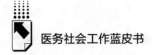

瘤医院肿瘤社会工作中心正式在上海揭牌成立。据华东理工大学和复旦大学附属肿瘤医院达成的共识，中心今后将重点探索符合中国国情的肿瘤医务社会工作实务工作体系，包括医院内外的肿瘤社会工作专业服务，建设成立院校合作的肿瘤社会工作人才培养和实践创新专业基地，培育科研团队和实践基地，推动医务社会工作的发展和政策的倡导。① 该机构的成立将带给患者更多的福利和益处，同时也将推动中国肿瘤社会工作发展进入一个新的阶段。

二 中国肿瘤医务社会工作发展特征及分析

近年来，医务社会工作在肿瘤医疗领域呈现不断发展态势，表现出以下特征。

（一）政策先行但地区发展及落实不均衡

1.三级主体推进肿瘤医务社会工作发展

我国医务社会工作的发展路径是自上而下推动的，政府通过顶层设计，促进医务社会工作发展和志愿服务的规范化建设。② 医务社会工作政策从出台到具体落实涉及以下三级系统，即国家政府顶层制度设计—地方因地制宜发展—医院推动执行落实。肿瘤医务社会工作政策的发展路径与医务社会工作政策发展路径一致，并遵循医务社会工作政策从出台到落实的三级发展逻辑。

2009年，《中共中央 国务院关于深化医药卫生体制改革的意见》明确提出，"构建健康和谐医患关系，重视医务人员人文素质培养和职业素质教育，开展医务社会工作"的要求。2016年，民政部、中央综治办、国家卫生计生委等12部门联合印发《关于加强社会工作专业岗位开发与人才激励

---

① 《国内首家肿瘤社会工作研究中心在沪揭牌成立》，《肿瘤防治研究》2019年第4期。

② 《中国社会工作》编辑部：《政策支持下的医务社会工作发展》，《中国社会工作》2018年第9期。

保障的意见》（民发〔2016〕186号），提出坚持按需设岗、以岗定薪、分类指导等一系列社会工作专业岗位开发与人才保障激励政策。2018年1月，国家卫生计生委、国家中医药管理局联合发布《进一步改善医疗服务行动计划（2018—2020年）》（国卫医发〔2017〕73号），明确要求医疗机构设立医务社会工作者岗位，负责协助开展医患沟通，提供诊疗、生活、法务、援助等患者支持服务。以上政策的出台，使医务社会工作发展有了坚实的国家政策依据，肿瘤专科医院的医务社会工作也据此如雨后春笋般逐渐发展起来。

众所周知，医务社会工作先行在上海发展，根据中央相关文件精神结合现实情况，上海早在2012年发布《关于推进医务社会工作人才队伍建设的实施意见（试行）》，这是全国第一个颁布实施的地方医务社会工作政策文件，详细规定了医务社会工作发展架构、岗位设置和专业角色等。2020年北京市卫生健康委员会发布《关于发展医务社会工作的实施意见》，重点突出了在肿瘤专科医院试点开展医务社会工作。至此，肿瘤医务社会工作发展有了相应的政策依据。

依据国家及地方相关政策，各地区首先在三甲医院不约而同地设定医务社会工作服务规制，肿瘤医务社会工作依从医务社会工作发展框架而行。社会工作专业在处理肿瘤患者及其家属的社会、心理、环境及经济方面的问题时，具有重要功能和独特优势，但目前针对肿瘤医院开展的社会工作服务规制还显空白。

2. 肿瘤医务社会工作地区分布不均衡

在政策推动之下，全国在医疗系统内开始推进肿瘤医务社会工作，但存在地区发展不平衡的情况。据不完全统计，肿瘤医务社会工作主要在三甲综合医院及三甲肿瘤专科医院开展专业服务，如上海东方医院（院内含有肿瘤科）、北京人民医院（含骨肿瘤科）、天津肿瘤医院、江苏省肿瘤医院、云南省肿瘤医院等省级三甲医院。相关调查显示，肿瘤医务社会工作者站点率在东南部地区高，西北部地区低。

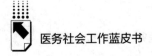

（二）肿瘤医务社会工作服务多层级多模式但供需契合度不高

1. 服务内容体现微观—中观—宏观的多层级性

肿瘤医务社会工作服务在功能上体现了多层级。从微观系统来看，注重患者及其家属的心理支持与环境适应。患者可能会因为对肿瘤病情了解不足而产生惶恐、失望、沮丧甚至绝望等情绪，医生受各种因素限制很难在专业诊疗服务之外给患者提供专业性心理支持和社会支持。而医务社会工作者恰可在评估肿瘤患者及其家属心理、情绪、经济、环境资源等情况的基础上协助医护人员为患者制订诊疗方案并给予其心理支持和情绪舒缓服务，充分体现当下推行的"全人医疗"模式的人文关怀精神。

从中观系统来看，注重协调医患关系及家庭关系，协助制订并实施入出院计划。医务社会工作者积极搭建医患沟通桥梁，帮助患者了解医院的医疗资源，包括医护特色、肿瘤诊疗项目，促进患者及其家属理性选择诊疗方案，树立正确的医从观，做和谐医患关系的纽带。同时，可以干预患者因疾病引起的家庭问题，促进家庭关系的和谐。医务社会工作者能够运用专业知识，协调各方资源助力医生和患者制订疗愈方案与可行性出院计划，达致全病程统筹与管理，以减少患者治疗或入出院的等待时间及不利因素，降低医疗服务成本。

从宏观系统来看，注重提供社会救助、参与医院内外部工作及促进肿瘤医务社会工作教学实践。首先，除了面临疾病本身的治疗之外，一些患有恶性肿瘤和因病导致身体或精神损伤的患者还会涉及一些经济问题、法律问题和社会问题。这些问题能否得到有效解决，直接关系到患者能否接受较好的医疗救治、康复及恢复社会功能。为此，医务社会工作者可以整合各种社会资源为患者提供帮助，缓解由上述问题产生的困境，促进患者顺利回归正常社会生活。例如上海东方医院（社会工作部）积极募集管理"爱心基金"，对院内弱势患者开展医疗救助；上海儿童医学中心（社会工作部）充分运用社会资源，积极筹集慈善基金，救助困难儿童，平均每年救助金额达300万~400万元。这些服务均能减轻患者的救治压力，促进患者康复。[①] 其次，医务社会工作者依托社会工作部积极参与医院内外部工作。多家医院社会工作部的工作内容都涵盖医疗服务评估与监管、医疗纠纷协调与处理、组织医院职工开展相关培训等。以北京大学深圳医院为例，其将社会工作部能够开展的工作总结如下：①医疗投诉与医疗纠纷的协调和处理；②沟通协调医院外环境；③医院职工法律知识培训，促进依法行医；④医疗服务程序监管，建立个人诚信档案；⑤收集社会对医院建设和医疗服务的意见和建议，反馈给有关科室并提出指导性改进意见和措施等。最后，社会工作部可以开展肿瘤医务社会工作培训及实践教学与督导研究。例如，天津市肿瘤医院与天津理工大学建立合作关系，在共建肿瘤医务社会工作人才培育基地的基础上双方共同开展肿瘤医务社会工作的培训、服务模式探索与实践教学研究，共同督导实习学生，发现研究议题，推进国内国外交流，从多方面推动肿瘤医务社会工作的发展。上海东方医院和上海儿童中心依托社会工作部开展医务社会工作教学实践、实习督导、科学研究、政策倡导和专业组织发展等方面的工作。同时，成都、深圳等地医院均有发展此项内容。

2. 服务模式体现为内置外嵌多元化

目前，社会工作介入肿瘤医疗的服务模式与医务社会工作一般服务模式相异甚微，可以在医院内部设置社会工作者岗位，面向全院系统开展相关的社会工作专业服务，也可以在医院外以购买服务的方式引入社会工作专业服务，或是整合社会资源共建社会工作服务基地为医院内有需求的对象开展服务。季庆英等的研究指出，我国医务社会工作目前开展的基本模式有三种。第一种是"政府购买，社会运作"的模式，由政府根据医疗单位的实际需求，向社会组织购买社会工作者岗位，或者根据服务对象的需要及服务具体目标等，向社会组织购买社会工作服务项目。第二种是"政策推动，医院运作"的模式，在国家出台的相关政策的指导下，由医院结合自身情况，自行设立社会工作部门和岗位、管理社会工作者及社会工作服务项目。第三

---

① 刘岚、孟群：《当前我国几种医务社会工作实务模式比较》，《医学与社会》2010 年第 2 期。

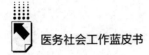

种模式是"需求导向,多元整合"的模式,全国不同地区和不同医院,根据自身的实际状况、特点和需求,整合多种服务模式,将政府购买与医院岗位设置相结合,医院通过公益项目等方式筹集资金来扶持医务社会工作的发展,开创"社会工作+志愿者"的模式等。[①] 肿瘤医务社会工作的开展模式与医务社会工作的开展模式大致相同。

3. 服务内容宽泛但供需契合度不高

依从医院管理需要、肿瘤病患及家属医疗服务需要、医患和家患等和谐关系构建的需要而开展社会工作服务的内容是较为宽泛而丰富的。针对肿瘤病患,既有入院前的预诊咨询服务,也有住院中的心理评估与干预服务,以及生命关怀和病房人文环境营造服务,还有院内外疗愈康复的资源对接服务;针对医护人员,既有团队协同合作服务,也有常年面对肿瘤疾病治疗的职业压力舒缓服务;针对院方,既有对志愿者的协同与管理服务,又有提升肿瘤医治服务水平的需求调查与研究服务。

医院呈现出的问题,往往是背后的主体需求得不到满足,服务供给欠缺而造成的,特别是针对病患群体。

以某调查为例,笔者曾对天津市 X 医院的 41 名肿瘤患者进行问题和需求调查,发现肿瘤患者普遍存在身体不适、心理压力、情绪困扰及经济压力等方面的问题(见图 1),普遍有健康科普、医患互动、康乐活动等方面的需求(见图 2)。

当病患上述需求不能及时得到满足时容易投射至身体加重病态反应,进而影响诊疗效果和延长治疗时间。将评估病患需求及满足其需求作为医院一般日常病房诊疗评估的常态化内容已经迫在眉睫,但至今仍未被大多数医院纳入诊疗必备内容。

由于社会对肿瘤医务社会工作的服务功能和领域认知度不足、医务社会工作者的角色边界不清以及介入效果难以量化等,大部分地区的肿瘤医务社会工作提供的服务内容还较为单一。虽然现有肿瘤医务社会工作服务能够对

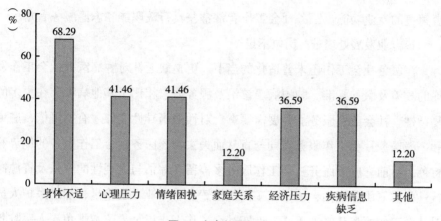

图1 患者问题调查

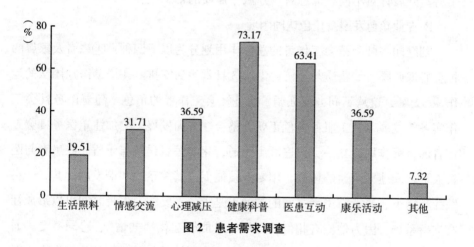

图2 患者需求调查

医护、患者起到一定的帮扶作用，但在多数医院受各种因素限制，社会工作者难以对肿瘤患者进行针对性介入和深度参与"全人医疗"服务，还不能全方位满足病患及家属、医护常态化职业舒压及院方服务治理的需求，也难以产生服务效能不可替代的专业说服力及影响力。

（三）社会工作专业角色凸显但专业呈现性不足

肿瘤医疗机构的社会工作站点及岗位设置，已经凸显社会工作者的专业角色标签，但其大多数社工岗位提供的服务还未能完全显示出医务社会工作者角色的专业功能，医务社会工作者常常兼具行政职能和志愿服务者角色。

1. 专业发展处境难、岗位不足

在医务社会工作还未普适化的当下，更是缺乏针对肿瘤医务社会工作发展的政策及服务标准。肿瘤病患诊治及服务需求相比于其他病种存在更多的复杂性，社会工作服务的开展需要有针对性的指导性文件才有据可依，避免和一般医务社会工作服务雷同与盲从而失去肿瘤医务社会工作服务的优势和特色。目前，肿瘤医务社会工作服务多停留在评估与通观性的康乐及资源链接性的志愿服务层面，由于社工岗位设置少，专业人员不足，加之医护人员对社会工作服务认知度不高，专职社会工作者难以全方位宽视角深入医院各个科室开展针对不同肿瘤患者诊疗服务需要的常态化服务。

2. 专业角色发展及角色认同困境

刘继同将肿瘤社会工作者的总体作用划分为以下四种：①患者及家属的社会心理照顾。②物质与经济协助。③日常生活安排。④协助医疗团队的运作。[①] 无疑，这从不同方面强调了医务社会工作者的角色。随着医务社会工作实务的发展，社工服务角色正朝着整合性方向发展，更加注重医务社会工作者的桥梁作用：其一，促进医患沟通，化解医患误解与矛盾。在患者与医护人员之间建立沟通的桥梁，用专业技能促进其关系的和谐发展。其二，在医疗环境下，患者与患者之间的沟通也是十分重要的，患者之间可以形成社会支持系统，因为他们有相似的经历，更能够互相"共情"、感同身受。通过小组工作的专业手法，促成患者之间的支持体系。其三，可作为患者、医护人员与医院之间的沟通桥梁，一方面向患者、医护人员传达医院的政策规制，并协助其落实；另一方面向医院表达患者、医护人员的诉求，努力扮演好桥梁者角色，有效促进医院各项工作的协调运作和营造良好的医疗及工作氛围。但是目前社会工作者在医院系统的整合角色的呈现存在困境。

学者贝尔宾的研究表明，个体在相同的团队中，是处于一种具有"专业角色"以及"团队角色"双重角色的状态。"专业角色"是专业价值与工

---

① 刘继同主编《医务社会工作导论》，高等教育出版社，2008，第341页。

作责任给予自身的行为模式，而"团队角色"则体现在个体在与团队的合作过程中与其他成员的互动行为，受到团队以及个人等因素的影响。[1] 按照这一观点，对于医务社会工作者来讲，其也具有"专业角色"和"团队角色"的双重性特征。但是，由于医院对医务社会工作者缺乏合理定位和引导，在现代生物—心理—社会医学模式中，医务社会工作者仍然存在角色认同困境，主要体现在以下两个方面。

其一，"专业角色"的迷失——肿瘤医务社会工作者自身的角色认同困境。医务社会工作者专业角色认同与工作成效有一定的相关性，工作成效好，则专业角色认同度高，反之则相反。在肿瘤医疗环境中，社会工作者难以与患者感同身受（特别是针对恶性肿瘤患者），由此，双方建立相互接纳的专业关系较难，服务成效低，社会工作者专业认同感不强。另外，由于肿瘤医务社会工作者尚处于发展初期，顶层政策设计方以及政策执行方（医院）皆没有对肿瘤医务社会工作者的工作职责加以明确界定，肿瘤医务社会工作者只能在探索中发展，往往产生专业角色的迷失。

其二，"团队角色"功能弱化——院内患者及医护人员对社会工作者的角色认同困境。不同的肿瘤医院往往将医务社会工作归属不同的部门（例如有的归属门诊部，有的归属院团委，也有的隶属院二级科室），社会工作者作为部门团队的一员，要以合作的方式提供专业服务，但是在部门归属中往往存在团队角色功能弱化问题。对于患者而言，其对肿瘤医务社会工作者的认知度较低，尤其是在刚引入社会工作者的医院，患者甚至会对医务社会工作者的角色合法性产生怀疑。据调查，多家肿瘤医院在引入社会工作后没有注重宣传和推动社会工作，使得医护人员不能辨识专业社会工作的功能与作用。这样，肿瘤医务社会工作者就很难发挥团队角色的作用。

（四）肿瘤患者社会康复组织自发存在但欠缺医院内外联动机制

在社区层面，满足肿瘤患者治疗后康复服务需求，特别是恶性肿瘤患者

---

[1] 〔英〕梅雷迪思·R. 贝尔宾：《管理团队：成败启示录》，袁征、蔺红云译，机械工业出版社，2017，第66~69页。

的长期康复周期流程较长，对有需求的肿瘤患者提供康复介入及心理支持服务极为必要。

肿瘤患者出院后的照顾和继续治疗是一个现实的难题，尽管部分社区卫生院参与了肿瘤的一些救治疗程，例如一些处方药的开具和一些简单的诊治。但社区缺乏对肿瘤患者出院后的个案管理和专业康复服务机制，肿瘤康复者依托的是社区及社会层面自发成立的康复团体组织。例如，上海于1989年成立了"上海市癌症康复俱乐部"，是全国首创的癌症患者自助组织，俱乐部目前覆盖了上海市的各区及街道，以"块站"进行链接。俱乐部的工作人员和志愿者都是兼职人员，是癌症的康复者甚或是幸存者（术后多年未再复发的生存者），他们在体会过死亡的威胁之后，更能体会生命的意义与真谛，因此志愿者们积极在俱乐部中开展公益服务，开展公益性的防癌抗癌讲座及观影活动，为社区居民提供膳食营养的搭配以及如何选用有利于康复的保健品等科普宣传服务，丰富居民的健康知识。俱乐部中没有专职医务社会工作者，社区内肿瘤预防与康复工作由肿瘤医院内医务社会工作者与各"块站"进行资源链接，邀请医院中的医护人员来社区讲解基础医务知识和普及防癌知识。俱乐部的活动经费来源主要是社会捐赠及慈善基金等。这样的抗癌自组织在多地都有，其开展康复活动多是公益性自我服务，缺乏专业性和可持续性。

肿瘤患者出院后不仅需要持续疗愈及康复知识服务，更需要恢复社会功能和心理支持服务。肿瘤患者在长期与病痛抗争的过程中承受着生理上和心理上的双重折磨，对其正常生活产生了重要影响，患者多在病情稳定后选择回到原来生活的社区生活，其可能带着病患的自卑和自我边缘化而难以正常融入社区生活。这就需要社区建立专职服务站为肿瘤康复者恢复其社会功能开展专业服务。但社区肿瘤康复服务机制建构在此方面仍显空白。社区缺乏针对肿瘤康复者的专职社工服务，也没有与医院形成常态化的肿瘤康复联动机制。

（五）医务社工人才队伍建设在推进但肿瘤医务社工人才奇缺

随着医务社会工作发展，人才队伍建设不断推进，医务社会工作人才培育主要有两个渠道，一是高校系统，二是医院系统。目前针对肿瘤领域开展医务社会工作的人才培育还极度缺乏。

肿瘤医务社会工作人才需要具备肿瘤医学及社会工作两方面的知识。目前我国肿瘤医务社会工作人才培育都是镶嵌在医务社会工作人才培育中，医务社会工作人才培育和输出的主阵地是在各地医学类高等学校开设的社会工作专业。例如，首都医科大学、福建医科大学、山西医科大学、广西医科大学、齐齐哈尔医学院、泰安医学院等均设立医务社会工作专业。但是，基本没有医科院校专门开展肿瘤医务社会工作专业，各高校对社会工作研究生阶段的培养亦只有医务社会工作方向，少有肿瘤医务社会工作方向。仅仅是在医科院校社会工作人才培养方案课程设置中有一些肿瘤医学的选修课程而已，远不能满足肿瘤医务社会工作者开展服务需具备的知识结构需求。

根据陈哲等学者对全国医务社会工作发展现状与问题研究，可以发现医院系统内开展社会工作服务比例不高，医务社会工作者在医院系统内还处于一种未被接受的状态，医护人员对社会工作认知较少，无法确切知晓社会工作者的日常工作内容。肿瘤医院内大多也是这种情况。虽然多地肿瘤医院已经建立社会工作站及配备专职社会工作者，但由于资金和医院人才发展机制的限制，社会工作专职人员少、人手不足且被行政化的问题依然得不到有效解决，从而影响肿瘤医院系统内部社会工作者的人才队伍建设。

三　对策及建议

（一）政策方面

1.倡导出台肿瘤医务社会工作的政策

政府以及地方层面需要出台专门的肿瘤医务社会工作发展政策，以促进肿瘤医务社会工作的专业化发展。从目前的政策来看，肿瘤医务社会工作只是在医务社会工作的政策框架下发展，这对于肿瘤医务社会工作专业化、标准化及精细化服务快速发展有一定限制性。肿瘤医务社会工作具有独特性，一方面，服务对象主要聚焦肿瘤患者及其家属群体；另一方面，肿瘤医务社会工作是在肿瘤的医疗环境中提供服务，即触及更多因肿瘤疾病而产生的心理压力、情绪恐慌、生命分离焦虑、经济资源匮乏、自我边缘化及社会功能弱化等社会问题。在肿瘤疾病及其服务需求日益扩大化的社会环境下，推动肿瘤医务社会工作发展迫切需要针对性政策的支持。

2. 形成"三级联动"的肿瘤医务社会工作政策实施路径

所谓"三级联动"，即在国家政府顶层制度设计—地方因地制宜发展—医院系统执行落实三个层面实现联动发展。首先，在国家政府顶层制度设计层面在医务社会工作的政策框架下要出台专门的肿瘤医务社会工作发展政策。其次，在地方层面积极推动制定本土特色的肿瘤医务社会工作相关政策，以有带无，实现地区肿瘤医务社会工作的平衡发展；在发展初期各地方可互相借鉴发展经验（主要是后发展地方借鉴先行发展地方的经验，例如相对后发展地区可借鉴北京、上海、广州等先行发展地区的发展经验，以实现本地区肿瘤医务社会工作的快速发展），各地方政府需在国家发展医务社会工作的政策框架下因地制宜制定符合本地实际的肿瘤医务社会工作发展政策，以此实现中央政府与地方政府的政策联动。最后，在医院系统层面，落实国家医务社会工作发展政策，实现肿瘤医务社会工作在医院系统的全面推广，配置专职社会工作岗位，并投入相应的资源，推动肿瘤医务社会工作快速发展。

（二）职业化专业化发展方面

肿瘤医务社会工作可借助相关医务社会工作的政策推动力全面实现肿瘤医务社会工作的职业化专业化发展。

1. 推动肿瘤医务社会工作的职业化发展

国家及卫生主管部门在现有医务社会工作发展政策不断完善的基础上，制定针对肿瘤医务社会工作的标准化服务指南，引领医疗领域肿瘤医务社会工作服务制度化及规范化。统一规范社会工作部在医院的设置及其隶属级别，按照医院级别和规模合理配置社会工作岗位数量，提升肿瘤住院病人与社会工作者的配置比，明确社会工作岗位职能及职责，推行医务社会工作的多科室介入，从院级到各个病种科室都应配置社会工作岗位，满足不同肿瘤科室患者的不同需求，让社会工作者真正进入医疗服务团队。医院和机构应当设置明确的服务标准及服务评价体系，鼓励肿瘤医务社会工作者考取社会工作师职业资质，保证社会工作者发挥标准化的专业效力，完善职业发展规划。

2. 推进肿瘤医务社会工作专业化水平提升

提高肿瘤医务社会工作专业理论水平与专业服务能力。强化肿瘤医务社会工作者的价值伦理要求和学理要求，融合肿瘤医学与社会工作双学科的价值理念和信念并将其转化为岗位工作的持守能力；重视肿瘤医务社会工作者专业理论和方法的继续教育。由于目前在肿瘤医院一线社会工作岗位的服务者多是缺乏医学基础的社会工作专业毕业的从业者或者医院系统缺乏社会工作专业背景的医护转岗及兼职人员，在实务工作中，这部分肿瘤医务社会工作者时常感到力不从心，其中一个重要原因就是服务所需的专业理论结构缺失与知识储备不足、欠缺临床实务经验。因此，应不断开展肿瘤医学及社会工作等基本理论和方法的基础知识持续教育，不断增加肿瘤医务社会工作者专业理论修养，探索跨学科的整合性服务干预模式；同时，培育提升肿瘤医务社会工作者的实践服务技能。加强工作的评估反思总结，促进资深医护人员及社会工作者的交流沟通与督导，提高服务领悟力，对干预问题进行分类总结，形成肿瘤医务社会工作专有的服务流程和对应性服务方案，使肿瘤医务社会工作的专业服务规范并温暖人心；在服务实践中推动肿瘤医务社会工作共同体不断研讨，形成理论、实务与督导的教材范本，从而提升专业化水平。

3. 促进肿瘤医务社会工作者角色认同

肿瘤医务社会工作者自身要明确角色定位，肿瘤医务社会工作者在肿瘤医疗环境下往往扮演整合性的角色，满足肿瘤患者的多元需求。确认角色首先要明晰角色任务与功能：一方面，明确岗位角色与任务。由于肿瘤医务社

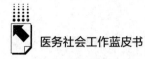

会工作者提供更多的是心理—社会层面的干预服务,主要呈现专业价值观主旨下的利他精神和专业关怀,以获得服务对象的价值认可,在此基础上,理性评估临床中服务对象的内在与外在需求,辨析不同层级不同服务受助属性的服务内容和服务需求,在社会工作专业服务供给应需的契合中彰显社工角色及其要务。另一方面,强化在团队中的角色功能。肿瘤医务社会工作者应在医疗服务团队合作及服务过程中,识别不同服务角色的职责任务与边界,探索肿瘤医务社会工作深度介入服务的不可替代性,特别是在对病患从初诊评估到住院非身体治疗性问题干预,再到出院计划与实施的全程管理,充分体现社会工作专业角色。在"医(生)、护(士)、社(工)"团队的相互协作与分工中,确认专业身份,融合医社专业优势,实现肿瘤医务综合服务水平的提升。同时,加强社会工作专业服务的宣传,注重发展社会工作者与医院医护人员等其他医疗工作者的关系,增强患者、医院以及社会对于社会工作的专业认同,提升社会工作专业认知度,呈现肿瘤医务社会工作者在服务过程中所需的专业素质,这样在遇到问题时才能从容解决,才能真正在肿瘤医务界扮演好社会工作专业者的角色,使社会工作者在院内的服务获得专业地位,改善医疗服务机制。

4. 促进服务内容及服务方式多元化

(1) 完善肿瘤医务社会工作者的服务内容

随着医患及家属需求的多元化及医院综合医疗服务水平的不断提升,肿瘤医务社会工作服务内容不断丰富和多元化。在微观层面,对肿瘤患者开展从入院开始的诊疗咨询服务,协助医师做好初诊评估和诊疗方案;对住院病患进行心理情绪的日常诊断和干预管理,评估心理情绪问题在身体病灶治疗中的作用与影响,与医护者合作进行循证研究;对恶性肿瘤患者开展生命关怀甚或是临终关怀服务,协助患者及其家属重构生命意义,开展生命教育学习;对治疗后的病患做好出院计划与康复资源评估,使病患顺利转介社区并对接好病患出院后的康复资源。肿瘤医务社会工作者不仅对病患提供服务,也针对医护人员的职业压力开展舒缓服务。在中观层面,可以开展病患与家属、医护人员与家属的心理—社会支持体系和谐构建与资源链接服务,如倡导开展肿瘤患者与家属的亲情感恩活动、医二代（医护者子女）亲情温暖活动，增进医患之间及医患与家属之间的彼此了解、信任、感恩、责任与温暖，让正念情感成为滋养沁润服务对象的生命动力，通过资源链接助力因经济、社会等原因处于困境中的医患压力得到缓解。在宏观层面，协助医院做好服务治理的需求调查及相关医务政策落实的评估与志愿者服务管理，与志愿者开展良好的联动，完善医院内部的志愿管理机制。不断整合丰富肿瘤医务社会工作的服务内容，在日益完善的服务内容实施中发挥肿瘤医务社会工作者的专业优势和职能。

（2）促进肿瘤医务社会工作的服务内容、形式与本土特色相结合

西方的医务社会工作有近百年的发展历史，有成熟的发展成果和运作机制，我国在医务社会工作建设初期也参考借鉴了西方国家社会工作发展经验。但从我国现实出发，我国医务社会工作要想取得长足发展，就应该找出一条本土化发展路径，与我国现有的经济基础、福利制度以及人们长久以来形成的文化传统和思想意识相适应，体现中国本土特色。社会工作在医疗领域的服务内容与服务形式选择一定要兼顾我国特情。例如在肿瘤晚期患者的临终关怀层面，在种种制约因素中，传统文化及观念因素的影响是非常突出的。受传统伦理道德观念的影响，临终关怀并没有得到人们的完全理解和认可。完全西方化的临终关怀制度放到当代中国，可能会面临中国传统文化"忌谈死亡"、传统孝道观以及"落叶归根"思想的制约，在实施过程中也会重重受阻。所以，在中国肿瘤患者的临终关怀层面就要结合地域文化风俗实际，在服务领域内开展特色服务内容。[①]

目前，我国肿瘤医务社会工作的服务形式大致是医院体制内设置岗位、购买服务引入社会组织等三种方式（前文有述），运用何种方式以及如何开展肿瘤医务社会工作服务，要结合医院的具体情况和条件。笔者以为肿瘤医务社会工作服务形式的发展更适合趋向内置化的方式，即在医院内部设立社会工作岗位，规制社会工作岗位在不同层级的服务职责与服务内容，辨识不

---

① 苏一芳：《临终关怀本土化发展初探》，《中国医学伦理学》2005年第3期。

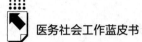

同工作岗位边界，从而有利于肿瘤医务社会工作提供专业化精准化服务，有利于形成社会工作在肿瘤医疗系统的专业地位及其认同。

5. 构建肿瘤患者院内外资源联动与康复机制

将医院—社区作为场域基础，构建医院内医务社会工作者与社区内社会工作者（如有社区卫生健康服务中心，可在中心建立社会工作站）对接病员信息、院内外资源可链接的社区康复机制，解决目前肿瘤病患回归社区的自发性康复困境。首先，通过社区肿瘤康复机构，院内外专职社会工作者可为长期需要治疗的患者提供一系列资源对接服务，包括康复疗愈的经济援助、医疗生活服务等，以便肿瘤患者可以更好地适应康复生活；其次，通过康复机构专职社工服务为患者及其家属解读相关政策，例如帮助患者及其家属了解其在康复诊疗过程中药物获取、账务报销甚或跨地域康复需要的服务流程等，减少病患及家属体力、精力的消耗，降低康复成本，为他们提供更多的福利；最后，通过康复机构专职社工服务，关注社区内经过肿瘤治疗后患者的发展，及时关注他们的病情变化，由于肿瘤病情的不确定性和反复性，可以采取定期探访模式，采用"院内肿瘤医务社会工作者+社区社会工作者"模式对治疗后的患者定期回访、慰问和关怀。同时，为心理创伤大的病患及其家属制订一系列心理支持、社会功能恢复的服务方案，帮助他们融入正常的社区生活。对于恶性肿瘤已危及生命时限的患者开展生命关怀及安宁疗护服务。

另外，社会作为肿瘤患者资源的来源地与康复治疗的大环境，对其产生重要影响，应营造全民防癌抗癌的社会大环境。但是，这种大环境的营造，仅依靠为数不多的几家肿瘤医院的宣传倡导是远远不够的，全国各个医院的医务社会工作者及社区医务社会工作者（社区卫生健康服务中心社会工作站的工作人员）都要加强宣传意识和宣传力度。一方面，定期在社区、学校、企业内开展肿瘤预防与治疗的健康讲座，帮助更多人了解肿瘤相关知识。另一方面，宣传鼓励社会各界进入肿瘤治疗系统中参与志愿服务活动，通过这种类型的活动吸引社会对于肿瘤疾病的关注，从而减少肿瘤疾病发生的概率。通过多形式的宣传倡导，营造全民防癌抗癌的社会大环境。

（三）社会工作人才队伍建设方面

发挥社会工作在基层治理现代化中的专业优势，推进医疗系统治理结构的优化，需要大力推进医务社会工作人才队伍建设，在此基础上加速肿瘤医务社会工作人才培养。肿瘤医务社会工作人才培育与输送主要来自高等院校及医疗系统与社会层面。

1. 高等院校层面

依托高等院校培养肿瘤医务社会工作人才主要包括以下两方面：一是鼓励高等院校特别是医科类院校开设医务社会工作专业；二是推进开设医务社会工作专业院校的课程改革，丰富与完善肿瘤医学及社会工作专业跨学科的整合课程。

前文有述，目前国内多所医科类院校开设社会工作专业，但仍有多地医科类院校还未开设该专业，医科类院校具备医学资源，特别是肿瘤医学资源，具备肿瘤医务社会工作人才培养的跨学科课程条件，甚至可在医学类院校重点开设肿瘤医务社会工作专业，更加系统地定向培养肿瘤医务社会工作人才。同时，在设有医学部的综合性院校开展肿瘤医务社会工作研究方向的人才培养。

推进完善肿瘤医务社会工作的课程改革与建设，可以从明确培养目标、合理设置课程方面入手。在以为肿瘤医疗等相关系统输送社会工作服务与研究人才为培养目标的前提下，在开设社会主义核心价值观及综合素质培养必修课程的同时，其专业基础课程设置可围绕医学与社会工作的知识基础，丰富肿瘤医务社会工作的整合课程。一是医学伦理、医学及肿瘤学基础知识；二是社会工作价值伦理、社会福利理论与社会政策；三是社会工作理论方法。并辅以其他自然科学和社会科学知识，主要为肿瘤医务社会工作实务提供宽广的知识基础。上述课程共同构成肿瘤医务社会工作知识基础，为科学指导肿瘤医务社会工作实务提供有力的理论工具。因此，课程设置总体应包含价值、知识、技术三者相结合的知识体系。

综观国外及港台地区医务社会工作专业的课程设置发现，几乎每门课程

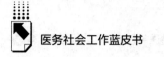

都有合理的理论与实践分配比例，而国内现有的课程设置尚有欠缺。肿瘤医务社会工作是综合实践性较强的职业活动，对工作者的实践能力有较高的要求，而这种能力的培养需要在课程学习中加强训练。因此，开设此专业的高等医学院校应当适时调整每门课程中理论与实践部分的比例，如用60%的课时教授理论后，剩下40%的课时用于实务训练，从而使学生及时将课堂所学知识应用于实践。实务训练包含实验教学、参观见习教学、实习教学。学生进入各公立、民营医疗卫生单位及医疗福利机构实习，开展医务社会工作的实务探索，达到理论与实务相辅相成。另外，肿瘤医务社会工作在实践层面涉及的问题可能更为复杂，应该更加注重在肿瘤医疗环境中实践能力的培训，体会肿瘤医务社会工作的专业训练。

2. 医疗系统与社区层面

医院层面应注重提升对医务社会工作者的认可度及对肿瘤医务社会工作专业人才的引进和培养。根据笔者对部分肿瘤医院的电话访谈情况：某些肿瘤医院内，医院系统的工作人员不了解社会工作者，也不了解社会工作者所在的具体部门。

因此，医院层面，应该建立工作制度促进医务人员与社会工作者之间的联动，增加社会工作岗位比例，加大社会工作者在肿瘤医院中的人员比例，适当地将院内适宜转岗的人员分配至社会工作岗位，既可以分担医护者诊疗外的服务工作任务，又可以拓展肿瘤医务社会工作者的职业发展空间，提升肿瘤医务社会工作者的职业认同度和归属感。在肿瘤医务社工人才短缺的情况下，加强医院系统肿瘤医务社会工作知识培训与人才培养，加强社会工作知识培训，鼓励医护人员报考社会工作专业的资格证书和学习社会工作专业知识与技能，继续完善有关医院肿瘤医务社会工作者职业考核评定标准。

在社区层面，充分发挥社区卫生健康服务中心的作用，借助此平台发展社区肿瘤康复机构，加强医务社会工作培训，推动社区在岗人员参与康复机构的肿瘤医务社会工作培训；发展肿瘤医务社会工作的志愿服务团队，为志愿服务团队开展肿瘤医务社会工作知识培训，制定相关政策鼓励相关人员参加社会工作职业资格考试，提升志愿服务团队的专业化水平。

B.5
安宁疗护社会工作发展报告

程明明[*]

摘　要： "老能善终"自古以来就是关乎中国民生幸福的大事。安宁疗护（又称临终关怀）社会工作是社会工作者使用专业服务方法，为临终患者及其家属提供心理、社会以及灵性层面多维度专业服务，并与跨学科团队协作，共同提升临终患者及其家属的生活质量。中国安宁疗护经历了缓慢发展期和高速发展期，这也让中国安宁疗护社会工作有了与之匹配的发展历程。李嘉诚基金会的宁养社工不仅是居家安宁疗护社会工作的典范，也是早期推动安宁疗护社会工作发展的重要力量。此外，对全国安宁疗护发展起到重要引领和示范作用的上海，安宁疗护社会工作已初具规模和效应。随着试点的推进，广东、深圳、北京等地更多试点加入专业服务中，推动中国安宁疗护社会工作的发展。尽管如此，当前中国安宁疗护社会工作仍处于起步阶段，但随着试点的推进，安宁疗护社会工作将在未来几年进入一个快速发展的时期。毫无疑问，这也将面临专业社工缺口大、缺少服务规范与标准以及在跨学科团队中认可度不高等诸多挑战。可通过积极推动安宁疗护学科建设、加强专业社工队伍建设、加强专业服务的规范化建设以及开展本土社工研究等逐步推进安宁疗护社会工作的专业化发展。

关键词： 安宁疗护　医务社会工作　临终关怀

---

* 程明明，上海大学社会学院社会工作系主任、副教授。

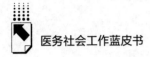

自2016年中共中央、国务院颁布《"健康中国2030"规划纲要》，中国安宁疗护被纳入国家卫生健康发展战略中，由此进入一个高速发展的快车道。与此同时，作为医务社会工作一个分支的安宁疗护社会工作的发展也受制于医务社会工作本身的发展。最近5年内，在政府、医院、专业协会以及高校多种力量的联合推动下，中国医务社会工作无论是在规模还是专业性上均为安宁疗护社会工作的起步奠定了一定的基础。由此可见，中国对安宁疗护与医务社工的大力推进，为安宁疗护社会工作的起步与发展提供了一个前所未有的契机。

一 安宁疗护社会工作概述

安宁疗护又称"临终关怀"（Hospice），在医学界，它是指当患者疾病进展到末期且无法治愈时，通过多维度的评估与干预措施为患者及其家人提供专业帮助，其目的在于提高临终病人的生命质量，而非延长其生存时间。已有研究证实，与在末期接受其他形式照顾的患者相比，接受安宁疗护服务的末期患者有更多积极方面的体验。①

现代安宁疗护发展的历史可以追溯到1967年，兼具医生、护士与社工身份的西西里·桑德斯（Cicely Saunders）博士在英国伦敦创办了世界上第一家现代安宁疗护护理院，即著名的圣克里斯托弗临终关怀院，这标志着现代安宁疗护事业的开始。② 随后各国纷纷效仿，推动了世界范围内的安宁疗护运动。20世纪70年代以来，英、美、澳、加等国家纷纷建立安宁疗护相关的协会和组织以推动专业化发展。

随着医学的进步和发展，安宁疗护的理念也有所更新，其内涵逐渐丰

---

① Harper, B. C., "Palliative Social Work: An Historical Perspective", In Terry Altilio and Shirley Otis-Green, eds., *Oxford Textbook of Palliative Social Work*, New York: Oxford University Press, 2011, pp. 11-20.

② 施永兴、王光荣主编《中国城市临终关怀服务现状与政策研究》，上海科技教育出版社，2010，第25~26页。

富起来，对于患者的临终照顾由末期延长到更长时间的疾病期，"姑息照护"（Palliative Care）的概念由此应运而生。当医学发展到今天，世界卫生组织（World Health Organization，WHO）对"姑息照护"的概念进行了更加权威的界定，即"舒缓照护是改善那些面临致命疾病威胁的患者及其家属生存质量的一种方法。它通过早期识别、正确评估、治疗疼痛及其他问题来预防与缓解患者和家属所遭受痛苦，这些问题包括躯体、社会、心理以及灵性层面"。① 此外，WHO 还提出，"舒缓照护对于全世界患有癌症及慢性致命性疾病的人们而言，是一种迫切的人道主义需求。在晚期且没有治愈机会的患者比例高的地方，尤其需要舒缓照护"。② 不难看出，WHO 所涉及的"舒缓照护"已涵盖了对疾病末期临终患者的"临终关怀"。

随着现代医学模式的转变，多学科团队服务模式在临床领域得到广泛应用。与其他医疗领域相比，安宁疗护的特点使得它更需要一个团队的合作模式。在这一服务模式中，社会工作的专业性越来越受到重视。以美国为例，美国"国家姑息与安宁疗护组织"的《姑息与安宁疗护服务标准》中，明确规定团队必须包括的核心成员是医生、护士、社工以及灵性辅导师，这就为处于生命末期的患者提供"身体—心理—社会—精神"全方位服务，当然还包括为患者家属提供的服务。在团队里，医生、护士和社工各司其职，整个团队在良性运转的情况下才能提高整体服务质量。毫无疑问，社会工作者是安宁疗护团队中不可缺少的一员，其角色可以概括为以下 6 个方面内容，如表 1 所示。③

---

① 华中科技大学同济医学院附属同济肿瘤中心编译《姑息治疗：癌症控制——从理论到行动（世界卫生组织行动规划指南）》，中国协和医科大学出版社，2008，第 6 页。

② 华中科技大学同济医学院附属同济肿瘤中心编译《姑息治疗：癌症控制——从理论到行动（世界卫生组织行动规划指南）》，中国协和医科大学出版社，2008，第 6 页。

③ 程明明、Mona Schatz：《善终的"多面手"：美国临终关怀社会工作者专业角色研究——兼论对我国临终关怀社会工作专业服务的启示》，《中国社会工作研究》2015 年第 1 期。

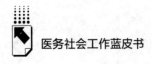
表1　安宁疗护社会工作的专业角色与服务

专业角色—直接服务	专业角色—间接服务
1. 临床干预者 对患者及其家属进行心理与灵性辅导 疼痛管理 2. 个案管理者 评估社会心理状况与需求 制订综合干预方案 协助处理保险与法律相关事宜 整合社区资源与提供转介服务 协助安排葬礼 建立与管理个案档案	3. 志愿者管理与培训者 4. 跨学科医疗团队的重要一员 组织与领导团队会议 协调团队服务信息 5. 社区教育的领导者 6. 临终关怀社会政策倡导与推动者

时至今日，社会工作者的服务已经成为安宁疗护领域中必不可少的服务项目，欧美国家已将社会工作服务纳入居民保险（安宁疗护福利）的付费项目中。[1]

综上所述，安宁疗护社会工作是社会工作者使用专业服务方法，为临终患者及其家属提供心理、社会以及灵性层面多维度专业服务，并与跨学科团队协作，共同提升临终患者及家属的生活质量。安宁疗护社会工作在国外已有半个多世纪的发展历程，然而，这一领域在国内的理论与实践却刚刚起步。

二　安宁疗护在中国的政策推进与发展

2021年5月公布的第七次全国人口普查结果显示，全国60岁及以上的人口超过2.6亿，占18.7%，其中，65岁及以上人口占13.5%。毫无疑问，中国已经迈入老龄化时代。最近5年的全国死亡人口数据显示，每年死亡人口约为1000万，其中80%的死亡是由恶性肿瘤、心脑血管疾病、糖尿病等慢性疾病引起的，而这些疾病的发病集中在老年人群中。由此可见，提升老

---

[1]　Bruce, Pyenson, Stephen, Connor, Kathryn, Fitch, Barry, Kinzbrunner, "Medicare Cost in Matched Hospice and Non-hospice Cohorts", *Journal of Pain and Symptom Management*, 2004, 28（3）.

年人在生命末期的生活质量是老龄化社会应关注的重要议题。

然而，中国的死亡质量却不容乐观。2015 年新加坡经济学人智库对全球 80 个国家的死亡质量进行调查，英国排名第 1 位，中国排名第 71 位。调查中"死亡质量指数"衡量的是一个国家或地区可向成人提供的姑息治疗的质量，包含 5 个维度的指标，即缓和医学① (Palliative Medicine) 的环境、人力资源、医疗护理的可负担程度、护理质量和公众参与。2021 年底，在最新一项全球调查中，中国的死亡质量上升到第 54 位。② 死亡质量不仅是衡量个体生命质量的重要指标之一，也反映了安宁疗护的进步程度。由此可见，我国的安宁疗护水平与发达国家还有较大差异。

（一）缓慢发展期（20世纪80年代至2016年）

安宁疗护在中国大陆经历了近 30 年的缓慢发展过程。20 世纪 80 年代末，国内一些医院才开始建立临终关怀研究中心和临终关怀病房。1988 年，我国第一个临终关怀病房在天津医学院设立。同年 10 月，上海市南汇护理院（现更名为浦东新区老年医院）作为我国第一所临终关怀机构成立。时至今日，全国已有 200 多家临终关怀机构。随后，一些基金会、专业协会以及社会组织也相继加入临终关怀事业建设中。从 1998 年开始，李嘉诚基金会先后在全国创建了 30 多家宁养院，为贫困的晚期癌症患者提供免费的临终照顾服务。该基金会自 2001 年开始实施"人间有情—全国宁养医疗服务计划"，与分布在全国不同地区的大中型医院合作，致力于提高贫困晚期癌症患者的生活质量，推动了国内临终关怀服务事业的发展。2006 年，中国生命关怀协会成立，这是我国第一个全国性临终关怀社会组织，该协会的成立成为我国临终关怀事业的里程碑。经过 10 年的发展历程，中国生命关怀

---

① 缓和医学或称为姑息医学，西方在 20 世纪 90 年代已经纳入西医的分支当中，而中国目前在医学的分类中并未纳入。

② Eric A. Finkelstein, Afsan Bhadelia, Cynthia Goh, Drishti Baid, Ratna Singh, Sushma Bhatnagar, Stephen R., "Connor, Cross Country Comparison of Expert Assessments of the Quality of Death and Dying 2021", *Journal of Pain and Symptom Management*, 2022, 63 (4).

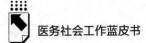

协会已成为目前全国最大最有影响力的由"医疗"与"人文"专业人士组成的临终关怀社会团体。该协会下设调研部，致力于推动临终关怀的专业化发展。

（二）高速发展期（2016年至今）

尽管如此，临终关怀的发展始终未成规模。直到2016年，中共中央、国务院印发了《"健康中国2030"规划纲要》，首次将"安宁疗护"作为老年健康连续照顾中的重要一环，并成为国家健康发展战略的重要组成部分。中国安宁疗护的发展自此进入了一个高速发展的轨道。

2017年，原国家卫生计生委出台了《国家卫生计生委关于印发安宁疗护中心基本标准和管理规范（试行）的通知》和《国家卫生计生委办公厅关于印发安宁疗护实践指南（试行）的通知》两项重要文件。这是国家政府层面第一次印发以临终关怀为主题的指导性文件。同时，该文件也明确将"临终关怀"替换为"安宁疗护"。"安宁疗护"成为官方正式使用的专属名词。安宁疗护实践则被定义为"以临终患者和家属为中心，以多学科协作模式进行，主要内容包括疼痛及其他症状控制，舒适照护，心理、精神及社会支持等"。

2017年、2019年国家卫健委先后出台政策，在全国建立安宁疗护试点，全面推进中国安宁疗护事业。2017年10月，原国家卫生计生委启动安宁疗护全国试点工作，北京市海淀区、吉林省长春市、上海市普陀区、河南省洛阳市和四川省德阳市成为第一批进入全国试点的5个市（区），鼓励试点地区积极稳妥地推进安宁疗护工作，逐步积累，不断完善，形成有价值、可借鉴、能推广的实践经验，探索建立符合我国国情的安宁疗护服务体系。

2019年5月，国家卫生健康委员会办公厅发布《关于开展第二批安宁疗护试点工作的通知》，确定上海市为第二批全国安宁疗护试点省份，北京市西城区等71个市（区）为安宁疗护试点市（区）。通知规定开展试点调查、建设服务体系、明确服务内容、建立工作机制、探索制度保障、加强队伍建设、研究制定标准规范以及加强宣传教育等8项重要任务，为全力推进中国安宁疗护的试点工作指明了方向。自此，中国安宁疗护事业的发展进入了政府引领下的大跨越发展时期。

值得一提的是，在中国安宁疗护事业推进过程中，上海起到了非常重要的引领和示范作用。2012年，上海在全国率先推出了"临终关怀政府实事项目"。当年，上海市卫生局等下发了《关于做好2012年市政府实事舒缓疗护（临终关怀）项目的通知》和《上海市社区卫生服务中心舒缓疗护（临终关怀）科基本标准（试行）》。自此，上海市18家社区卫生服务中心作为第一批试点单位建立了"舒缓疗护"病区，配备了专业的临终关怀医护团队。在社区卫生服务中心推行临终关怀，这在国内还属首创。截至2018年底，上海共有73家社区卫生服务中心设立了"舒缓疗护"病区。上海市卫生和计划生育委员会2015年和2017年的上海市安宁疗护（临终关怀）质量指数报告的数据显示，上海市安宁疗护工作在政策措施的推进、体系网络的建设、运行机制的监管以及专业人才的培养等方面取得了较明显的进展。尤其是经过2017年和2019年全国两轮试点建设，到2020年底，上海市实现了246家社区卫生服务中心的安宁疗护服务全覆盖。更为重要的是，自2019年起，上海市各区县逐步建立起安宁疗护中心，以指导和带动区域内安宁疗护事业的发展。

在政府主导下，以社区卫生服务中心为基础，二、三级医院为指导，辐射居家的安宁疗护"上海模式"起到了引领和示范作用，大大推动了上海乃至全国安宁疗护事业的发展。

三　我国安宁疗护社会工作发展与现状

就中国安宁疗护社会工作的发展而言，最近10年，李嘉诚基金会与上海的推动具有一定的代表性。此外，近几年，随着安宁疗护在全国的发展，广东、深圳、北京等地越来越多的社会组织、专业协会以及社会工作者参与其中，对安宁疗护社会工作的推动发挥了重要作用。

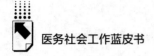

（一）李嘉诚基金会对安宁疗护社会工作的推动

自 1998 年捐资设立第一家宁养院开展宁养医疗服务以来，至 2021 年 5 月，李嘉诚基金会"全国宁养医疗服务计划"（以下简称"宁养项目"）共建立 39 家宁养院。宁养院是国内首创的迄今唯一全国性的、免费上门为贫困的晚期癌症患者提供镇痛疗护、心理和哀伤辅导、社会支持等家居全人服务的医疗服务模式，通过医护人员、社工和义工等成员的跨专业团队，致力于提高贫困晚期癌症患者的生活质量，使他们人生的最后阶段能活得有意义、有尊严。

借由香港的先进理念，宁养项目于 2008 年开始招募兼职社会工作者，并于 2009 年设立专职社会工作岗位。到 2021 年 5 月底，在运营的 31 家宁养院均配有专职持证安宁疗护社会工作者。

通过实践先行与举办专业论坛，宁养院为安宁疗护社会工作实践提供了居家安宁疗护的本土化范例。以吉林大学第一医院宁养院为例，宁养院为末期患者提供居家上门的个案、小组以及社区等多种形式的社工专业化服务。与此同时，还开展了安宁疗护的理念宣传，提供安宁疗护志愿者的培训、举办全国性论坛等活动，成为宁养院社会工作的典范；并于 2010 年发起成立吉林省生命关怀协会，大力推动了吉林省安宁疗护事业的发展。

为推动安宁疗护专业化发展，宁养项目不仅倡导高校社会工作院系参加宁养社会工作服务，而且于 2009 年制定并发布了《宁养社会工作服务手册》。宁养项目自 2011 年开始在全国癌症康复与姑息医学大会设立"姑息医学中的社会工作"分会场，举办了 2011～2019 年度"全国癌症康复与姑息医学大会姑息医学中的社会工作分论坛"。2013 年又与中国社会工作教育协会开展了"宁养（临终关怀）"社会工作服务示范项目。于 2015～2017 年度举办了"姑息治疗与临终关怀社会工作者资格培训暨继续教育项目"，承办了"中国社会工作学会 2020 年会暨中国社会工作发展高端论坛安宁疗护分论坛"，积极致力于提高宁养社会工作的服务质量和推动国内医务社工的发展。

（二）安宁疗护社会工作在上海的发展

1. 安宁疗护社会工作在上海的起步

正如上文所言，安宁疗护社会工作的发展同时受制于安宁疗护事业与医务社会工作的发展水平。在上海，安宁疗护与医务社会工作的发展可谓是"不谋而合"。

医务社会工作在我国发展相对缓慢。2000 年在上海市浦东新区政府的主导和大力推动下，东方医院、公立医院和梅园街道医院等 10 家医疗机构首先建立社会工作服务站。① 这是相对较早的专业化医务社会工作的开始。然而，直到进入 21 世纪的第一个 10 年，我国医务社会工作一直处于"实践探索"的阶段，未有较大的发展，临终关怀社会工作更鲜为人知。从全国范围来看，尽管随着李嘉诚基金会在安宁疗护领域的深入，越来越多的医务社会工作者参与其中，但医务社工的发展仍未形成较大的规模。

随着医疗条件的改善以及医学救治模式的改变，医务社会工作的需求持续增长，2012 年 2 月，原上海市卫生局联合其他政府部门发布《关于推进医务社会工作人才队伍建设的实施意见（试行）》，明确规定所有医疗机构应该设立社工岗位。该实施意见在制度上推进了上海市医务社会工作的大力发展，乃至对全国医务社会工作的发展起到引领作用。

由此可见，2012 年，上海市从政府层面同时出台"临终关怀"与"医务社会工作"政策举措，看似是巧合的事件，却又是各自历史发展过程中的应然。这为上海市在安宁疗护社会工作领域的专业化起步与发展提供了得天独厚的条件。

2. 安宁疗护社会工作在上海的推进

安宁疗护在上海是以"社区为本"的模式推进的，这为开辟上海安宁疗护社会工作提供了主要阵地——社区卫生服务中心。2019 年，上海市卫生健康委员会等发布的《上海市安宁疗护试点实施方案》中第一次明确提

---

① 季庆英：《上海医务社会工作的发展回顾》，《中国卫生资源》2015 年第 6 期。

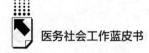

出，将社会工作纳入安宁疗护整体服务队伍中。2020年，《上海市安宁疗护服务规范》也明确将社会工作者纳入安宁疗护的专业队伍中，作为团队中最为重要的辅助成员；同时，规范中也明确了社会工作者在安宁疗护评估、团队查房、社会工作临床服务中的内容与角色。

在政府政策的引导下，自2012年上海政府实施"临终关怀政府实事项目"到如今，有30~40家社区卫生服务中心招募了兼职或专职的医务社会工作者。截至2021年，包括静安区临汾街道社区卫生服务中心、徐汇区康健街道社区卫生服务中心以及普陀区长征镇社区卫生服务中心在内的至少15家社区卫生服务中心（包括2家护理院）聘用了拥有MSW学位的专职医务社会工作者，其重要的工作内容之一就是配合上海安宁疗护病房服务的推进。设立社工部、招募专职医务社工、提供病房与居家服务、加入跨学科团队的评估与查房，与高校开展合作、制定安宁疗护社会工作的服务手册与安宁疗护志愿服务手册等，服务人群从老年肿瘤晚期患者扩展到各种慢性病的末期患者，甚至是末期疾病的儿童。

毫无疑问，在上海政府安宁疗护项目以及国家试点的推进下，上海基层安宁疗护社会工作的服务模式已初步成形。值得一提的是，徐汇区康健街道社区卫生服务中心与上海大学合作的安宁疗护社会工作服务项目荣获2019年上海市社会工作十大优秀服务项目之一。随着2020年上海在社区卫生服务中心全面推行安宁疗护，未来可以预见的是，以社区为本的安宁疗护社会工作将有很大规模的推进。

除基层医疗机构外，上海二、三级医院的安宁疗护社会工作服务也在同步推进。上海交通大学医学院附属上海儿童医学中心是国内第一家开设安宁疗护病房的医疗机构，院内不仅设有安宁疗护病房，而且配备了安宁疗护的跨学科团队，开展了卓有成效的专业服务，对中国安宁疗护社会工作的起步起到了重要的引领作用。上海交通大学附属新华医院宁养院的社会工作服务形成了居家安宁疗护的特色；复旦大学附属儿科医院的安宁疗护整合模式、复旦大学附属肿瘤医院的肿瘤社会工作等，多家综合性医院或专科医院以多种形式开展了安宁疗护社会工作的实践。值得一提的是，上海市普陀区成为 2017 年第一批全国安宁疗护的试点，普陀区利群医院作为安宁疗护中心带动区域内 11 家社区卫生服务中心开展安宁疗护，形成了 "1+11" 的服务模式。在此基础上，利群医院开始探索区域安宁疗护社会工作的服务模式。

在医疗机构推进的同时，借助政府对于安宁疗护的推动，上海的高校也开始行动起来。上海大学从 2012 年开始深入基层医疗机构开展安宁疗护的社会工作人才培养、研究与服务，并于 2018 年成立国内首个安宁疗护社会工作研究中心——上海大学社会学院安宁疗护与医务社工研究中心，致力于推动安宁疗护社会工作的专业化和本土化发展。在上海市卫健委和民政局的指导下，上海大学联合上海市社区卫生协会与中国生命关怀协会临终关怀专委会于 2017 年和 2019 年先后组织召开了两届 "安宁疗护社会工作" 的全国性专业论坛，有力地推动了这一领域的专业化发展。与此同时，2020年在上海市卫健委的指导下，上海大学承办了上海市首届 "世界安宁疗护日" 主题宣传活动以及 "2021 安宁的艺术" 展览活动，获得较好的社会效应，极大地提升了社会工作在安宁疗护以及跨专业领域中的知晓度和认可度。

此外，多家社会组织对上海安宁疗护社会工作的推动也发挥了积极作用。上海市春晖社工师事务所自 2009 年创办起从事安宁疗护社会工作的专业服务与实践，成为上海安宁疗护社会工作实践的先行者和开拓者。成立于 2008 年的上海手牵手生命关爱发展中心是大陆地区首家致力于安宁疗护和生死教育的社会组织，不仅开展安宁疗护志愿服务和培训，而且自 2014 年发起 "死亡咖啡馆" 活动并结合本土经验向全国推广带领人培训，这对于安宁疗护的宣传具有较强的影响力。

政府的推动、医疗机构的跟进、高校的支持以及社会组织的参与，多方力量的聚合，使得安宁疗护社会工作最近 5 年在上海初具规模和效应。

（三）安宁疗护社会工作在各地的持续推进

毫无疑问，李嘉诚基金会的宁养项目以及上海安宁疗护社会工作的先

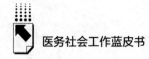
行探索，成为推进中国安宁疗护社会工作的主力。除此之外，随着安宁疗护在全国的推动，广东、北京的安宁疗护社会工作服务初见端倪，而全国以及地方相关专业协会的成立，也在一定程度上助力安宁疗护社会工作的发展。

医务社会工作的"广东模式"，使得安宁疗护社会工作的开展也主要以政府购买社会组织服务的形式。以北达博雅开展的安宁疗护社会工作服务为例，2012 年，广东佛山市南海区第四人民医院宁养关爱项目由医院和佛山市北达博雅社会工作服务中心医务社工项目组主导成立院内安宁疗护委员会，分为资源链接组、症状控制组、专业照护组、志愿者管理组，通过安宁疗护社会工作服务的介入，项目的开展更具有规范性和可持续性。

在深圳，深圳市龙岗区春暖社工服务中心是相对较早开展安宁疗护社会工作的社会组织，从 2010 年开始，为肿瘤末期病患、慢性及重症患者提供临终关怀、哀伤辅导等服务。2019 年，深圳有 9 家医疗机构成为安宁疗护的试点单位，采用政府购买社会组织社会工作服务的方式，其中大多数由春暖社工提供。

随着全国安宁疗护试点的建设，北京多个区作为试点同步推进安宁疗护社会工作。2020 年底，北京卫健委发文，确定了 2 家安宁疗护指导中心和 10 家示范基地。在这 10 家示范基地中，清华大学附属北京清华长庚医院配备了专职社工参与院内安宁疗护服务以及拓展院外服务，其安宁疗护社会工作项目获评 2021 年北京市医务社会工作十大品牌项目。

全国性以及地方专业医务社会工作协会的成立极大地推动了安宁疗护社会工作的发展。其中，第一个全国性的安宁疗护社会工作专业组织——"中国生命关怀协会临终关怀社会工作专委会"于 2016 年成立，秘书处设立在上海大学。此外，全国性医务社会工作协会，如中国社会工作教育协会医务社工专委会、中国医院协会医院社会工作暨志愿服务工委会、中国社会工作联合会医务社会工作专委会等都将安宁疗护社会工作作为其中发展的一个分支。

四 中国安宁疗护社会工作的困境与对策

（一）中国安宁疗护社会工作面临的困境与挑战

1. 医务社工的数量难以满足安宁疗护事业进一步发展的需求

伴随全国 72 个安宁疗护试点的逐步推进，毫无疑问，未来 5 年，甚至 10 年，中国安宁疗护将经历一个较大的跨越时期，具有历史性的进展。而每家试点单位，最为重要也是首要的工作就是组建安宁疗护团队。团队中有社会工作者的身影，将对安宁疗护服务质量提升产生重要的影响。就目前而言，不乐观地估计，90%以上的安宁疗护试点医疗机构尚未有专业的社会工作者。更为重要的是，不仅仅是医疗机构，养老院、社区居家养老也都存在安宁疗护需求，这些都需要大量社会工作服务的输入，可想而知，安宁疗护社会工作者在数量上的缺口巨大。

2. 安宁疗护社会工作的规范化与体系化建设亟待加强

2017 年，国家卫健委（原国家卫计委）发布了安宁疗护中心基本标准和管理规范（试行），其中要求对安宁疗护进行质量管理，遵守相关的技术规范和标准，建立合理的服务流程。显而易见的是，安宁疗护中医疗、护理等领域的标准化和规范化诊疗与护理程序的研制已然提上日程，并在紧锣密鼓地推进中。然而，安宁疗护社会工作尚未形成国内统一且相对权威的服务规范与流程。

3. 医务社会工作在跨学科团队中的知晓度与认可度不高

2016 年至今，中国安宁疗护社会工作有了起步和发展。这个阶段社会工作者做得最多的工作，就是配合安宁疗护病房或机构组建一支有社会工作者的专业跨学科团队，并积极在安宁疗护团队中争取崭露头角的机会。尽管如此，就全国范围来看，当前医务社工的发展步伐已整体滞后于安宁疗护事业的发展，加之有限的医务社工数量，使得安宁疗护领域对于医务社工的认可度普遍不高。为数不少的医疗机构中分管安宁疗护的领导，仍不知晓社会工作者与志愿者的区别。

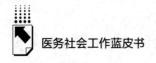

（二）安宁疗护社会工作的应对策略

1. 积极推动安宁疗护学科与专业建设

安宁疗护社会工作发展的前提是安宁疗护事业的推动。自20世纪60年代现代安宁疗护体系建立，发展到90年代，姑息医学正式进入西医分类体系中，可谓是安宁疗护完成了一次"华丽"的升级。然而，由于中国的安宁疗护起步较晚，且前30年发展相对缓慢，到目前为止，安宁疗护或姑息医学，仍未列入我国医学专业分类中。作为安宁疗护跨学科团队中重要一分子的社会工作者理应承担起与医护团队共同的历史使命——携手推动中国安宁疗护学科与专业建设，只有走到这样一个发展阶段，才能彰显安宁疗护社会工作更强的专业性与科学性，才能在安宁疗护领域中有立足之地。

2. 加强安宁疗护社会工作者队伍建设

在当下中国既有的安宁疗护跨学科团队中，即使机构招募到专职医务社工，对于社工的功能定位、服务内容和继续教育等方面尚有许多不够明晰的规定，这也妨碍了安宁疗护社会工作这支专业队伍发挥其重要作用，因此，加强队伍建设势在必行：一方面，加强专职安宁疗护社会工作者专业能力建设；另一方面，开设相关专业课程或培训项目，给安宁疗护社会工作者提供更多继续教育的机会。

3. 加强安宁疗护社会工作的规范化和体系化建设

2017年，国家卫健委（原国家卫计委）发布了安宁疗护中心基本标准和管理规范（试行），其中要求对安宁疗护进行质量管理，遵守相关的技术规范和标准，建立合理的服务流程。这一要求对于推进制定社会工作者的服务规范也具有重要的指引作用。

从国外经验来看，安宁疗护是社会工作非常特殊的一个领域。全美社工协会在制定标准时，除了制定"健康社会工作实务标准"外，还为安宁疗护社会工作量身定做了一份"姑息治疗与临终关怀社会工作实务标准"

（见表2）。① 由此可见，制定中国本土情景下的安宁疗护社会工作指南或标准是非常有必要的。

表 2　美国姑息治疗与临终关怀社会工作实务标准

序号	主题	内容
标准 1	伦理与价值观	价值观、道德，以及社工专业和当代生命伦理学共有的标准应当对社会工作者在姑息治疗和临终关怀的实务上进行指导。国家社会工作协会的道德守则是众多用来进行道德决策和实践的基本指南之一
标准 2	知识	临终关怀社会工作者应该展现出兼具理论性和包含生物、心理、社会等重要因素的工作知识。以此提升在实务中与案主和专业人士接触和处理问题的有效性
标准 3	评估	社会工作者应该评估案主的状况，统合全面的信息来制订干预和治疗的方案
标准 4	干预计划	社会工作者应当将评估纳入制订和实施的干预方案中，以提升案主在姑息治疗和临终关怀过程中的自身能力和自主决策力
标准 5	态度与自我意识	临终关怀社会工作者应当对案主表现出同理心，并对案主状态保持敏感度，尊重案主自决权和尊严。社会工作者必须了解自身的信仰、价值观、情感，以及这些个性化的因素对于自身行为的影响
标准 6	充权和倡导	在姑息治疗和临终关怀过程中，社会工作者应当维护和尊重案主的需求、决定和自身权利。社会工作者应当投身于社会和政治行动中，为确保人们能够平等获取资源而寻求途径，来满足人们在姑息治疗和临终关怀过程中生理、心理和社会的需求
标准 7	档案记录	无论是案主信息记录还是病历，社会工作者必须记录所有有关案主接触的实践信息。这些都可能被誊入电子记录中
标准 8	跨学科团队工作	为了全面提升姑息治疗和临终关怀服务，社会工作者应当成为跨学科协作的一个重要环节。与此同时，加强与跨学科团队成员的协作，维护案主的客观需求，并与长期为患者提供帮助和关怀的个人与机构加强联结关系
标准 9	文化补偿	由于临终关怀社会工作者在实务中会遇到不同群体的案主，因此，社会工作者必须具备并持续发展自身的专业知识，同时要了解不同的历史、传统、价值观念和家庭制度，以适应不同的案主。社会工作者应当了解并遵照 NASW 为社工实务制定的社会文化能力标准
标准 10	继续教育	遵照 NASW 的专业教育再深造和国家的要求，社会工作者有责任不断提升自身的专业水平，进行持续的专业教育

---

① 程明明：《美国临终关怀社会工作实务标准的历史演变与专业启示》，《重庆工商大学学报》（社会科学版）2017 年第 3 期。

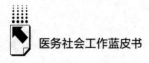
续表

序号	主题	内容
标准11	督导、领导力	由于社会工作者在姑息治疗和临终关怀方面拥有专业的知识和经验,因此,应该利用这些资源,引导个人、团体和组织在教育、监督、行政和科研方面共同努力

此外，中国在安宁疗护推进过程中的不同服务形式，带来了社会工作服务的不同过程与内容，如机构病房安宁疗护、社区为本的安宁疗护、居家安宁疗护等，相应的服务规范和指南应有所差异和区别。

4. 开展本土化安宁疗护社会工作的研究

2005 年的《姑息医学杂志》曾刊登一篇题为《临终关怀社会工作研究的国家（美国）议事日程》的文章。 论文采用实证研究的方法，以全美临终关怀领域中社会工作领袖为研究对象，呈现了安宁疗护社会工作应开展的优先研究议题，共包括 12 个研究主题（见表3）。这是首个安宁疗护社会工作领域相对权威的研究日程。尽管这一研究日程仅针对美国的实际，但为其他国家提供了一个可以借鉴的范本——安宁疗护社会工作研究在全国层面的整合。

表3 《临终关怀社会工作研究的国家（美国）议事日程》的研究主题

研究主题	研究主题
照顾中的连续性、间隙、碎片、转变	个人与家庭照顾需求与经历
多样性与健康照顾的不对等	照顾质量
经费	决策
政策与实践的联结	哀伤辅导
精神健康问题与服务	疼痛与症状管理
沟通	课程

---

① Kramer B. J. , Christ G. H. , Bern-Klug M. , et al. , "A National Agenda for Social Work Research in Palliative and End-of-life Care", *Journal of Palliative Medicine*, 2005, 8 (2) .

　　此外，无论是姑息医学还是临终关怀，其知识体系呈现的都是一个交叉的学科与领域，研究层面的推进理应也是多学科、跨学科之间的合作。因此，社会工作在研究议题上的推进，不仅对于自身学科的专业发展，而且对于未来跨学科研究日程也会起到重要的推动作用。

　　更为重要的是，安宁疗护在中国集体主义文化情景中会呈现许多本土化的特征，无论是对死亡的看法，还是"百善孝为先"——中国几千年传承的孝道文化，都在很大程度上影响着临终患者与家属的临床决策。这些呈现出来的本土特性结合并借鉴以上研究议题，无论是从理论研究到实务研究，还是从研究议题到研究方法都是亟待研究的增质与增量。

B.6
慢性病管理社会工作发展报告

张一奇 刘芳 代文瑶 翟月 宫阳阳*

摘　要： 慢性病管理是针对慢性病患者，由多方合作，全面评估患者存在的健康问题与健康需求，运用"全人"的视角，从提升其健康水平和健康意识的角度出发，综合性且多层次地为慢性病患者提供健康服务。如今随着"全人观念"的兴起，慢性病管理更多指向慢性病患者的康复管理。目前我国慢性病管理仍缺乏规范统一的理论框架与实务模式，但"整合"慢性病管理模式的发展成为趋势，这为医务社会工作介入我国慢性病管理实践探索提供了契机与平台。通过文献整理分析与相关从业者访谈，报告分析认为医务社会工作嵌入慢性病管理符合"健康中国"发展需求，医务社会工作的专业价值理念也契合我国慢性病管理的探索需要。结合医务社会工作的专业角色与功能进行分析，医务社会工作介入慢性病管理的主要内容可包括资源的链接和整合，提升居民健康意识，促进健康生活方式的转变，情绪疏导与政策研究等。虽然目前我国慢性病管理实践探索依然存在诸多问题，医务社会工作介入其中也面临众多挑战，但是在未来的发展趋势中，

---

* 张一奇，上海市徐汇区中心医院／复旦大学附属徐汇医院社工部主任，中国社会工作教育协会医务社会工作专委会副秘书长、上海市社会工作者协会副秘书长兼医务社会工作专委会执行副主任委员；刘芳，国家二级心理咨询师、社会工作师，吉林大学第一医院宁养院社会工作部主任；代文瑶，上海长征医院医务社工，《中国医务社会工作》专刊编委，上海市社会工作者协会医务社工专委会副秘书长，复旦大学、华东理工大学、上海大学社会工作专业实习督导；翟月，吉林大学第一医院社会工作部医务社工，吉林省生命关怀协会医务社工与志愿服务专业委员会常务委员，吉林省心理卫生协会委员；宫阳阳，吉林大学第一医院社会工作部医务社工、中国生命关怀协会安宁疗护与生死教育专业委员会委员、中国残疾人康复协会社会康复专业委员会委员。

由医务社会工作参与的"整合"慢性病管理模式的实践将成为必然。

关键词： 慢性病管理 医务社会工作 社工实务

一 慢性病管理概述

（一）慢性病管理的概念

1.慢性病的含义

界定慢性病管理，从字面理解来看，需要明确的是"慢性病"与"慢性病管理"这两个概念。由于社会进步，医疗卫生事业不断发展，人们对于疾病的分类与研究也越来越细化与深入。且由于我国人口结构的改变，居民生活方式、经济收入、社会需求发生变化，促使我国的流行病学模式从聚焦传染性疾病逐渐转移至关注慢性非传染性疾病。因此我国卫生事业改革发展进程中，对于慢性病的关注度更是有了前所未有的提升。

而对于慢性病的定义，医学界基本形成了一个固定的概念，即将慢性病称为慢性非传染性疾病，主要包括心脑血管疾病（高血压、冠心病、脑卒中）、糖尿病、恶性肿瘤以及慢性呼吸系统疾病等。①

2.慢性病的特点

①慢性病是终身性疾病，起病隐匿且病程较长，对于慢性病患者来说，会对其身心造成越来越重的负担。

②慢性病容易多病共存，与个人生活习惯关系较大，慢性病患者往往患有多种慢性病，严重危害健康。

---

① 张丽：《社区慢性病管理的研究进展》，《中国卫生产业》2017 年第 9 期。

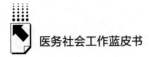

③慢性病治疗费用高、致残致死率高，慢性病所产生的经济、心理、社会等次生危害程度日益增加，尤其是慢性病治疗所需的费用增长速度已经超过我国居民的承受能力。

3. 慢性病管理

为了更好地针对慢性病攻克提出行之有效的措施，在传统医疗模式的基础上，针对慢性病的康复方法有了新的发展探索。"慢性病管理"这一概念就是在这样的医疗卫生背景下提出的，并逐步提上实施日程。

梁长秀在《慢病管理中健康管理的应用》一文中，针对"慢性病管理"给出了定义，"慢性病管理"是指将健康管理理念应用到慢性病预防和控制中的一种综合的、一体化的保健体系，是指组织与慢性病相关的医护人员，向慢性病患者提供全面、主动、连续的管理，以达到促进健康、延缓慢性病病程、预防慢性病并发症、降低病残率、降低病死率、提高生活质量并降低医疗费用的科学管理模式。[①]

由此概念界定可以看出，"慢性病管理"其实是一项综合性的健康管理实践，陶利平等人以人群的慢性病健康需求为基础，总结了"慢性病管理"的特点，即以现代医疗模式——"生物—心理—社会"医学模式为出发点，把消除危险因素作为管理的首要任务，同时重视疾病的临床治疗、康复锻炼、并发症的预防及治疗。[②] 因此慢性病管理是由多方合作，针对慢性病管理患者，从全方位的角度出发，全面评估患者存在的健康问题，可系统性、多层次地帮助其提升健康水平与意识，满足其健康需求。

（二）慢性病管理的对象

1. 管理对象的转变

在慢性病管理实践早期，业界专家学者主要聚焦慢性病，针对慢性病的康复措施多以疾病为中心，此时慢性病管理的对象集中于"慢性非传染性

---

① 梁长秀：《慢病管理中健康管理的应用》，《中国社区医师（医学专业）》2011 年第 4 期。

② 陶利平、谢莉、刘晓平等：《社区慢性病管理实践的文献综述》，《中国卫生事业管理》2006 年第 7 期。

疾病",即管理康复都以慢性病为聚焦点。而随着医疗观念的转变与健康需求的提升,同时在现代医疗模式转变的趋势下,将"慢性非传染性疾病"视为慢性病管理对象的观点,已经似乎不太妥当。

随着"全人观念"的兴起,医疗的关注点不再局限于疾病,而是将疾病与患病的人视作整体看待,因此"慢性病管理"的对象,也应当从聚焦"慢性非传染性疾病"转变至患有"慢性非传染性疾病"的患者,从而如今的慢性病管理更多地指向慢性病患者的康复管理。但同时有国外学者提出,单纯对慢性病患者的管理并不能达到慢性病管理的目标,慢性病管理应当延伸到慢性病高危人群的管理,甚至应扩展到慢性病患者心理变化的管理。[1]

2. 慢性病管理的对象

就现有研究观点总结来看,慢性病管理的聚焦点包括:慢性病、慢性病患者、慢性病患者的生态系统与社会环境,因此慢性病管理的对象并不是单一的慢性病或是慢性病患者,而是一个针对慢性病管理所构建的综合体系。

王荣英等人在《慢性病管理研究进展》一文中,对现有的慢性病管理对象做出了相应的总结,他们认为现如今慢性病的管理对象应包括三个部分:一是慢性非传染性疾病,如高血压、糖尿病、心脑血管疾病等;二是慢性病患者对所患慢性病的认知,患者因所患慢性病而引起的消极心理状态,患者与所患慢性病相关的行为方式;三是慢性病患者所处的社会环境,社会环境又可以划分为微观社会环境和宏观社会环境。微观社会环境主要包括家庭环境、工作环境、朋辈群体、社区环境和卫生服务环境等。宏观社会环境主要指患者所处的阶层、社会阶层之间的关系以及社会阶层结构的变迁方式等。[2]

---

[1] Woltmann E., Grogan-Kaylor A., Perron B., et al., "Comparative Effectiveness of Collaborative Chronic Care Models for Mental Health Conditions across Primary, Specialty, and Behavioral Health Care Settings: Systematic Review and Meta-analysis", *Am J Psychiatry*, 2012.

[2] 王荣英、贺振银、赵稳稳等:《慢性病管理研究进展》,《中国全科医学》2016 年第 17 期。

通过综合文献分析与观点总结，对于慢性病管理对象的界定也折射出现当代医疗卫生事业发展的趋势，针对"完整个人"的全面医疗正在不断发展，生理—心理—社会这一新型医疗服务模式更是成为如今医疗体系建设发展的共同理念。因此在慢性病管理的发展实践中，社会人文也成为其关注的重点，这对于具有多重专业角色且致力于专业社会工作服务的医务社会工作来说，无疑为其在嵌入慢性病管理的探索过程中提供了契机与良好的条件。

二 慢性病管理发展现状

（一）国外慢性病管理发展现状

1. CCM 与 ECCM 慢性病管理模型

依据文献总结来看，目前国际上较为知名且通用的慢性病管理理论模型主要有两个，第一个是 Chronic Care Model 慢性病管理模型，简称 CCM 模型，是由 Wagner E. H. 于 1998 年开发的，在国际上具有很高的影响力，已在欧美国家被验证用于哮喘、充血性心力衰竭及糖尿病等慢性病患者的护理中。[1] CCM 主要由 6 个元素组成：卫生保健组织、临床信息系统、决策支持、服务系统设计、自我管理支持、资源和政策，这 6 个元素相互协作，共同促进慢性病患者的高质量护理。[2]

但随着慢性病发展形势日趋严峻，更偏重于面向临床实践的 CCM 模型变得较难跟上慢性病管理需求的发展。因此在 CCM 模型的基础上，加拿大卑斯省健康社区协会（BCHC）提出 Expanded Chronic Care Model，简称 ECCM 模型，该模式将慢性病管理上升到公共卫生层面，创建公共政策支持环境，医疗卫生系统和社区协同跟进，全面系统地整合资源以实现健康促进

---

[1] Wagner E. H. , "Chronic Disease Management: What Will it Take to Improve Care for Chronic Illness?", *Eff Clin Prac*, 1998, 1 (1) .

[2] Siminerio L. M. , "The Role of Technology and the Chronic Care Model", *J Diabetes Sci Technol*, 2010, 4 (2) .

的目标，明确社区在慢性病管理中的纽带作用，强调了以社区为节点的慢性病预防与控制的管理模式。[①]

2. ICCC 慢性病管理模型

2002 年，WHO 结合发展中国家卫生系统和人群健康状况提出了慢性病创新照护框架（Innovative Care for Chronic Conditions Framework，ICCC）。该模式从宏观（政策环境）、中观（卫生保健组织和社区）和微观（患者及家庭）3 个层面讨论卫生保健系统的结构，提出患者不仅需要得到贯穿时间、环境和卫生服务提供者的有计划的综合照护，还需要自我照护技能，患者及家庭需要社区及政策的支持以便有效地管理和预防慢性病。[②]

由此可见，ICCC 模型相较于之前的 CCM 模型和 ECCM 模型，在慢性病管理的实践应用中，涉及面更广，综合性更强，将慢性病管理的对象及其所处的生态系统、政策环境都囊括其中，是更趋于完善全面的慢性病管理模型，在多个国家都得到一定的认可与推广。

（二）国内慢性病管理发展现状

1. 发展现状

（1）政策背景下的发展

随着慢性病对于公众健康的危害越来越凸显，加强我国慢性病管理的实践探索也迫在眉睫。因此，国家从政策方面，率先从顶层设计层面针对慢性病管理提出发展的指向性要求。

2009 年《中共中央 国务院关于深化医药卫生体制改革的意见》以及2010 年卫生部办公厅《慢性非传染性疾病综合防控示范区工作指导方案》中，就率先明确了卫生部门以及各级各类医疗卫生机构在慢性病防治工作中

[①] Barr V. J., Robinson S., Marinlink B., et al., "The Expanded Chronic Care Model: An Integration of Concepts and Strategies from Population Health Promotion and the Chronic Care Model", *Hospital Quarterly*, 2003.

[②] Health Care for Chronic Conditions Team, "Innovative Care for Chronic Conditions: Building Blocks for Action", *Anesthesiology*, 2002.

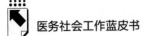

的职能作用。随后，2012 年国务院印发的《卫生事业发展"十二五"规划》以及卫生部等部门联合印发的《中国慢性病防治工作规划（2012—2015 年）》中明确了我国慢性病防治工作规划，并提出要建立"覆盖城乡的慢性病防控体系"，至此我国慢性病管理规范的实践探索正式被提上日程。

2015 年国务院办公厅发布的《关于推进分级诊疗制度建设的指导意见》中提出要建立以常见病、多发病、慢性病为基准的分级诊疗制度。随后，2017 年国务院办公厅印发《中国防治慢性病中长期规划（2017—2025 年）》等系列文件，从政策层面标志着我国现当代卫生健康事业发展中，慢性病管理实践正式成为其中的重要关节。党的十八届五中全会提出"健康中国"战略，更是将慢性病的管理防控作为重点提出，将其纳入健康行动的工作重点。

从政策层面来看，我国的慢性病管理实践已经得到国家的高度关注和支持，同时已经成为我国医疗卫生事业发展的重要环节，纳入了我国的健康发展战略，在未来仍是我国国民健康体系构建的重要组成部分。在有了政策强制支持发展的基础上，我国慢性病管理实践的探索道路也将进一步拓展。

（2）慢性病管理的基本模式

我国慢性病管理起步较晚，且由于各地实际情况不同和发展水平不均，针对慢性病管理的实施措施差别也较大，尚未形成统一的慢性病管理实践模式。同时通过文献查阅与现有研究总结发现，我国目前尚未形成并提炼出具有本土化特色的慢性病管理实践理论模型。但随着对慢性病管理的重视程度提高，近些年我国医疗卫生事业也对慢性病管理做出了很多探索实践，取得了一定的成效，并处在不断完善之中。

①现有慢性病管理趋势

吕兰婷等人在《我国慢性病管理现状、问题及发展建议》一文中，对我国现有的慢性病管理实践做了大致的总结分类。主要包括三种慢性病管理的实践趋势：一是以个人为主体的慢性病自我管理模式，即聚焦患者个人，通过专业人员帮助，个人自主照护能力提升，主动进行自我慢性病管理。二是以社区为主导的社区慢性病健康管理模式，即依托社区，将患者置于所处社区环境中综合考虑，通过社区管理进行慢性病管理与康复。三是以信息系统为主体的慢性病信息监测模式，即通过慢性病信息监测网络，系统性、规范性地收集相关疾病信息进行管理。①

虽然尚未形成统一的慢性病管理模式，但我国各地都对慢性病管理开展了不同程度的探索，现有的慢性病管理趋势都是慢性病管理探索过程中的宝贵经验，未来形成统一规范明确的本土化慢性病管理模式将是我国医疗卫生事业发展的重要目标。

②未来慢性病管理模式探索

结合现阶段的发展状况，有部分专家学者对我国未来慢性病管理模式提出了设想，总结来看，基本上可以概括为"整合性"或"综合性"的慢性病管理模式。

基于现有的发展，"整合性"的慢性病管理模式相较于现有的实践探索更为综合全面广泛，它不仅注重疾病恢复，更注重患者本身与患者所处的环境，通过结合多方资源力量，与患者自身共同参与其中，保障患者从入院到出院社区疗养这一过程中都能得到高质量的医疗服务，形成从医院到社区，再到自我管理这一完整的慢性病管理流程，从而达到对慢性病有效管理、有效遏制的目的，形成完整的慢性病管理实践模式。

2. 现存的问题与挑战

虽然对于慢性病管理的重视程度不断提升，但是要进一步完善慢性病管理实践，形成稳固可行的慢性病管理模式，我国仍然面临较多的问题与挑战。

（1）社会老龄化的影响

我国目前已经呈现老龄化趋势，而慢性病的发展与年龄也有一定的关系，老年人口患慢性病的概率较大，对于慢性病管理的需求也更为凸显。社

---

① 吕兰婷、邓思兰：《我国慢性病管理现状、问题及发展建议》，《中国卫生政策研究》2016年第7期。

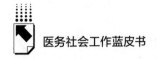

会老龄化速度加快，给慢性病管理的实践发展也带来了更大的压力，这是我国目前慢性病管理发展过程中面临的重要挑战。

（2）慢性病患者健康管理意识缺乏

作为慢性病管理的主体，我国居民对于慢性病管理的重要性认识不足，其中更多的慢性病患者对于慢性病管理的重要性和必要性也缺乏明确清晰的认识。同时，目前我国慢性病相关健康素养水平较低，因此在现有医疗卫生事业改革的推进下，伴随"健康中国"行动的开展，提升居民的健康素养水平与健康管理意识，才能为我国开展慢性病管理工作实践打下良好基础。

（3）相应职能的组织机构间协调不足

我国针对慢性病管理展开了大量的实践探索，但是目前尚缺乏慢性病管理的专门机构，且现有的慢性病管理实践工作中，各机构之间也并未形成一致步调，协调尚有不足。虽然分级诊疗的推行为慢性病管理的进一步发展提供了契机与环境，但上下级医院与社区卫生服务中心等之间的转诊制度与规范尚不完善，相应配套的社会服务机构也较为缺乏，各方各面对于自身在慢性病管理进程中的角色职能和功能定位不够清晰明确，导致患者离院后进入社区所接受的慢性病管理康复链容易断裂，这一情况将会对慢性病规范防治和管理造成相应的阻碍。

（4）相关人才队伍缺乏

慢性病管理专门机构的缺乏，也在一定程度上影响了慢性病管理人才队伍的发展。慢性病管理是一项长期工程，需要依据不断增长和不断变化的居民健康需求，因此对于慢性病管理从业人员的专业能力有一定要求。但目前我国慢性病管理人才队伍专业水平参差不齐，上级医院优质医疗资源无法常驻社区，社区部分从业人员又缺乏相应的专业资质，同时对于促进整合性慢性病管理模式的形成发展来说，医务社会工作也将成为慢性病管理中不可或缺的重要角色。

目前我国医务社会工作介入慢性病管理的重要性与必要性日渐显现。医务社会工作由于其专业角色与职能以及特有的人文视角，将患者置于其所处生态系统中进行需求分析，同时注重慢性病患者心理—社会功能的恢复，这将在"整合性"慢性病管理模式的形成发展中发挥十分重要的作用，因此医务社会工作介入慢性病管理的实践发展对于我国本土化慢性病管理模式的发展完善有着十分重要的推进作用。

三　我国医务社会工作介入慢性病管理现状分析

（一）医务社会工作介入慢性病管理的必要性

1. "大健康"背景下，提高全民健康管理水平

社会的发展进步促使人民的健康需求日益多元化。在此背景下，我国医疗卫生行业提出了"大健康"理念，即在当下的医疗发展过程中，不仅要满足身体健康的需求，更要保障人民的心理健康与精神健康。

2016 年 8 月，习近平总书记在全国卫生与健康大会上发表重要讲话，强调要倡导健康文明的生活方式，树立大卫生、大健康的观念，把以治病为中心转变为以人民健康为中心，建立健全健康教育体系，提升全民健康素养，推动全民健身和全民健康深度融合；要把人民健康放在优先发展的战略地位，以普及健康生活、优化健康服务、完善健康保障、建设健康环境、发展健康产业为重点，加快推进"健康中国"建设，努力全方位、全周期保障人民健康。

2016 年 10 月，中共中央、国务院印发《"健康中国 2030"规划纲要》，明确提出要进一步实施慢性病综合防控战略，加强国家慢性病综合防控示范区建设。随后，2017 年 2 月国务院办公厅印发的《中国防治慢性病中长期规划（2017—2025 年）》指出，要以提高人民健康水平为核心，以深化医药卫生体制改革为动力，以控制慢性病危险因素、建设健康支持性环境为重点，以健康促进和健康管理为手段，提升全民健康素质，降低高危人群发病风险，提高患者生存质量，减少可预防的慢性病发病、死亡和残疾，促进全生命周期健康，为推进"健康中国"建设奠定坚实基础。

"健康中国"建设是一项系统的社会动员工程，需要社会各界的广泛参

与，作为其中重点工作的慢性病管理的规划与防治，以及相对应配套的一系列医疗社会服务，都需要坚实的社会力量支撑。未来，慢性病管理的发展需求将远超卫生部门和相关医疗机构的职能范畴，且对慢性病进行管理是全社会共同的责任，需要社会多元主体共同参与。

姚远等指出，我国慢性病管理体系的重构应包含调整和完善政府及医疗卫生机构的慢性病管理职能和引入社会其他部门广泛参与两个方面。[1] 且与传统慢性病管理体系相比，多元主体参与的慢性病管理体系在管理主体、管理方式、主要责任、管理工作核心和关注重点等方面做出了较大的改变，有利于慢性病管理工作的开展。在医疗卫生事业发展中，社会工作由于其专业的价值作用，能够更好地契合综合性医疗服务的发展。

在美国，社会工作者在超过一个世纪的时间里一直致力于解决影响健康的社会因素。美国总统罗斯福的顾问、纽约结核病防治协会执行理事 Harry L. Hopkins 曾在 1926 年指出："社会工作和公共卫生领域是密不可分的，任何人为界限都不能将它们分开。社会工作与公共卫生运动的整个结构交织在一起，并且在每一点上都发挥了直接的作用。"[2]

随着物质生活水平的提升，人们开始更加关注健康，包括健康身体的维护、健康环境的营造、健康权利和健康公平的实现、健康生活和健康安全的保障。而社会工作"助人自助，公平正义"的宗旨更有利于在健康领域及时做出回应。在我国新冠肺炎疫情防控工作中，社会工作者积极参与，发挥专业优势，开展资源链接、心理疏导、情绪支持、保障支持等服务，社会工作在公共卫生领域的发展与实践也不断受到关注与重视。

医学模式从生物医学向生物—心理—社会医学的转变，客观上需要医务社会工作者进入医疗卫生系统提供服务。医务社会工作在促进医疗服务水平提升、增强病患的就医信心、治疗获得感和就医安全感、提升人民的健康生

---

① 姚远、王高玲：《社会管理视角下慢病管理体系的重构》，《中国卫生事业管理》2017 年第2 期。

② Betty J. Ruth, Jamie Wyatt Marshall, "A History of Social Work in Public Health", *American Journal of Public Health*, 2017（107）.

活幸福感等方面，具有重要的作用。建设"健康中国"的美好蓝图需要全社会的共同参与，开展医务社会工作，有利于推广大卫生、大健康的理念，有利于"健康中国"战略的实施和中华民族伟大复兴奋斗目标的实现。

2. 医务社会工作契合慢性病科学管理的理念

在近几年的探索发展过程中，我国针对慢性病管理的政策支撑逐步强化，慢性病防治规划的实践理念与探索方向也逐步清晰。同时伴随着医务社会工作的发展，在慢性病管理实践的探索过程中，医务社会工作契合慢性病科学管理的理念，慢性病管理也将逐渐成为医务社会工作实践发展的新领域与方向。

2018年10月，国家卫生健康委公布《进一步改善医疗服务行动计划（2018—2020）考核指标》（国卫办医函〔2018〕894号），首次把医务社会工作制度单独列为一级指标，要求医疗机构设立医务社工岗位，提出设立医务社工岗位得分60%，设置专职得满分。这象征着医务社会工作将在建设"健康中国"的宏大战略中拥有更重要的地位。2019年7月31日，健康中国行动推进委员会召开新闻发布会，国家卫生健康委疾控局副局长雷正龙在会上表示，目前我国心脑血管疾病、癌症、慢性呼吸系统疾病、糖尿病等慢性非传染性疾病导致的死亡人数占总死亡人数的88%，是普遍影响我国居民健康的主要疾病。[①]

北京大学公共卫生学院刘继同教授将医务社会工作者在卫生系统中的角色定位为"医师的助手，护士的伙伴，患者与家属的朋友，家庭的保护人，社区的组织者，其他专业技术人员的合作者"。

医务社会工作专业助人自助的价值观念、科学艺术的工作方法和理性务实的服务风格，与慢性病管理应遵循的生物—心理—社会医学模式存在天然的契合。医务社会工作参与到慢性病管理多学科团队中，通过专业的方法评估慢性病患者需求，为其提供全人关怀和整体支持，让慢性病管理服务能够常态化、项目化的有序运作，推进慢性病"防、治、管"整体融合发展。

---

① 东方网，http：//news.eastday.com/eastday/13news/auto/news/china/20190731/u7ai8726483.html。

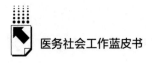

（二）慢性病患者群体常见服务需求

1. 心理情绪需求[①]

内科患者疾病范围非常广泛，不同疾病的患者常常会出现不同心理状况，但是总体而言，内科系统的患者，因疾病的一些共同特征而产生了带有普遍性的心理反应。

焦虑：由于一些疾病起病急骤，疾病发展迅速，来势凶猛，患者对突如其来的疾病缺乏足够的思想准备，导致患者精神紧张和烦躁不安。

恐惧：对各种医疗设备产生恐惧心理。那些连接在患者身上的导管和医疗设备往往使患者活动受限，较长时间的被动体位，还有一系列检查和治疗措施，患者大多感到陌生。有些疾病本身已让患者产生心理压力，如心肌梗死，患者可能因持续性剧痛而产生濒死的恐惧心理。

沮丧：患者一旦得知患了慢性疾病，就会联想到疾病经久不愈，需长期治疗，不但经济蒙受巨大的损失，工作、生活也会产生很大的影响，从而导致沮丧、不安等情绪。有的患者经受了长期的疾病折磨，对治疗缺乏信心，自卑，精神不振。慢性疾病给工作、经济、家庭、社会活动带来的负面影响，使患者灰心丧气、沮丧、失望。

疑病：不少患者只承认症状而不承认诊断，相反认为诊断错误，造成治疗失误。

药物依赖心理和拒药：一些患者特别迷信某种药物，认为要治好疾病非某药不可。也有的患者由于长期服用某种药物或担心药物的副作用大，而难以忍受，对药物产生恐惧心理，甚至干脆拒绝执行医嘱。

揣测：这类患者接触医生多，听说的病名多，对各种化验、检查的结果和药物疗效等比较熟悉，不少患者经常翻阅关于自己所患疾病的书籍，对疾病的发生、发展及预后有所了解，但常常是一知半解，这类患者常常要求医生听从他，指挥医生给他开药，导致患者不配合诊治，严重影响治疗效果，

[①] 黄海珊、汪晖、李玲等：《住院患者心理应激反应及影响因素关系的模型构建》，《护理学杂志》2009 年第 19 期。

甚至恶化。

康复期症候群：康复是疾病治疗全程中的一部分，进入康复期后，一些患者对自己的病情确实好转表示怀疑，有一部分住院患者在疾病治愈后，仍然会保留一部分症状，如头昏、胸闷、失眠、乏力等，特别是易出现在患者即将出院时，它是一种习惯性心理反应。

2. 支持性需求

（1）社会支持

许多内科系统的疾病都会转归为长期病、慢性病，患者的治疗和康复将拥有漫长的周期，有的甚至贯穿终身。患者会因为长期的治疗产生心理上的抵触和厌烦，继而出现自我封闭和社会交往能力退化。而有效的社会支持能给患者持续不断的治疗与康复的信心，是恢复患者社会功能的关键。

（2）家庭支持

不可否认，当个体患病后，其所在的家庭不可避免地会产生家庭功能受损，最常见的包括：①经济能力下降，因病致贫，如无力承担巨额医疗费用、无力继续支撑子女学业、无力维持日常生活等；②照顾能力下降，主要照护者缺失，如无法给家庭成员提供必要的照顾，或患者无法获得良好的照顾等；③家庭结构变化，家庭关系重建，如家庭成员变化导致家庭结构变化，家庭结构的再平衡导致冲突。

（三）医务社会工作介入慢性病管理的主要模式

1. "院前—院中—院后"全程模式[①]

（1）院前（治疗前）

运用社区工作的理念和方法，利用医院公共场所、社区、学校等区域，主要聚焦疾病预防知识、自我保健常识和康复锻炼常识的普及性教育；运用社会工作专业理念，对慢性病患者群体的各类需求开展有针对性

---

① 张一奇：《上海市综合性医院医务社会工作模式的建立与评价——以同济大学附属东方医院为例》，《现代医院管理》2010 年第 2 期。

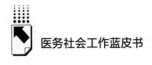

的评估。

（2）院中（治疗中）

主要为个案、小组工作干预模式的运用、完善和再运用。针对上述各类患者需求，以病房探访为基础排摸服务对象，再以个案、小组等不同类型的专业服务方式介入，根据服务的进程和服务对象的改变，适时调整服务策略，以实现服务有聚焦、有重点、有方法、有架构。

（3）院后（治疗后）

以小组工作为主体，跟进处于康复进程中的患者的康复过程及其生活质量，开展包括生活质量在内的各维度评估和比较分析，找出影响慢性病患者康复和生活质量的主要问题及其影响因素的变化情况。

2. "诊断与评估—治疗与支持—倡导与研究"三维模式

（1）诊断与评估

医务社会工作者一方面通过收集慢性病患者的人格特质、成长经历、家庭和社会情况等相关资料，以客观的态度进行综合分析与比较研究，认定服务对象的主要问题及其成因，另一方面借助量表问卷、参与观察和深度访谈等评估方法，形成具有专业判断的评估报告，为制订相应的服务计划提供参考。例如，运用社会功能缺陷量表确定服务对象的社会功能缺陷具体表现在哪些方面，是职业技能的缺损，还是自我照料方面的问题。

（2）治疗与支持

当慢性病患者在治疗与康复过程中遇到困难时，医务社会工作者通过应用相关专业治疗方法，帮助服务对象纠正存在于认知、心理情绪和行为层面上的偏差，帮助服务对象有效应对面临的困境，帮助服务对象获得自我能力的提升。医务社会工作者在进行治疗的同时，能针对服务对象在治疗与康复过程中遇到的各种困惑与问题予以解答，并提供必要的心理与情绪支持。例如，医务社会工作者不断地针对患者的内心冲突和体验加以澄清，使服务对象能够正视自身真实的情感体验，进而在恰当合理的解释下，帮助其理解问题所在；又如，医务社会工作者确信找到服务对象的非理性信念之后，通过引导服务对象学习合理情绪疗法的理论，强化他们采用此法治疗的动机，使其领悟自身存在的不合理信念，进而在与服务对象讨论或辩论的过程中动摇和修通其不合理信念，最后借助巩固治疗的手段使服务对象习惯采用合理的方式思考问题，过合理的生活。

（3）倡导与研究

在为服务对象提供实务服务的同时，医务社会工作者充分利用大众传播媒介，面向社会群体做宣传、倡导工作，致力于改变和消除社会结构或规范对慢性病患者的歧视或偏见等负面影响，争取社会人士对该弱势群体的关注，为服务对象争取应有的权益和尊严，争取更为广泛的社会支持网络。与此同时，医务社会工作者需要对慢性病患者群体进行必要的研究，开展定期调查，确定慢性病患者群体的社会功能状况及主要问题，或及时预估其还未表现出来的潜在问题。

（四）医务社会工作介入慢性病管理的主要内容

从目前公开发表的慢性病管理实践研究报告来看，慢性病管理不仅是做好疾病的防控，还包括改变慢性病患者的认知、行为与动机。在介入患者慢性病管理的过程中，需要由医生、护士、康复治疗师、心理咨询师、医务社会工作者等组成的多学科团队共同协作，提供的应当是全人关怀和全周期支持。全人关怀包含生理、心理、社会与灵性关怀。全周期支持应该覆盖慢性病早期筛查、慢性病风险预测预警与综合干预以及慢性病人群的综合管理、慢性病管理效果评估等各个方面。

医务社会工作者在这一过程中，具体的工作内容可涉及以下几个方面。

1. 资源的链接和整合

由于慢性病病程长、病因复杂，防治不当不仅会造成患者身体的损害，还会影响患者的劳动能力和生活质量。同时，慢性病患者对医生管理的依赖程度高、年人均治疗花费高，会对部分患者及其家庭造成经济负担。因此，如何借助服务对象支持系统中的资源优势将需求满足的可能性扩展到最大，达到"助人自助"和"全人服务"的目的，是每一位医务社会工作者应当思考的问题。

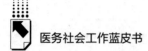

以往的社会工作服务中，医务社会工作者通常承担与社区、长期照护机构、公益慈善组织等联络的责任，以及为患者或家属的利益采取一些必要行动，如协助患者及家庭申请低保、特殊疾病救助，或红十字会、各大基金会等慈善组织的经济援助，各镇街社保、民政部门等提供的资源信息、政策支持服务，如重大疾病报销制度，爱心组织和个人捐赠及网络平台众筹项目。[①] 为缺乏自我照顾能力的患者或家属，如儿童或老年人、残疾人寻求安置；为有需求的患者提供志愿者服务，如陪同检查、购买药品和生活物资、居家卫生清洁、年幼子女的课业辅导等；联络相关服务机构提供家政服务、送餐服务、法律咨询服务等。

随着慢性病患者人数日趋增多，传统疾病诊疗方式难以对慢性病实现有效管控，医院和医院、医院和家庭之间成为"信息孤岛"，很难实现精确诊疗和连续管理。针对这些问题，人工智能开始发挥作用，部分医疗机构探索互联网线上慢性病管理平台，运用"互联网+健康管理"的思维模式，植入云平台系统。[②] 在这一过程中，医务社会工作者可以通过线上平台整合资源，如为慢性病患者提供线上公益救助，提供从膳食营养到心理健康全方位的健康科普，协助患者打破"信息孤岛"、提升诊疗效率。

针对长期康复患者，医务社会工作者还应充分发挥在医院、社区、家庭之间的桥梁作用，协助做好医联体内的双向转诊工作。通过引入医务社工及其工作制度，发挥其调动和整合医联体内卫生资源的作用，促进实施分级诊疗；医务社会工作不仅要在医联体的主体医院内开展，还应该覆盖到其他各级医疗机构中。[③] 将社工服务贯穿于慢性病患者康复的全流程，实现三级综合医院、康复专科医院与社区卫生服务中心的无缝衔接。共同参与康复及护理计划的制订，为患者提供院后健康管理、家庭康复训练和家居环境改造指

① 王素明、王志中、姚尚满等：《医务社会工作者介入慢性病自我管理的整体支持》，《中国全科医学》2020 年第 19 期。
② 徐婷、鲍勇：《基于云计算远程平台的社区健康管理服务运行新模式的思路与建议》，《中国全科医学》2014 年第 1 期。
③ 薛世文、李顺平、尉真等：《医务社工介入医联体内分级诊疗工作探析》，《中国医院》2018 年第 9 期。

导等服务，形成康复闭环。

2. 提升慢性病患者健康意识

世界卫生组织调查显示，慢性病的发病原因 60%取决于个人的生活方式，同时还与遗传、医疗条件、社会条件和气候等因素有关。吸烟、过量饮酒、身体活动不足和高盐、高脂等不健康饮食是慢性病发生、发展的主要行为危险因素。因此，促进慢性病患者自我保健意识的提升是医务社会工作者的一项重要工作内容。

医务社会工作者可以通过对慢性病患者的经常性探访收集资料，将记录患者心理、动机、行为的第一手资料传递给医护人员，促进医患沟通，提高治疗效果。同时，医务社会工作者可通过宣传彩页、视频音频、网络媒体、团体教育等形式为患者及其家属提供日常性指导与支持，如编写《慢性病患者医务社会工作支持手册》。① 对于健康意识薄弱、依从性差、缺乏康复动力的患者，医务社会工作者可以通过个案辅导的形式予以支持。

除面向慢性病患者外，医务社会工作者同样是公共健康知识的宣传者，即面向社会大众进行慢性病防控知识的科普与宣传。通过健康讲座、科普文章等方式，提高社会大众对慢性病的认知。同时，组织医护人员、志愿者等多方协同，在社区、学校等地进行慢性病早期筛查，如面向贫困空巢老人免费提供肿瘤早期筛查专项服务，根据筛查结果，为贫困空巢老人提供健康指导，为高危或确诊群体进一步链接医疗资源。并面向社会大众开展内容丰富、形式多样的"癌症防控"健康宣传活动，提升公众健康防范意识。②

3. 促进健康生活方式的转变

在提升慢性病患者健康意识的同时，医务社会工作者肩负着对慢性病患者进行行为指导，改变不良饮食及生活习惯的任务。在这一过程中，医务社会工作者应对患者的生活方式、社会心理因素、教育背景、健康信念等进行

---

① 2018 年中央财政支持吉林省生命关怀协会"医路有我"慢性病患者及家属医务社会工作服务项目。

② 2017 年中央财政支持吉林省生命关怀协会"医路同行"贫困空巢老人肿瘤早期筛查及健康指导试点项目。

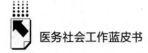

全面了解。在医护人员的指导下，根据评估结果制订健康教育计划，健康教育计划包含但不局限于以下几个方面，一是患者所患慢性病的基本常识介绍、治疗方法及症状控制的有效路径；二是居家生活注意事宜，饮食、运动、康复的具体指标及合理化建议；三是心理护理，如何摆脱因疾病产生的心理压力，与慢性病"和谐相处"；四是如何有效获取与疾病相关的医疗与社会资源，增强家庭抵御风险的能力。

另外，健康教育计划的设计应充分考虑家庭的参与和配合，家庭成员的参与对于改变慢性病患者的不良生活习惯及方式具有积极的促进作用。

4. 情绪疏导，提升自我价值

由于慢性病的治疗与康复是一个长期过程，慢性病患者也会出现不同程度的情绪问题与心理压力。对于慢性病患者而言，促使其个体产生压力的因素可大致分为生物性、精神性与社会环境性三个方面。生物性压力源主要指直接阻碍和破坏个体生存的事件，如因疾病本身产生的不适感对患者造成不同程度的心理压力。精神性压力源主要指患者因认知结构偏差或不良个性心理特点所产生的压力。慢性病患者的文化背景、心理特征、病情性质等差异造成其对疾病的认知程度不同，易产生焦虑、多疑心理，盲目揣度病情。社会环境性压力源多表现为家庭结构失衡及社会支持网络资源匮乏。

针对患者的不良情绪与心理压力，医务社会工作者可采取个案工作、小组工作的方式方法进行干预。

在个案工作方面，医务社会工作者通过量表的运用帮助患者评估心理、社会压力状况，了解自身压力源，并由医务社会工作者帮助服务对象共同分析其担忧的合理性与不合理性，对非理性信念进行排除。同时，帮助服务对象挖掘自身优势，为患者赋能，提高患者及家庭的抗逆力。

在小组工作方面，通过团体支持，提升小组成员自我效能感。医务社会工作者引导组员学习改变内在的自我对话，改变对疾病的看法，消除患者的负面心理暗示，从正面、乐观的方向来看待病情。同时，通过"音乐疗法""冥想减压法"等方式，引导组员进行放松训练，释放人们内心的攻击冲动与焦虑情绪，妥善调节生理和行为反应。另外，设置配合性强的团队活动，帮助组员从小组中获得归属感与尊重支持，达到减压目的。如"互联网+"视角下的糖尿病管理支持小组①、小彩虹慢性病儿童合唱团②等。

5. 政策的研究与倡导

随着人们生活质量和保健水平不断提高，人均预期寿命不断增长，老年人口数量不断增加，我国慢性病患者的基数也在不断扩大。与此同时，城乡居民对医疗卫生服务的需求不断增长，公共卫生和医疗服务水平不断提升，慢性病患者的生存期也在不断延长，导致传统的医疗保险制度面临巨大的支付和管理危机。

慢性病不仅是家庭医生签约服务的重要内容之一，也是分级诊疗的重要突破口。医务社会工作者根据慢性病患者需求，可以从家庭医生签约、医疗支付方式、提高全民健康水平等角度，进行研究与政策倡导，助力控制我国慢性病患病率，提高社会大众的健康水平。

（五）医务社会工作介入慢性病管理的意义与作用

1. 宏观层面

（1）符合医疗卫生事业发展趋势

据统计，我国慢性病患者人数已超过 3 亿人。随着现代医疗的不断发展，健康管理的理念不断深入人心，慢性病管理服务的需求不断上涨。针对慢性病这一 21 世纪危害人类健康的重要公共卫生问题，不仅仅是疾病治疗那么简单。在关注的重点中，人的生理、心理、社会三类基本属性是缺一不可的。

传统的慢性病管理是通过专业的慢性病医生及护士为患者提供健康管理和咨询服务。在这种模式下，服务人力资源的缺失使得慢性病患者不能得到

---

① 马洪波、俞忠魁：《"互联网+"视角下的糖尿病管理支持小组》，《中国社会工作》2017 年第 36 期。

② 李筱、傅丽丽、张灵慧：《慢性病患儿音乐活动的成效探索——以复旦大学附属儿科医院"小彩虹慢性病儿童合唱团"活动为例》，《中国社会工作》2019 年第 30 期。

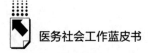

规律和充分的管理与回访。此外，还缺少对慢性病患者心理及社会方面的关注和疏导，不利于患者的治疗、康复和预后生活。

从建立以家庭为基础、社区为依托、专业机构为指导、社会广泛参与的慢性病预防控制格局的目标要求来看，在医疗改革的大框架下，慢性病治疗和管理需要实现由综合医院诊疗为主逐步过渡到社区管理。引导慢性病患者从医院回流到社区医疗体系，只能通过不断细化工作方案逐步实施。在这一过程中，医务社会工作的桥梁纽带作用是十分重要的。

此外，慢性病管理团队需要专业的全科医生、临床护士、医务社会工作者、心理咨询师、营养师、药剂师等专业人员组成，每位成员的职责和工作重点各不相同。在团队中，医务社会工作者可以满足患者"身心社灵"多样化需求，实现"全人照顾"。这种以病人为中心的多学科协作的诊疗模式，可以有效保障慢性病患者得到规范、个体化的诊疗方案，提高慢性病患者的焦虑处理能力、自我管理能力，促进服药遵从行为，符合慢性病预防控制格局的目标要求和医疗卫生事业发展趋势。

（2）协助慢性病的三级预防

慢性病的三级预防包括以下措施：第一级预防（病因预防）的目的是切断各种健康危害因素和病因对人体产生作用的途径，并采取各种措施提高人群的健康水平。第二级预防也称临床前期预防，在疾病的临床前期做好早期发现、早期诊断、早期治疗的"三早"预防工作，以控制疾病的发展和恶化，防止疾病的复发或转为慢性。第三级预防就是临床期预防，对已患某些病者采取及时、有效的治疗措施，防止病情恶化，预防并发症和伤残；对已丧失劳动力或残障者，促使功能恢复、心理康复，进行家庭护理指导，使病人尽量恢复生活和劳动能力，并能参加社会活动及延长寿命；对终末期患者进行临终关怀。

医务社会工作者的加入，能够促进医疗卫生服务体系发挥整体的功能，实现促进健康、延缓慢性病进程、减少并发症、延长寿命、提高生活质量等全方位多角度的健康服务。通过全人群、全周期的慢性病防治管理服务，真正实现对慢性病的三级预防。

（3）深化社会工作专业领域的研究与拓展

医务社会工作者致力于改善人类福祉，通过生态、临床、生物学、心理学和社会学视角在医疗场域开展工作，服务对象既包括个人和家庭，也包括社区、组织和政府。

在慢性病管理社会工作中，大多数医务社会工作者以提供直接的服务为主，如个案服务、小组工作、资源链接、疾病知识普及等。也有医务社工在中观层面强调预防和健康促进，利用多元方法和跨专业的方式申请、承接、开展慢性病管理项目。还可以在宏观层面从事卫生行政管理、预防保健宣传、学术研究、政策倡导等工作。

目前，我国的流行病学模式已经完成从传染病向慢性非传染性疾病的转变。虽然我国对慢性病管理工作进行了大量的探索和实践，也积累了很多宝贵的经验，但基于具体国情仍存在很多不足。如果人们对于健康的需求无法被满足，将造成健康不平等的后果。社会工作实践涵盖了所有的社会福利领域，随着其有重点、有特色地不断深入发展，必将在促进健康公平中发挥关键作用。

2. 微观层面

（1）促进居民健康管理能力和意识的提升

封海浩等人的研究显示，多数医疗机构缺乏对慢性病患者由迁延不愈而造成的心理因素进行干预，大部分慢性病患者离开医院后的自我管理直接影响医院的医嘱执行力，所以心理干预对慢性病的控制发挥着至关重要的作用。[1] 同时，很多国外的研究显示，社会支持与慢性病自我管理存在一定的积极关系。而解决因健康引起的社会问题，以及对患者提供社会支持正是医务社会工作者的工作范畴。

李来有等人基于自我效能理论，对参与干预的慢性病老人开展以运动、营养、认知症状管理、疲劳管理、药物应用、情绪管理、沟通、决策、解决

---

[1]　封海浩、王小华、许云峰：《健康自我管理模式对慢性病患者干预效果评价》，《中国农村卫生事业管理》2019 年第 12 期。

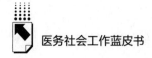

问题等为主的自我管理课程，结果显示在帮助干预对象重建健康行为、正确解释症状以及支持个人决策方面是有效的。[①]

慢性病具有病程长、并发症多、早期预防效果好以及病状相似性高等特点，非常适合以团体的形式开展服务。医务社工组织开展慢性病管理小组活动，在小组中患者是参与者，承担一定的自我保健职责，包括自我检测病情等；专业的医生是患者的伙伴和顾问。这种参与人员广泛、互助性强的模式有利于提升慢性病患者的主观能动性，强化个人健康责任意识，进而在服用药物、运动、饮食和体重管理等方面养成良好的自我管理行为。

个案工作、病友会以及小组工作是医务社会工作的服务模式，通过资源链接、社会支持、健康教育、心理调适为慢性病患者提供全面的服务，引导慢性病患者树立正确健康观，从思想上重视慢性病的管理，进而在日常生活及行为方式上得到极大改善，促使慢性病的发病率、病死率、并发症、致残率明显降低，从而达到有效管理慢性病，提高患者生活质量的目的。

（2）有利于家庭生活质量提升与和谐社会建设

慢性疾病由于病程长、治疗复杂，已成为所有疾病中消耗医疗资源最严重的病种。而其大量的医疗费用，给患者家庭带来极其沉重的负担，严重影响了患者家庭的生活质量。[②]

由此可以看出，专业的社会工作干预对慢性病患者及其家庭和社会都将产生积极的效果，不仅将提高患者个人的生活质量，而且能改善其家庭的经济状况、提高其家庭的生活质量，还有助于节约医疗社会资源，有利于和谐社会的构建。

---

① 李来有、李艳玲、康琳：《慢性病自我管理方案在老年慢性病患者中的应用评价》，《护士进修杂志》2012 年第 11 期。

② Vivian W. Q. Lou, Yiqi Zhang, "Evaluating the Effectiveness of a Participatory Empowerment Group for Chinese Type 2 Diabetes Patients", *Research on Socail Work Practice* (USA), 2006, 16 (5).

四 医务社会工作介入慢性病管理的问题与对策

（一）医务社会工作介入慢性病管理的现存问题

虽然医务社会工作在介入慢性病管理实践中将承担重要的角色功能，但是就目前的实践情况来看，医务社会工作要真正介入慢性病管理体系，找准定位并站稳脚跟，仍存在一定的问题与困难。

1.慢性病管理的理念与推广不足

前文中提出目前我国居民的健康素养水平和健康管理意识都有待提升，其中对于慢性病管理的意识更是薄弱，并且就医务社工本身而言，在缺乏医疗专业背景的情况下，对于慢性病管理的认识也不够充分。这不仅阻碍慢性病管理的规范化发展与服务质量水平的提升，而且对于医务社会工作这一新兴专业来说，无形中加大了工作难度。慢性病管理缺乏相应的理念宣传与推广，医务社工本身对慢性病管理的认识不足，即使医务社工进入医疗机构与社区，居民与患者以及社工自身的角色定位不清，居民甚至可能对于慢性病管理存在"不甚在意"的认知，这将让医务社工介入慢性病管理实践增加双重阻碍。

2.专业人才队伍建设有待完善

慢性病管理专业人才队伍的缺乏，对医务社工介入慢性病管理也造成一定的阻碍。目前慢性病管理缺乏专业的从业人员队伍建设，对于其专业资质要求、职业定位、职级体系和薪酬保障都缺乏较为清晰明确的规定。

作为其中的重要参与者医务社工而言，面临的人才队伍建设问题更为严重。目前，医务社会工作职业体系本身就有待完善，亟须统一的职业发展规划，这一顶层设计需要明确医务社会工作的角色、功能、定位、服务内容、职业守则等。因此，结合目前慢性病管理的发展趋势，对于参与其中的医务社工来说，形成明确清晰的能力要求与职业发展规划更为迫切，如果职业发展规划不够明确清晰，专业团队的限制导致医务社会工作在慢性病管理中的

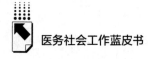
参与程度降低，不仅仅是医务社工，可能慢性病管理的从业人员也会出现人才流失率较高的问题。

3. 慢性病管理工作覆盖面有限，服务人群数量有限

医务社会工作目前从业人员数量较为缺乏且分布不均，大型三甲医院的医务社会工作岗位较为饱和，但二级及以下以及社区卫生服务中心的医务社会工作人才则较少，其中负责慢性病管理的人数更少，从而导致慢性病管理服务的覆盖面十分有限，享受慢性病管理服务的对象较少，导致医务社会工作在慢性病管理中的参与程度较低。

4. 服务质量缺乏保障，服务模式较为单一

目前我国尚缺乏统一固定的慢性病管理模式，现有的慢性病管理模式发展水平参差不齐，因此医务社会工作的介入也相对有限。由于不同机构单位的医务社会工作角色定位有所差别，反映在慢性病管理参与方面更是存在多种问题。

以上海和广州的医务社会工作模式为例，上海的医务社会工作是院内发展模式，即医务社工首先的角色是医院员工，其次才是社工，因此在慢性病管理方面，医务社工往往只能负责患者在院内治疗时的慢性病管理服务，一旦患者出院回归社区，院内医务社工的服务就存在断档现象，此时就需要社区卫生服务中心的医务社工进行服务对接。但因为转诊制度与服务的不完善，院内社工和社区社工的对接可能存在多方面的问题，从而导致慢性病管理服务的中断甚至终止。而广州的医务社会工作则是政府购买服务模式，由机构进驻医院开展服务，社工并非医院员工，因此在开展服务时，更多以焦点服务为主，而对于慢性病管理这种需要长期稳步推行的服务来说，社工介入也存在一定的困难。

（二）医务社会工作介入慢性病管理的发展对策

虽然现阶段我国慢性病管理的发展仍存在诸多问题，医务社会工作参与其中也面临诸多的困难与挑战，但随着医疗体系的发展、社会多元化需求的提升、医务社会工作专业化的探索，在未来的慢性病管理实践中，医务社会工作会越发凸显其重要性，参与介入慢性病管理，是医务社会工作未来发展的重要趋势之一。因此，针对现阶段的问题，未来医务社会工作介入慢性病管理可以从以下几点对策中提取可供参考的建议。

1. 顺应健康需求发展趋势，提升慢性病管理的健康意识

医务社会工作是社会工作专业中较为特殊的领域，对社工本身的专业能力要求较高，且我国医务社会工作是嵌入医疗体系而发展的，因此对于医务社会工作开展专业服务具有更高的要求。在未来的发展中，医务社会工作要在一定程度上向医疗"看齐"，进一步提升和完善自身专业能力，并且掌握与学习一些必要的医疗知识。在慢性病管理方面，医务社工本身就需要及时把握现阶段我国居民的健康需求发展趋势，总结现有的慢性病管理主要需求，同时加强慢性病方面的医疗知识学习，在现有的慢性病管理模式基础上进行介入并发展完善。

2. 把握发展契机促进医务社会工作深入慢性病管理体系

慢性病危害的凸显以及慢性病管理服务需求的增加，为医务社会工作嵌入慢性病管理提供了发展契机，但是如何把握契机并深入发展，是医务社会工作需要进一步思考的议题。

要深入发展，在了解学习我国慢性病管理发展现状的基础上，医务社会工作首先需要在慢性病管理架构中找准自己的定位，明确自己的专业角色，即医务社工进入慢性病管理体系，应该设置什么岗位，应该做什么工作，应该发挥怎样的作用，这是医务社会工作深入慢性病管理体系的基础。其次，医务社会工作需要精准评估慢性病患者以及其所处环境的具体情况，突出需求，并辅以医务社会工作专业方法进行服务介入。最后，要建立起慢性病管理的规范化评估体系，体现医务社会工作在慢性病管理中的价值与作用。

3. 扩大医务社会工作专业人才队伍，提升专业素质水平

有想法有契机，但仍需要相配套的专业人才队伍，才能够进一步发展。对于医务社会工作来说，明确的职业规划与发展道路是医务社会工作人才队伍发展的基础。从医务社会工作专业化发展角度来说，推动医务社会工作职业化发展，提升医务社会工作者能力，加强学科专业化发展，扩大医务社会

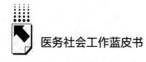

工作岗位需求是医务社会工作人才队伍建设发展的重点。对于慢性病管理中的医务社工来说，明确其工作规划与职业空间，加强专业能力培训，才能保证专业人才队伍的扩大，建设形成稳定优质的慢性病管理服务团队。

4. 探索建立医务社会工作介入慢性病管理实践新模式

未来，医务社会工作嵌入慢性病管理可探索发展新的实践模式，以慢性病管理实际需求为出发点，精准定位医务社工角色，综合评估患者、医院、社区环境与功能资源，构建从院内至院外以及贯穿患者终身的慢性病管理实践新模式。这一新模式以医务社会工作稳固嵌入慢性病管理体系，打破现有的服务开展壁垒为主要目的，发挥医务社会工作专业角色功能，运用医务社会工作专业方法，在多方合作协调的基础上，将医院与社区完整对接，保障从院内至院外慢性病管理服务不断档，院内医务社工和社区医务社工可以互相协调合作，保障慢性病管理服务的完整性与优质性，从而促进我国本土化慢性病管理模式的形成与发展。

B.7
中国医务社会工作督导
发展报告

张洪英　李　越[*]

摘　要： 社会工作尤其是社会工作督导政策建制、组织平台建设以及实务的发展成为建构医务社会工作督导体系的基础动力；而"健康中国"国家战略和医务社会工作专业性的发展以及行业组织和学术的发展需求则是医务社会工作督导体系建构的直接动力。在此基础上，中国医务社会工作督导在督导服务、人才队伍培养、督导教育和培训以及学术研究等方面处于"起步和缓慢发展"阶段，在政策和标准化建设等方面处于"待发展"阶段。与此同时，医务社会工作督导也存在政策和标准缺位、人才稀缺、教育与培训不足、学术研究发展缓慢等问题。由此，未来中国医务社会工作的发展需要建构督导体系，其中应包含医务社会工作督导的政策建制、人才建设、标准建构、教育发展、学术研究、合作交流、互联网平台建设、实务发展等，这些元素或者说子系统相辅相成、相互影响、相互支持，共同构成了医务社会工作督导体系。医务社会工作督导体系建构的主体是医务社会工作督导者、督导对象、政府管理者等相关各方，而其建构的路径是借鉴和内生。

关键词： 医务社会工作　医务社会工作督导　医务社会工作督导体系

---

* 张洪英，山东大学哲学与社会发展学院副教授，博士，主要研究方向为社会工作督导；李越，山东大学哲学与社会发展学院 MSW 研究生。

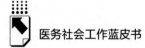

近 20 年来，中国社会工作在政策建制、实务、教育和学术等方面有了突飞猛进的发展，其中的医务社会工作也有了一定程度的发展。然而，中国医务社会工作督导在政策和标准化建设等方面处于"待发展"阶段，在医务社会工作督导服务、人才队伍建设、督导教育和培训以及学术研究等方面处于"起步和缓慢发展"阶段。从系统性来讲，医务社会工作督导还存在诸多问题。基于此，在医务社会工作发展的基础上，在"健康中国"战略的背景下，中国医务社会工作需要建构督导体系，以确保医务社会工作服务的专业性，保障医务社会工作服务对象的权益，促进医务社会工作事业的进一步发展。

一　2000~2020年中国医务社会工作督导发展的背景

（一）中国医务社会工作督导发展的基础动力

社会工作尤其是社会工作督导政策建制、组织平台建设以及实务的发展是医务社会工作督导发展的基础动力。以 2006 年中共十六届六中全会做出的"建设宏大的社会工作人才队伍"重大部署为时间节点，中国社会工作在 10 余年间取得了跨越式发展。[①] 之后，随着党的十八届三中全会的召开和"创新社会治理体系"的提出，社会工作参与社会治理的主体地位更加得到强调，社会工作连续四年（2015~2018 年）被写进政府工作报告。[②] 2020 年 2 月 23 日，习近平总书记《在统筹推进新冠肺炎疫情防控和经济社会发展工作部署会议上的讲话》中指出：要发挥社会工作的专业优势，支持广大社工、义工和志愿者开展心理疏导、情绪支持、保障支持等服务。中共中央十九届五中全会强调：建设社会治理共同体，畅通和规范社会工作者和志愿者等参与社会治理的途径。

---

① 张洪英、赵万林：《中国社会工作督导评估体系研究》，《社会工作与管理》2019 年第 6 期。
② 张洪英、赵万林：《中国社会工作督导评估体系研究》，《社会工作与管理》2019 年第 6 期。

在此基础上，中国社会工作督导也在逐步发展，而其发展受到专业外部环境变化和内部专业化追求等双重因素的形塑。[1] 在学术文献中，"机构督导的培育成为进一步促使社会工作专业化和职业化发展的关键环节"[2] 等话语表达了督导在推动社会工作专业化发展上的重要性。在官方文件中，"培养造就一批熟练掌握专业督导方法与技术、具备丰富实务经验、善于解决复杂专业问题，能够带动社会工作服务人才成长、推动专业实务发展的社会工作督导人才"，[3] 突出社会工作督导对于社会工作专业化发展的重要意义。基于此，近年来，中国关于社会工作督导的政策建制和实务活动也取得了相应进展。

政策建制上，逐渐形成了"从中央到地方""从政府部门到行业协会"的多层次政策体系。国家层面，为了配合和回应中共中央、国务院于2010年印发的《国家中长期人才发展规划纲要（2010—2020年）》[4]，2012年民政部等19个部门联合发布《社会工作专业人才队伍建设中长期规划（2011—2020年）》（中组发〔2012〕7号），该规划明确提出要实现"培养8万名社会工作督导人才"的目标。[5] 全国性的行业协会也出台了相应的规范与制度，如2015年8月中国社会工作联合会发布"注册社会工作督导培训标准体系"。地方上，2009年至今也相继出台了40多个相关的督导政策和指导意见。

督导实务上，一是社会工作督导人才队伍建设工作逐步展开，如中国社会工作联合会社会工作师委员会全国社工督导人才培养计划，中国社会工作

---

[1] Tsui, M., "The Roots of Social Work Supervision", *The Clinical Supervisor*, 1997 (15).

[2] 童敏、史天琪：《专业化背景下社工机构督导的本土定位和分工——基于厦门 A 社工机构的个案分析》，《华东理工大学学报》（社会科学版）2017 年第 2 期。

[3] 民政部等：《社会工作专业人才队伍建设中长期规划（2011—2020 年）》，中国政府网，http://www.mca.gov.cn/article/zwgk/jhgh/201204/20120400302325.shtml，2012 年 4 月 26 日。

[4] 中共中央、国务院：《国家中长期人才发展规划纲要（2010—2020 年）》，中国政府网，http://www.gov.cn/jrzg/2010-06/06/content_1621777.htm，2010 年 6 月 6 日。

[5] 民政部等：《社会工作专业人才队伍建设中长期规划（2011—2020 年）》，中国政府网，http://www.mca.gov.cn/article/zwgk/jhgh/201204/20120400302325.shtml，2012 年 4 月 26 日。

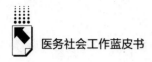

教育协会及其社会工作督导专委会督导人才培训，上海市社会工作协会
"中欧六校"社工督导共建项目（2019~2020年），以及深圳、广州、成都
等地督导人才培养计划和培训项目等；二是社会工作督导专业组织开始出
现，如中国社会工作教育协会社会工作督导专业委员会于2016年10月30
日成立，山东省济南市社会工作协会督导专委会于2020年12月9日成立，
等等。社会工作督导专委会的成立标志着中国有了专门的组织来推动社会工
作督导教育、实务和研究等的进一步发展。

医务社会工作是社会工作的一个领域，上述社会工作及其督导政策的建
制、督导人才队伍的建设和实务的发展直接推动了医务社会工作行业协会和
实务等的发展，同时也为医务社会工作督导的未来发展奠定了政策、队伍和
组织等基础。

（二）中国医务社会工作督导发展的直接动力

国家战略和医务社会工作专业性的发展以及行业组织等的发展需求是医
务社会工作督导发展的直接动力。

2015年10月，党的十八届五中全会做出了实施"健康中国"重大战略
部署。2016年10月，中共中央、国务院颁布《"健康中国2030"规划纲
要》，进一步把构筑全面健康社会提升到前所未有的国家战略高度。2017年
10月，党的十九大报告明确提出实施"健康中国"战略，完善国民健康政
策，为人民群众提供全方位全周期的健康服务。2018年1月国家卫计委和
中医药管理局联合公布《进一步改善医疗服务行动计划（2018—2020
年）》，2018年10月国家卫健委发布《进一步改善医疗服务行动计划
（2018—2020年）考核指标》，首次把医务社会工作制度单独列为一级指标，
其分值占总分的6%，要求医疗机构设立医务社会工作岗位。这一指标明确
了医务社会工作在未来构筑"健康中国"的宏大战略中拥有重要地位，同
时也表明医务社会工作督导的发展有了政策依据。

随着社会工作政策以及"健康中国"国家战略的实施，医务社会工作
实务也逐步得到发展。2011年至今，全国各个省区市，如北京、上海、山

东、天津、广东、云南等开展了涵盖医疗保险与保障、公共卫生、医疗和医院、精神健康、康复、社区和家庭健康等领域的医务社会工作，覆盖了医疗和健康照顾及与之有关的所有领域的医务社会工作。尤其是在 2020 年新冠肺炎疫情防控中，医务社会工作者在医院和社区的资源整合、应急响应、督导，以及服务患者、家属、健康人员与普通社区居民等方面都发挥了重要的作用。

在医务社会工作实务发展的同时，医务社会工作行业组织也有了一定的发展，如 2016 年 11 月中国社会工作教育协会医务社会工作专业委员会成立，同年中国社会工作联合会医务社会工作专委会成立。与此同时，全国 17 个省区市，如北京、天津、上海、江苏、山东、湖南、广东和四川等在中国医院协会下设置地区性医务社会工作委员会。医务社会工作实务的发展使得医务社会工作督导的发展成为必然，而行业组织的发展又为其提供了组织保障。

与此同时，医务社会工作教育也有了一定的发展。1988 年，随着社会工作专业教育的恢复，医务社会工作专业教育也逐渐得以恢复。从发展过程而言，医务社会工作的发展主要分为四个阶段。首先，一些医疗机构如上海同济大学附属东方医院等设立了社会工作部。其次，一些医科院校如福建医科大学等设置了医务社会工作培养方向。再次，部分高校依靠各自附属医院在医务社会工作人才培养方面进行了积极探索。最后，其他医科院校也相继开设了社会工作专业。[1] 目前，医务社会工作专业教育主要包括"在职培训"和"学历教育"两种形式。综合来看，其发展特点主要体现为：专业教育处于"初步发展"阶段、医科院校优势明显、"高校+医疗机构"培养模式日渐成熟、课程设置缺乏专业特色、实践教学困难突出等。[2]

---

[1] 张荣、李伟峰、许淑华：《当前我国医务社会工作专业教育的发展特点探析》，《黑龙江教育》（高教研究与评估版）2019 年第 1 期。

[2] 张荣、李伟峰、许淑华：《当前我国医务社会工作专业教育的发展特点探析》，《黑龙江教育》（高教研究与评估版）2019 年第 1 期。

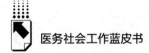

由上，医务社会工作督导有了"健康中国"国家战略作为政策依据；而医务社会工作专业性的发展、公共卫生突发事件的频发，以及医务社会工作督导学术研究的需要、医务社会工作督导政策建制、标准化建设以及督导人才队伍建设等，又使医务社会工作督导的未来发展具有重要性、必要性和紧迫性。

二 2000~2020年医务社会工作督导的发展状况及特点①

在社会工作督导基础动力和医务社会工作发展以及国家战略的直接动力推动下，医务社会工作督导开始进入起步和缓慢发展阶段，呈现"散点式"分布和局部性发展等特点。从时间上来看，医务社会工作督导起步主要是在近10年。2011年全国大部分省区市推广医务社会工作，医务社会工作督导也得到进一步发展，从调查的8家机构来看，广东省佛山市福康社会工作服务中心自2011年起邀请香港医务社工督导专家为医院内的医务社工提供督导服务，2012年上海第一医院主要为实习生开展医务社会工作督导，2013年伴随着社会工作专业硕士（MSW）的实习开展与地方性医务社会工作人才建设的推进，上海市第九医院、山东省立医院等机构主要为医务社工实习生提供督导服务。随后，2015年广州北达博雅、2016年江苏人民医院、2018年北京航空总医院、2019年临沂人民医院也开展了医务社会工作督导服务，其主要督导对象除去实习生外，还包括医院内的医务社工。从地域上来看，医务社会工作督导呈散点式地域分布。从全国范围来看，其主要集中在广东、上海、福建、山西、山东、北京和成都等地域的医院和社会工作服务机构中，如上文提到的山东省立医院、上海第一医院、北京航空总医院、临沂人民医院、江苏人民医院、广州北达博雅以及佛山福康社会工作服务中心等。从医务社会工作督导整体发展来看，医务社会工作督导仅限于督导服

---

① 基于对广东、北京、上海、山东、江苏等8家医院社会工作督导人员的问卷资料。

务的局部性发展中，而没有涉及医务社会工作督导政策建设、标准建构和人才队伍建设等方面。截至 2020 年，医务社会工作督导服务在督导对象、内容、方法等方面呈现督导对象并重、督导内容并开、督导方法并用、督导机制并行等发展特征。

（一）实习生与医务社工督导对象并重

从督导对象来说，目前中国医务社会工作督导的对象主要分为两类，一类是高校社会工作专业实习生，另一类是医院体系内的专职医务社会工作者。如北京航空总医院、江苏人民医院和山东省立医院开始时以社会工作实习生为主要督导对象，后来发展出对新进医务社工的督导。而较早开始医务社会工作督导的广东佛山福康社会工作服务中心以机构医务社工为主要服务对象，后来的广州北达博雅和临沂人民医院也是以此为主。目前，中国医务社会工作督导讨论的重点仍是医务社会工作实习督导，如上海市复旦大学、上海大学等高校 MSW① 进入医院开始医务社会工作专业实习，医院内的医务社会工作者根据各高校实习生的实习进程，结合实习生的实际问题开展每周例会、一般一周一次的个体督导，视情况从 40 分钟到 1 小时不等，每周或两周一次团队督导。

（二）专业督导、职业督导和行业发展督导内容并开

从督导内容来说，目前我国的医务社会工作督导主要包括专业督导、职业督导和行业发展督导。具体来说，专业督导包括传统意义上的行政性督导、教育性督导和支持性督导，以及新兴的志愿者督导；职业督导包括社会工作专业实习生与医务社会工作者的职业规划与发展。行业发展督导主要包括地区医务社会工作发展的情况介绍和分享等。与一般社会工作督导内容不同的是医务社会工作督导包括医务社会工作技巧、临床实务等医学方面的专

---

① 复旦大学 MSW 实习周期为 12 周，每周实习四天；上海大学 MSW 实习分为十周两天、十周三天、八周五天。

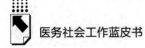

业知识。以山东省立医院为例，医务社工督导根据社工实习生每周提交的周志跟进学生的实习进度、实习表现和实习中的疑惑，给予督导和支持；也会定期主动找学生交谈，提供一定的专业解答和知识培训，缓解心理焦虑，从而为其提供教育性、行政性和支持性督导。针对医务社工的问题和需求，开展每周例会，听取新进社工的工作汇报，给予指导。此外，对学生和新进医务社工都会根据服务科室和人员发展组织专题培训；针对志愿者管理和服务开展志愿者督导；针对职业问题提供职业发展与规划解答等督导服务。

（三）个体督导与团体督导方式并用

从督导方式来说，医务社会工作督导主要采用个体督导与团体督导并用的方式开展督导服务。个体督导主要是督导在实习生实习过程中和新进医务社工服务过程中随时发现问题，与社会工作实习生和新进医务社工单独针对问题进行沟通和交流；团体督导主要为根据实习生实习计划和新进社工工作进程，定期集体开展督导服务。以江苏人民医院为例，医务社工督导结合实习生的实际问题每周开展例会，进行督导支持；每1~2月实习生集体汇报一次工作，医务社工督导老师进行点评。同时，广州北达博雅还增加了观察督导和依据需求评估表的形式进行督导，临沂人民医院还有线上督导的方式，北京航空总医院还有同辈督导方式。

（四）内聘式和外包式督导机制并行

从督导机制和督导经费来源角度来说，目前国内医务社工督导可以分为内聘式和外包式。具体来说，内聘式即医院聘任医务社工督导，督导经费来自医院拨款，属于医院体制系统内部人员，如北京、临沂和上海等地多实行此方式；外包式即购买医务社工督导服务，通过购买社工专业服务机构的医务社工督导支持，机构派出人员提供督导服务，此种方式下督导经费一般通过购买项目提供支持，广东等地多实行外包式。当然也有极少数机构既无督导专项经费，也无机构财政预算。

（五）医务社会工作督导评估"有/无"兼有

督导评估是衡量督导服务的重要工作过程。目前，中国医务社工督导评估机制"有/无"兼有。访谈资料显示，8家机构中只有4家机构有评估环节，另一半机构则无。有的机构，其医务社会工作督导已有七八年的发展历史，仍然没有社会工作督导评估机制。一方面由于医务社工督导服务体系尚不健全，另一方面由于督导评价体系不统一等多种因素。

三 2000～2020年中国医务社会工作督导
发展中存在的问题

中国医务社会工作督导虽然在基础动力和直接动力的推动下，有了上文所论的起步和缓慢发展，但仍存在一系列问题。

（一）政策与标准缺位

医务社会工作督导的政策是医务社会工作督导发展的基础和依据。但是目前，中国还没有相关组织颁布专门的医务社会工作督导政策，关于医务社会工作督导的政策是缺位的。此外，医务社会工作督导标准是医务社会工作督导专业化、品质化、效能和效益的保障。而目前国内还没有形成统一的医务社会工作督导标准，所以建立医务社会工作督导标准势在必行。

（二）督导人才队伍建设机制缺失，督导人才稀缺

医务社会工作督导人才是推动医务社会工作督导发展的重要基础。调查资料显示，截至2020年，医务社会工作督导人才队伍建设体系尚未建立，导致医务社会工作督导人才稀缺。以上海市某医院为例，医院社工部仅有一名医务社会工作者，医院规定每学期社工督导的最多学生人数为6人，但在实际督导过程中，存在督导学生数量超过规定数额的现象，也就是实习生数量远远大于督导的数量。

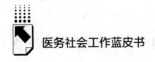

（三）督导教育与培训不足

医务社会工作督导教育是医务社会工作人才发展的保障，医务社会工作人才队伍的建设离不开医务社会工作督导者的督导，而医务社会工作督导人才的建设离不开医务社会工作督导教育的发展。目前中国有社会工作专业的高校，开设社会工作督导课程的很少，更遑论医务社会工作督导，这也说明医务社会工作督导课程需要补缺，因为医务社会工作督导者的培养应该从大学教育开始，然后是可持续的培训和学习，从而建立起从高校到社会的人才培养体系。然而，调查资料显示，目前我国的医务社会工作督导培训基本不存在，医务社会工作督导者接受继续教育的途径依赖社会工作督导培训。具体来说，本土医务社工督导培养主要为社工联合会等统一的社工督导培训和督导者自学，没有专项医务社工培养计划。

（四）学术研究发展缓慢

医务社会工作督导的学术研究能够引领和推动医务社会工作督导的发展。在中国知网（CNKI）上输入"医务社会工作督导"作为"主题词"进行学术期刊论文搜索，得到相关文献共计50篇，时间跨度为2007~2020年将近14年的时间。

从图1可以看出，中国医务社会工作督导的研究总体呈"起伏缓慢增长"的态势，但体量仍然偏少，即使发表文章最多的2019年也仅有9篇相关文章。从研究的主题和内容来分析，专门研究医务社会工作督导的仅有4篇，其他论文只是稍稍提及医务社会工作督导，并没有深入研究与讨论。

四 中国医务社会工作督导的未来发展

从系统论的角度，医务社会工作专业性的发展离不开医务社会工作督导的支持和保障。而在中国要保障医务社会工作专业性，保护医务社会工作服务对象的权益，就必须首先发展医务社会工作督导体系，医务社会工

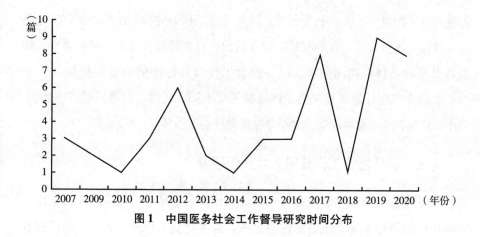

图1　中国医务社会工作督导研究时间分布

作督导体系需要学界和实务界共同建构，未来医务社会工作督导体系应包含政策建制、人才队伍建设、标准建构、教育发展、学术研究、合作交流、互联网平台建设、实务发展等，这几个元素或者说子系统相辅相成、相互影响、相互支持，共同构成了医务社会工作督导体系。

（一）医务社会工作督导政策建制

医务社会工作专委会需积极推动民政部和国家卫健委等相关部门在调研的基础上，结合现有社会工作督导发展的相关文件，研究设计和推出与《"健康中国2030"规划纲要》同步、内容契合的医务社会工作督导发展规划和行动纲领，其中应包括医务社会工作督导人才建设的指导意见等，以使医务社会工作督导发展具有战略目标和方向，也使医务社会工作督导的发展具有国家层面的政策依据。从而，推动医务社会工作督导的整体性、系统性发展。

（二）医务社会工作督导标准建构

一般来说，医务社会工作督导标准的内容应包含医务社会工作督导者资质，医务社会工作督导的价值、伦理和原则，医务社会工作督导的理论、方式和技巧，医务社会工作督导的功能，医务社会工作督导过程、内容以及成效评估，

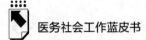

医务社会工作督导的关系和角色等。医务社会工作督导标准建构的主体应包括医务社会工作督导者、督导对象、服务对象、行业管理者以及专家学者等，相关各方互为主体，共同参与。医务社会工作督导标准的制定要把握好一个"度"，因为中国各地医务社会工作发展程度不同，所以其标准要适度、适当、适中，应建构一个总体框架式的指导性医务社会工作督导标准。

（三）医务社会工作督导人才队伍建设

医务社会工作人才队伍是医务社会工作发展的核心，而医务社会工作人才队伍中的督导人才队伍更是核心之核，医务社会工作督导人才队伍承载着发展医务社会工作人才和保证医务社会工作服务品质的使命和责任，所以在医务社会工作督导体系建构中，医务社会工作督导人才队伍建设是重要的子系统。相对于一般的医务社会工作人才队伍建设，医务社会工作督导人才队伍建设要有政策依据、机制、标准、主体以及使用管理机制，医务社会工作督导者还要具备一定的资质，等等。① 具体来说，可以从出台相关人才发展政策、建立医务社工督导专项认证系统等方面推动督导人才队伍建设。有调查对象建议"建设规模化的督导团队、区域性的督导，更具有时效性和持续性"。

（四）医务社会工作督导教育发展

医务社会工作督导教育的发展应建构医务社会工作督导教学体系，其中应包括医务社会工作督导课程和督导教材的研发、医务社会工作督导课程实

---

① 医务社会工作督导需要具备一定的资质，就本土督导而言，有学者认为：应在本土从事医务社会工作服务 3 年以上，具有助理社会工作师以上职称，社会工作本科及以上学历，有担任医务社会工作项目主任及以上职务的工作经验。这说明医务社会工作督导要有学历、经验和从业资格，而这个经验不只是一般的社会工作实务经验，而是一线的医务社会工作服务经验。但是，就我国目前的状况而言，医务社会工作督导人才、研究和培训人才等行业高端人才的紧缺成为限制行业发展的因素，一般来说，医务社会工作督导应当有 3~5 年的一线医务社会工作服务经验加上督导相关训练，然而国内大多数地方的医务社会工作发展才刚刚起步，人才流动性大又造成了督导培养和发展的困境。

习实训基地建设、医务社会工作督导课程教师队伍的培养和建设等元素。医务社会工作督导的培养形式：一是线上线下课堂讲授；二是线下实景实训实战，可以借鉴医务社会工作的培养形式，即采用"督导集训、督导朋辈互助小组、督导沙龙、督导行动研究小组等形式"。[①] 另外，医务社会工作督导教育也要同步发展可持续培训教育，有调查对象建议"增加医务社会工作督导专门培训"。"类似医学的规培基地，在全国范围内分区域，打造几家硬核医务社工规培基地，通过督导不断培养实习生和医务社工。"中国医务社会工作督导教育需要国内高校社会工作教师、社会工作督导专家学者以及医务社会工作者等合力共建。

（五）医务社会工作督导学术研究

未来中国社会工作学界和医务社会工作者以及医务社会工作督导者应加强中国本土医务社会工作督导学术研究，尤其是应用研究，如培养医务社会工作督导人才队伍，探索医务社会工作督导模式，建立医务社会工作督导发展的长效机制，建构医务社会工作督导标准等。同时，期望相关部门以研究项目的形式投入资金支持医务社会工作督导研究，以推动医务社会工作督导政策、标准、模式、实务等的发展，推动本土医务社会工作督导知识体系的建构。

（六）医务社会工作督导合作交流

医务社会工作督导的合作交流能够实现督导资源共享，能够使交流各方相互借鉴、相互促进、相互支持，能够实现强强联合和共赢。而要实现交流与合作需要推动建立和完善医务社会工作督导合作交流机制，可实现定期、定主题、定区域的交流与合作，搭建医务社会工作督导合作交流的线上线下平台，实现医务社会工作督导的融合式发展。医务社会工作督导的交流合作

---

① 刘泉、贺彩霞：《本土化的医务社会工作人才培养模式探索》，《中国社会工作》2018年第34期。

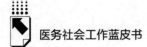

包括跨境交流与合作、社会工作教育协会各督导专委会的合作与交流、社会各界的交流与合作，尤其是教育界、实务界的合作；同时也包括医务社会工作督导跨区域合作交流，先行区带动后发区，实现本土情境下医务社会工作督导全面发展，包括社会工作机构间的合作等。唯此，才能实现医务社会工作督导的协同融合式快速发展。

（七）医务社会工作督导互联网平台建设

医务社会工作督导互联网平台是医务社会工作督导实现信息化、科学化发展的场域。在"互联网+"的时代，医务社会工作督导的发展也要互联网化，也要借助互联网建立医务社会工作督导信息平台，通过信息平台实现督导服务、交流、信息采集、传播和教育学习的跨时空发展。这是未来医务社会工作督导体系建构的发展方向。

（八）医务社会工作督导实务发展

《"健康中国2030"规划纲要》为医务社会工作督导的实务发展提供了依据和方向，以《进一步改善医疗服务行动计划（2018—2020年）》和《进一步改善医疗服务行动计划（2018—2020年）考核指标》为契机，积极推动医务社会工作督导在"全方位全周期"领域的体系化发展，并在此基础上跟进医务社会工作督导实践研究，建构医务社会工作督导的实务模式和发展医务社会工作督导的"中国故事"。同时，在生物医学模式向生物—心理—社会医学模式转变的过程中，发挥医务社会工作督导的功能和作用。此外，在具体的实务开展过程中，需建构长效化的督导服务机制，以促进服务质量提升。

（九）医务社会工作督导体系的建构主体和路径

从系统论角度，各级政府、行业协会、教育部门、督导者、督导对象、服务对象等与医务社会工作督导相关的各方都应是医务社会工作督导体系建构的主体，如国家相关部门应是医务社会工作督导体系建构中政策设计的承载者，行业协会是医务社会工作督导行业发展的推动者，高等教育部门是医务社会工作督导人才队伍的培育者，督导者、督导对象和服务对象是医务社会工作督导的实施者，等等。医务社会工作督导体系的建构需要相关各方互为主体，协同共商，协力参与，共同推动。

医务社会工作督导体系的建构路径：一是借鉴，通过文本分析和交流，借鉴境外医务社会工作督导经验来丰富和发展中国医务社会工作督导体系；二是内生，通过实证研究，构建本土情境下的医务社会工作督导体系。

由上，国家相关政策为医务社会工作督导体系建设提供了依据，社会工作督导的发展为医务社会工作督导的发展奠定了基础，《"健康中国 2030"规划纲要》为医务社会工作督导提供了目标、方向和直接动力。这使得医务社会工作督导体系的建构具有必要性和紧迫性。医务社会工作督导体系具有丰富的子系统和元素，各子系统和元素分别发挥不同的作用和功能，共同推动中国医务社会工作督导的发展。医务社会工作督导体系建构需相关各方互为主体、共同建构，而其建构路径是"借鉴+内生"。

参考文献

《健康中国行动（2019—2030 年）》，中国政府网，http：//www.gov.cn/xinwen/2019-07/15/content_ 5409694. htm，2019 年 7 月 15 日。

中国社会工作联合会：《2018 年度中国社会工作发展报告（全文）》，搜狐网，https：//www.sohu.com/a/329348682_ 491282，2019 年 7 月 25 日。

童敏主编《社会工作督导基础知识》，中国社会出版社，2019。

王杰秀、邹文开主编《中国社会工作发展报告（2011~2012）》，社会科学文献出版社，2013。

B.8
医疗救助社会服务实践发展报告

傅丽丽 尉真 简杜莹 董颖 汪庭娟*

摘　要： 21世纪以来，我国建立了医疗救助制度，逐步实现了城乡全覆盖，但发展至今存在许多问题，主要包括地区发展差异明显、救助力度有限、慈善救助力量弱、救助理念落后、政策实施基础薄弱、工作队伍资质不足等。作为政府医疗救助补充体系，我国医疗救助社会服务应加强与政府医疗救助之间的互动和衔接；完善服务制度与标准流程；促进扩大社会服务覆盖面，整合社会服务资源；促进健康教育；加强社会服务人才队伍建设，注重发挥医务社工的作用；加强社会倡导；促进医疗救助事业专业化、精细化、多样化发展。

关键词： 医疗救助　社会服务　社会工作

一　概述

（一）医疗救助的基本概念

我国的社会救助是指："社会成员因各种原因导致无法保障其权益，生

---

* 傅丽丽，复旦大学附属儿科医院社会工作部主任，社会工作师，主要研究方向为医务社会工作、医疗慈善救助、儿童健康管理及儿童伤害预防、儿童友好医院；尉真，山东省立医院社工部主任，社会工作师，中国社会工作教育协会医务社工专委会副主任；简杜莹，复旦大学附属儿科医院医务社工，社会工作师，主要研究方向为医务社会工作、公益慈善；董颖，复旦大学附属儿科医院医务社工，社会工作师，研究实习员，主要研究方向为儿童权利与健康促进等；汪庭娟，复旦大学附属儿科医院医务社工，社会工作师，研究实习员，主要研究方向为医务社工、患者参与、患者就医体验。

活遭遇困难时，由国家和社会按照法规向其提供物质、心理等支援的一种制度安排。"① 医疗救助不仅指国家对本国居民的医疗救助，也包括国与国之间由政府主导或社会力量参与的贫困医疗救助或灾难医疗救助，是对所有医疗帮助和支持行为的总称。一般的医疗救助方式包括："一是资助救助对象参加基本医疗保险；二是对救助对象经基本医疗保险、大病保险和其他补充医疗保险支付后的自负费用给予救助。"②

目前，我国的医疗救助着重于资助困难群众参加医保，国家医保局发布的报告显示，2020年全国基本医疗保险的参保人数为13.6亿人，参保的覆盖率持续稳定在95%以上，全年的基本医疗保险基金支出为2.09万亿元。③ 其次是对经医保、大病保险等资助后的自费部分进行补助等。针对大病风险的救助制度有其合理之处，大病风险是包括贫困群体在内的大多数人无法承担的风险，是因病致贫和因病返贫的主要原因。但关于大病救助制度，有学者指出我国重大疾病医疗救助存在法律制度缺失、职责归属模式等法治困境以及财政支出结构不平衡、支出型贫困家庭盲区等现实问题。④

（二）社会力量参与医疗救助工作的历程

新中国成立之初，医疗救助没有单独建制，仅在社会救助体系当中有相关条例。改革开放以前，医疗救助制度尽管也还未独立建制，但通过合作医疗和五保制度，为遭遇困难的人们提供较低水平的救济。⑤ 自2001年国家下发《关于进一步加强城市居民最低生活保障工作的通知》之后，我国医疗救助正式走上制度化建设道路，逐步形成了医疗救助制度和政策框架，颁

---

① 洪大用：《社会救助的目标与我国现阶段社会救助的评估》，《甘肃社会科学》2007年第4期。

② 孙婵：《我国重大疾病医疗救助的制度困境与立法路径》，《卫生经济研究》2020年第12期。

③ 《我国基本医保参保覆盖面稳定在95%以上》，《人民日报》2021年3月10日。

④ 孙婵：《我国重大疾病医疗救助的制度困境与立法路径》，《卫生经济研究》2020年第12期。

⑤ 任玙、陈杏：《中国医疗救助政策演进与改善策略探索》，《中国卫生事业管理》2020年第3期。

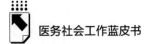

布实施了一系列重要和专门政策，初步建立覆盖城乡的医疗救助制度框架与医疗救助服务体系。医疗救助对象由"弱势群体"扩大为"劣势群体"的发展趋势明显，医疗救助覆盖范围不断扩大。[①] 随着新医改启动，医疗救助制度不断完善，救助方案日趋合理，救助制度的针对性、公平性和可及性不断增强，社会各界医疗慈善捐赠额不断上升[②]，社会力量成为多层次医疗保障体系不可或缺的组成部分。

2020 年国家印发《关于改革完善社会救助制度的意见》，强调"促进社会力量的参与"，包括促进志愿服务发展、推进政府购买服务等。《社会救助暂行办法》明确提出，要鼓励引导社会力量参与社会救助。《关于进一步完善医疗救助制度全面开展重特大疾病医疗救助工作的意见》等政策文件表明，要鼓励慈善机构参与医疗救助领域，为困难群众提供更为多样的医疗救助服务。《中华人民共和国慈善法》为慈善机构参与医疗救助提供了政策依据。在国家政策的大力倡导下，越来越多的以慈善组织、企业、个人为主体的慈善力量积极响应号召、履行社会责任，参与到医疗救助中，与政府医疗救助实现互补，有利于提高医疗救助水平、扩大救助面。同时，医疗救助对象的多样性需求，对医疗救助工作人员的专业性和职业化水平也提出了要求。

（三）医务社工参与医疗救助的历程

从近 10 年医疗救助的发展趋势来看，社会公益事业在医疗救助中发挥的作用逐渐增强，医务社工作为解决与疾病治疗有关的社会、文化、经济、家庭、心理等方面问题的专业人员[③]，参与慈善医疗救助成为职业发展的必然趋势。社会工作以扶贫济困为专业源头开展工作，核心价值观为"助人

---

① 刘继同、严俊、孔灵芝：《中国医疗救助政策框架分析与医务社会工作实务战略重点》，《社会保障研究》2009 年第 1 期。

② 任玙、陈杏：《中国医疗救助政策演进与改善策略探索》，《中国卫生事业管理》2020 年第 3 期。

③ 《三级综合医院医务社会工作服务指南》（T/JSSG 001—2020），转引自朱泉桦、赵沛、潘婕、金妍艳《医务社工介入公立医院慈善救助模式探析》，《社会与公益》2021 年第 1 期。

自助",不仅是社会保障体系的重要工作内容,其专业理念及实践经验更是医疗救助发展的基础。医务社会工作是社会工作在医疗方向的专业化延伸,在医疗领域开展社会救助是医务社工的重要工作内容。北京协和医院作为我国医务社工的起源,1921年正式成立社会服务部,在初创时期,社工的工作以经济救助为主要内容,通过调查患者的经济状况,为之减免医药费,以个案工作为主要手段,救济形式分为临时和定期两种。具体工作包括:减、免费或分期付款,资助衣物,给予营养补助、路费和殡葬救济。[1] 同时不局限于在患者物质层面上的帮扶,而以发掘患者社会自主能力为宗旨。[2] 1929年北京协和医院医务社工的工作几乎覆盖所有临床科室,服务内容包括信息收集、医患协调、随访跟进以及帮助患者应对医疗负担问题,经济救助不仅局限于住院治疗期间的减免救助,也会延伸至出院后随访家庭经济困难者安置住所、帮助介绍工作、借贷还债协助、职业重建、经济规划、实物救助、心理疏导。[3] 蒲爱德认为,尽管许多病例中确实伴有贫穷的问题,但救济并不是社工的工作主旨。社会服务存在的主要意义是关怀病患,研究并消除引起疾病的因素。[4] 北京协和医院社会服务部开展的扶贫济困工作是我国近代医务社工参与医疗救助的起源和模范,展现了良好的专业性、示范性和助人自助性。

社会工作参与医疗救助社会服务发展到现在,在政策层面得到一定保障。2014年5月《社会救助暂行办法》正式实施,国家在法律政策层面界定了社会工作参与社会医疗救助的角色定位。[5] 中共中央办公厅、国务院办公厅印发《关于改革完善社会救助制度的意见》,在"创新社会救助方式"

---

① 高鹏程:《民国医疗社会工作述评与当代启示》,《社会工作》2012年第4期。
② 宋思明、邹玉阶:《医院社会工作》,中华书局,1946,第76页。
③ 谷晓阳、甄橙:《北京协和医院社会服务部:民国时期医学与社会剪影》,《协和医学杂志》2019年第3期。
④ 谷晓阳:《〈北平协和医院社会服务部年度报告:1927-1929〉解读》,《中华医史杂志》2014年第2期。
⑤ 李新艳、卜长莉:《社会工作参与大学生重病医疗救助问题探讨——以长春市某高校大学生患者为例》,《长春理工大学学报》(社会科学版)2017年第1期。

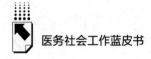

中提出"加强专业社会工作服务""引导社会工作专业力量参与社会救助"①,通过多种形式,鼓励社会工作参与到社会救助工作中,协助开展专业评估、个案管理并为救助对象提供社会救助、心理支持、能力建设及社会融入等服务。

二　发展现状

（一）医疗救助发展的概况

医疗救助制度作为托底保障,在全民医保框架下,在资金筹措、救助能力、人群及救助范围覆盖方面均呈现新的发展特点。

1. 资金筹措

当下我国医疗救助资金的主要来源有:①地方财政补助;②中央财政补助;③社会捐赠;④福利彩票;⑤公益慈善;⑥专项资金存入金融机构利息所得。根据民政部年度数据,2010~2019 年社会捐赠收入、公益慈善、福利彩票基金筹资总体呈上升趋势,2019 年全国社会组织捐赠收入 873.2 亿元,相比 2010 年增长 45.1%;筹措彩票公益金 557.3 亿元,相较于 2010 年增长 87.6%。② 现阶段中央财政投入及地方财政补助依旧占据主体,但第三方民间力量作为医疗救助重要的资金来源渠道,收入金额的增长是可喜的发展趋势。

2. 救助能力

随着经济社会的发展和国家民政部门的大力支持,10 年间我国投入在医疗救助领域的金额呈增加趋势,且医疗救助人口数量也呈上升趋势。2010 年以来,城乡医疗救助人次从 2010 年的 7555.9 万人次增长到 2019 年的 13962.0 万人次,2019 年的救助总数约为 2010 年的 1.8 倍,增长 84.8%（见表1）。

---

① 《中共中央办公厅 国务院办公厅印发〈关于改革完善社会救助制度的意见〉》,中华人民共和国中央人民政府网站,http://www.gov.cn/zhengce/2020-08/25/content_5537371.htm,2020 年 8 月 25 日。

② 资料来源:民政部 2010~2019 年民政事业发展统计公报。

表1　2010~2019年医疗救助人数统计

单位：万人次

年份	2010	2011	2012	2013	2014	2015	2016	2017	2018	2019
医疗救助人次	7555.9	8519.1	8051.2	8485.2	9119.0	9523.8	8256.5	9138.1	8796.2	13962.0

资料来源：民政部2010~2019年民政事业发展统计公报。

医疗救助金额总体呈上升趋势，2010年国家财政投入医疗救助方面的资金总数为133.0亿元，其中投入城市医疗救助49.5亿元，投入农村医疗救助83.5亿元；而到了2019年，国家财政投入医疗救助金额总数达285.0亿元，10年间最高投入达340.1亿元，10年间增长114%（见表2）。从医疗救助金额投入趋势来看，近10年医疗救助金额与上一个10年相比，增幅下降26个百分点；从医疗救助金额与救助人次配比来看，中央财政投入医疗救助金额在近5年增幅下降，但救助人次仍然呈上升趋势，说明近5年社会捐赠及公益收入对医疗救助的投入占比有所增加。

表2　2010~2019年贫困群体医疗救助金额统计

单位：亿元

年份	2010	2011	2012	2013	2014	2015	2016	2017	2018	2019
医疗救助金额	133.0	187.6	203.8	224.9	252.6	236.8	296.1	340.1	281.7	285.0

资料来源：民政部2010~2019年民政事业发展统计公报。

3.救助人群及范围

广义上医疗救助的实践通过两大途径，分别是资助参保、直接救助，即中央财政及地方财政通过直接拨款，或者专项财政投入的方式，扶助城乡贫困群体参与基本医疗保险，或直接通过医疗减免、领取医疗补贴等方式进行救助。据国家医保局报告，2017年我国参保人数超13亿，且当年度国家资助参保5621.0万人，支出74.0亿元[①]；到了2019年我国参保覆盖面稳定在

---

① 资料来源：民政部2017年民政事业发展统计公报。

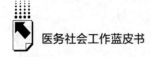
95%以上。① 我国医疗保险覆盖率大大提高且医疗保险形式不断扩展，但医保制度覆盖范围窄、卫生服务费用增加、贫富差距日渐明显等弊端也随之呈现。②

（二）社会力量参与医疗救助的概况

截至 2019 年 12 月 10 日，中国社会组织公共服务平台数据显示，服务领域和实际业务同医疗救助相关的基金会超过 1000 家，业务领域涉及公共卫生基础设施建设、人员培训、资金支持、物资支持、体检筛查、辅具（假肢、义乳等）援助、宣传教育等；覆盖病种 98 个（类），白内障、儿童先心病、儿童白血病、乳腺癌、终末期肾病、宫颈癌、唇腭裂、地中海贫血、肺癌、儿童淋巴瘤，是公益机构参与救助前 10 名的疾病。近 10 年来中国的社会力量不断壮大，社会力量参与医疗救助的方式也呈现多元化发展趋势。

1. 慈善组织设立专项医疗救助基金或项目

慈善组织（社会团体、民办非企业单位、基金会、事业单位、企业等）筹集善款并且成立专项医疗救助项目是当前社会力量参与医疗救助的主流模式。例如上海市慈善基金会、上海市儿童基金会、上海市儿童健康基金会、大慈公益基金会等设立多个专病医疗救助基金项目，在复旦大学附属儿科医院、上海市儿童医院、上海儿童医学中心等多家医疗机构实行对困难患儿家庭的医疗救助。

2. 企业或个人认捐

近 10 年个人捐赠、社会爱心企业（尤其是民营企业）捐赠在医疗救助方面贡献的力量日渐增长。大部分个人或者企业通过与基金会合作的形式，通过捐款、捐物、捐设备帮助患者获得相应医疗服务，例如 2017 年起爱心

① 《〈2019 年医疗保障事业发展统计快报〉发布 医保基金累计结存 26912 亿元》，经济日报-中国经济网，http://health.ce.cn/news/202003/30/t20200330_ 7227599.shtml，2020 年 3 月 30 日。

② 凌小丽：《全民医保框架下的城市医疗救助研究》，《池州学院学报》2017 年第 1 期。

人士祝敏申通过复旦教育发展基金会向复旦大学附属儿科医院捐赠腹膜透析机，免费用于肾病患儿腹透治疗。又如 2020 年北京同心圆基金会与复旦大学附属儿科医院合作开展"住院患儿小家"项目，向社会开放认捐，为住院及随访贫困家庭提供住所，缓解其就医住宿、交通经济压力。

3. NGO 等其他社会力量参与医疗救助

例如 2018 年白鳍豚音乐文化中心对贫困先心患儿家庭随访期间的交通、生活、检查提供医疗补贴；又如复旦大学附属儿科医院连续 5 年赴云南迪庆、绿村、大理等地开展慈善义诊，筛查出的先心患儿、眼科疾病患儿、骨科疾病患儿在上海市志愿服务公益基金会的资助下，免费赴上海接受慈善手术。

（三）医务社工参与医疗救助的概况

1. 医务社工参与医疗救助社会服务的角色定位

①救助服务项目的设计策划者。根据城镇居民的基本医疗保险、大病救助、医疗救助和慈善救助的发展状况，研究设计救助项目。

②救助项目的评估者。受助对象的评估与审核，评估项目的社会效益。汇总分析医疗救助数据，计算各类医疗保险的报销比例、个人自付水平、某种疾病的治疗费用情况等，形成研究报告。[①]

③救助项目的推动者。负责评估各类救助项目，收集推进情况与反馈信息，并会同院领导、合作科室及基金会等进行讨论，消除项目运行中的阻碍与问题。

④救助项目的倡导者与劝募者。通过线上、线下的方式，在积极倡导与宣传救助项目的意义及运行情况的同时，创新运用月捐、"爱扑满"公益等方式，策划推出适合社会公众的筹款项目。

⑤人道救助项目的联络者。作为救助政策与困难对象的桥梁，社工积极链接资源，保持联系，当医疗救助对象有需求时，使其可以及时联系并链接

---

① 王凤华、尉真、王书文等：《通用过程模式下的困境患者医疗救助社会工作实践——以山东省立医院为例》，《中国社会工作》2017 年第 18 期。

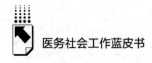

受助资源与平台，获取解决困难必要的资源。

⑥人道救助服务活动的实践者。人道救助社工直接为服务对象提供相应的人道救助服务。

2.医务社工参与医疗救助社会服务的内容

医务社工作为资源链接者、服务提供者以及社会倡导者，依托政府与社会的力量，积极搭建医疗救助平台，帮助患者家庭减轻医疗负担，从而促进社会公平与维护社会稳定。医务社会工作参与医疗救助的内容主要有以下几个方面。

①提供医疗救助项目的相关咨询服务；协助患者及其家庭完成医疗救助的程序，包括准备申请材料、开具相关证明、撰写求助文案等。

②开展有关社会救助、医疗保险等福利政策与法规的宣教、咨询与指导。

③资源链接包括但不限于协助患者及其家庭链接必要的生活物资；协助患者及其家庭链接必要的生活支持服务，比如志愿者服务、社区康复等。

④负责困境患者的评估。医务社工将科学评估贯穿每一个环节，从接受贫困患者提交申请到申请救助，再到救助款拨付，探索出惠民医疗救助的评估体系，内容包括对服务对象个人、家庭、社会等系统的评估（见表3）。据此判断其是否符合救助条件、所需的资助金额以及经济援助之外的其他服务，确保社会资源得到最大化利用。

表3 贫困患者医疗救助评估体系

评估系统	评估内容
贫困患者个人系统	疾病诊断、治疗费用预估、医保类型、社会资源网络、心理状态、疾病认知
贫困患者家庭系统	家庭收入、家庭支出、家庭医疗支出占比、家庭结构、家庭资源图、家庭成员关系
贫困患者所处社会系统	医疗救助政策、大病救助政策、慈善医疗救助资源（如基金会等）、慈善文化等

3.医务社工参与医疗救助的工作成效

医疗健康机构中的医疗救助往往以项目的形式运行，医务社工在其中发挥了不可忽视的作用，也取得了十分显著的成效。

（1）减轻患者医疗负担，促进患者与家庭沟通

医务社工能够为患者提供医疗救助服务，有效减轻了患者家庭的经济负担，保障患者的健康权与生存权。同时，关注患者的心理与社会状况加以社会心理评估，对可能存在的社会心理问题实施专业干预，缓解负面情绪对其治疗产生的影响，增加其治疗康复与生活的希望。[①]

（2）提供人文关怀，促进医患关系

社工以"增进人民福祉"为目标，将"人文关怀"的理念贯穿工作的全过程，在切实减轻患者家庭经济压力的同时，有效缓解医生与患者之间的冲突问题，促使医患关系更加和谐。

（3）建设更为专业的医疗救助项目，实现可持续发展

医疗健康机构中的医疗救助往往以项目的形式运行，借助社会工作的专业技巧和方法，有利于提升服务质量与项目管理水平，通过专业的评估凸显项目效果与意义，提升慈善项目的公信力，基于社会工作的理念、技巧与方法，推动项目管理逐步走向专业化。

（4）提高专业认可度，促进多学科合作

随着医疗救助的实施，医护人员对医务社工的专业与作用予以认可。[②]同时在医疗救助项目的基础上，医务社工与医护团队之间的合作也从单纯的医疗救助扩展到社工专业服务的制度性嵌入甚至学科发展、人才培养等项目合作领域，促进多学科合作，也使医务社工进一步融入医疗体系中成为不可或缺的一部分。

三 主要特点

在中国，贫穷与健康问题的关系一直以来是公共卫生及社会保障领域研

---

① 史海：《医务社工介入贫困患者医疗救助的实践与反思——以南京市 S 医院为例》，《现代商贸工业》2020 年第 24 期。

② 周月蓉：《医疗救助项目助力医务社会工作嵌入医院体系》，《智库时代》2018 年第 23 期。

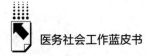

究和讨论的核心。党的十八大以来，以习近平为核心的党中央将扶贫开发工作提升至治国理政的突出位置，与促进医药卫生体制改革紧密结合，针对因病致贫、因病返贫问题，实施健康扶贫工程，突出重点地区、重点人群、重点病种，加强统筹协调与资源整合，采取有效措施提升贫困人口医疗保障水平和贫困地区医疗卫生服务能力。① 实施医疗救助社会服务，对于保障贫困人口的生存权、健康权等基本权利，提高基本医疗服务可及性及公平性，提升居民健康素养水平，对全国人民迈入全面小康社会，都具有十分重要的意义。因此，在中国特色社会福利的宏观制度背景下，医疗救助社会服务一直是医务社会工作实务领域的重点。下文将以医疗救助社会服务为重点，梳理工作特性，从现状出发，总结推行过程中制约发展的不足和瓶颈。

（一）医疗救助社会服务特性

1. 服务对象界定的复杂性

在理论上，医疗救助社会服务的对象统称为贫困的疾患人员，包括贫困人口中的病患，或者因罹患疾病，难以承担医疗费用的病患，如低保对象、五保对象、重点优抚对象及其他困难群体。救助对象的界定是一个复杂的过程，对于贫困的界定，难点在于以下几个方面：第一，贫困人口不仅包括绝对贫穷人口，也包括相对贫穷人口。第二，贫穷本身是一个复杂的社会现象，加之疾病导致的贫穷是多重的，也是循环的，处于动态变化的过程，让人更加难以衡量。第三，一般而言，评估贫穷情况会考虑个体经济资本、疾病治愈情况、治疗费用情况等因素，在实际操作中，由于资源的稀缺性，救助资金有限，难以真正做到完全的科学客观。

---

① 《中共中央 国务院关于打赢脱贫攻坚战三年行动的指导意见》，中华人民共和国中央人民政府网站，http：//www.gov.cn/zhengce/2018－08/19/content_5314959.htm？from＝groupmessage，2018 年 8 月 19 日。

2. 救助资金来源的多样化

医疗救助是政府通过对患病的贫困人群，或因高昂治疗费用无法治疗的人群提供支持，以及社会组织通过公益慈善提供专项帮助，使他们获得必要的医疗卫生服务以维持基本生存能力、改善健康状况。[①] 一般而言，医疗救助社会服务的资金来源有两大类。第一类是政府支持的资金，一般由中央财政、地方财政投入资金专项用于支持医疗补助，各地统筹当地医疗救助需求，结合拨付资金情况合理使用。第二类是民间支持的资金，由社会力量兴办慈善医疗机构，或由爱心企业、爱心人士参与到慈善捐赠、医疗捐赠中。目前，我国城乡医疗救助资金以政府投入为主，同时发动民间力量多方筹集，随着社会组织的进步和成熟，社会力量逐渐壮大，越来越多的人意识到慈善事业在我国医疗救助中的重要性。

3. 工作性质的政策性

医疗救助是一项公共产品。[②] 国内外经验表明，在医疗救助领域，政府应发挥主导作用，由政府提供资金，鼓励民间力量参与，解决弱势群体的医疗卫生服务需求。对此，由政府出台具体政策与配套措施，确保医疗救助工作的正常运行。因此，医务社工介入医疗救助领域，服务内容必然同政府的战略、政策、制度密切联系，社工在服务过程中，需要在深入了解医疗救助政策与实践的基础上，准确按照医疗救助的法定条件和办理流程来开展工作，在性质上具有鲜明的政策性。

4. 工作模式的融合性

在医疗救助社会服务中，社会工作服务模式具有融合性的特征。融合性主要体现在社工依据服务对象的个性化差异、贫困问题，采取不同的工作模式。因此，在服务过程中，从对服务对象的服务内容来看，以经济救助为主，同时包括情绪支持、心理疏导、临终关怀、资源链接、社会倡导等服务

---

① 徐祖荣：《社会转型期城市医疗救助的理论和经验》，中国经济出版社，2010，第9页。
② 李小华、董军：《医疗救助的内涵、特点与实质》，《卫生经济研究》2005年第7期。

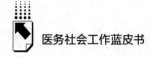

救助、实务救助①②③，强调不同方法的融合运用，承担着倡导者、教育着、资源链接者、服务提供者等职责。

5.工作过程的连续性

传统的社会救助政策关注对贫困人士或陷入贫困者的经济救助，而"发展性社会政策"的目标不断拓展，包含缓解贫困、社会保障、社会融入和促进人权。④ 医疗救助社会服务具有连续性的特征，不仅通过经济支持即时解决服务对象的医疗卫生服务需求，缓解医疗费对家庭造成的负担，从而防止因病致贫、因病返贫，同时还要提升其自我效能与生活信心，促进其社会融入，真正保障他们的健康权。实现这些目标，必然是一个长期持续服务的过程。

（二）医疗救助社会服务主要问题

由于我国的医疗救助制度仍处在探索阶段，目前普遍面临地区发展差异明显、救助力度有限、慈善救助力量弱、救助理念落后、政策实施偏差、人员资质不足等问题，影响了医疗卫生服务的公平性、可及性。

1.地区化发展存在差异

2003 年推行医疗救助制度以来，筹措资金及支出规模不断上涨，但由于城乡二元经济结构、地区经济发展差异、贫富差距等，医疗救助在筹资结构、救助制度及救助对象标准、直接救助受益率及救助水平方面均存在地区化差异。第一，在筹资结构方面，以中央财政支付为主，中西部财政占比差异显著；第二，在救助制度方面，城乡分立且制度碎片化特征明显；第三，在直接救助受益率及救助水平方面，东部、中部、西部直接收益率差距明显，区域内部差异更甚。

① 秦海龙、李秋萍、李斐、陈肃微：《医务社会工作机构主导的服务型医疗救助实践与反思——以陕西秦怀社会工作服务中心医疗救助服务为例》，《社会与公益》2018 年第 9 期。

② 王媛、吴文湄：《增权理论下的医务社会工作与医疗救助实践——以深圳市儿童医院为例》，《社会与公益》2018 年第 9 期。

③ 丁一帆、张翼：《社会工作视角下社会救助的路径研究》，《社会科学家》2019 年第 11 期。

④ 安东尼·哈尔、詹姆斯·梅志里：《发展型社会政策》，罗敏译，社会科学文献出版社，2006，第 53 页。

2. 医疗救助体系发挥的作用有限

目前，城乡基本医疗保险及大病保险虽然已经实现全覆盖，但对于重大疾病患者的医疗费用，以及在基本医保目录以外的服务项目和药品费用，依然无法报销或报销比例较低，救助资金无法满足病患的医疗需求，他们仍然不敢治病，导致中断治疗、疾病恶化乃至死亡。加之不同地区的医疗水平差异，病患跨区域就诊现象突出，尤其是大病和重病患者。但各地医疗报销标准和管理方式的差异，一方面加剧了外地患者的经济负担；另一方面产生了很多管理上的难题，如资金利用率不稳定，程序烦琐，救助工作的耗时较长。

3. 慈善救助力量薄弱

目前，我国医疗救助资金来源主要是各级财政拨款和专项彩票公益金，社会捐赠所占比例极小。近年来，虽然政府加大了医疗救助方面的支持力度，但由于我国人口基数大，困难人群比例较高，政府救助基金较为有限，供给与需求不匹配，医疗救助保障体系不堪重负。我国慈善事业起步晚，公益慈善理念相较于西方有较大的差距，在医疗救助中，民间筹资的力量较为薄弱，社会资源挖掘不充分，资金来源不稳定，所发挥的作用仍然有限。影响慈善组织功能发挥的主要原因包括社会组织发展不规范、专业化水平不高、信息不对称等因素，实质是政府与社会资源的关系问题。从现实来看，慈善救助与医疗救助之间存在关系错位、越位和缺位的问题。[1]

4. 医疗救助工作理念落后

多维贫困理论的观点认为，贫困人群不仅是经济贫困，通常也存在教育贫困、健康贫困、人文贫困、能力贫困等多维度的贫困现象。[2] 长期以来，我国医疗救助以经济救助为主，仍存在医疗救助理念落后的情况，如重大

---

[1] 贾玉娇：《深入推进政策协同，优化医疗救助供需关系》，《中国医疗保险》2020 年第 11 期。

[2] 刘亚孔、方鹏骞、张霄艳：《健康贫困视角下医疗救助政策目标转型分析》，《中国卫生经济》2017 年第 10 期。

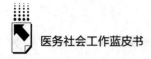

病、轻小病，重治疗、轻预防，忽视人们健康、能力等维度的因素。当下的医疗救助模式仍然无法真正从根源上解决因病致贫、因病返贫的困境。

5. 政策实施基础薄弱

在理论层面，医保、大病保险、医疗救助及慈善救助互补协作，合力为贫困人群提供社会救助，但在实施过程中存在不少问题：第一，各地医疗救助标准不一致、信息不对称。第二，救助体系内部缺乏协调，没有统一的责任主体，导致医疗救助工作"多头管理"，不利于资源的合理配置与充分利用。在医疗救助工作中，救助程序、方式、资金筹集、结算等操作都需要动态调整，但由于临床诊断、医疗保险、财政补助分属各个政府部门，协调难度大，导致办事效率低下，影响救助工作推进速度。[①] 第三，救助工作与外部环境衔接不足，过于强调政府的主体作用，忽略了医疗机构、社会组织在政策执行中的重要作用，没有有机协调和合作。第四，救助对象识别困难，尤其是在全面脱贫攻坚期后，在重大公共卫生事件影响下，如何识别贫困人口，尤其是隐形贫困人口，成为一大难题。以上种种问题，可能导致大病患者的收益与救助资金使用效果不匹配，存在较大偏差。

6. 社会服务人员的总体资质不足

医疗救助社会服务是一项专业性很强的业务，工作人员需了解卫生管理、医疗保险、社会保障、社会工作领域的知识，如救助金测算、资金管理、资源链接等，熟悉申请受理、资质评估、名单公示、救助金发放等操作程序，管理难度大，业务水平要求高。但目前医疗救助工作人员的总体资质偏弱，缺乏专业的社会工作人才，很难实现医疗救助工作的精细化与专业化，影响了医疗救助工作的进一步转型和发展。

7. 贫困人群对医疗救助政策的知晓度不高

贫困人口，由于大部分受教育程度较低，年龄较高，并且有相当一部分人身患疾病或残疾，对医疗救助政策不太了解，导致对医疗救助的病种覆盖

---

① 余志林、余丹、杨乐华等：《无责任主体尘肺病农民工医疗救助政策实践与探索》，《中国职业医学》2020 年第 3 期。

范围、申请与审批流程以及报销额度和程序不太了解，直接影响其申请医疗救助的需求与意愿。加之随着社会的不断发展，医疗救助相关政策不断调整完善，如我国在 2017 年建立异地就医结算系统，实现异地住院报销结算[①]，贫困人群受自身能力条件的限制，难以及时获取最新的相关信息，不清楚报销流程、内容及比例，往往在医疗救助申请中处于被动状态，进一步导致贫困群体丧失其应有的健康权益。

四　建议对策

（一）加强政府医疗救助与慈善医疗救助之间的互动和衔接

医疗救助是全社会的责任，在"小政府、大社会"的社会治理理念下，要调动更多的社会力量参与医疗救助。但由于各方面的原因，目前存在政府与社会之间缺乏资源的衔接与整合、信息不通畅等问题。尤其是提倡各种结算票据电子化的形势下，困境患者的实际获助信息更加难以核实，如果政府、慈善组织和商业保险等多个救助系统之间没有衔接，可能会出现"重复救助"的情况。因此应充分发挥社会力量在社会救助中的作用，同时不断加强相互之间的对接协作，实现救助资源的公正和效用最大化。

（二）充分发挥医务社工的作用，推动医疗救助社会服务精准化

1. 精准识别医疗救助社会服务对象

医务社工在精准识别医疗救助对象方面有显著的专业优势。医务社工通过对患者疾病类型、治疗费用、负债情况、家庭收入、社会角色、人际网络、医保报销等因素的专业评估，实现救助资金与救助对象之间的精准对接，促使救助资金使用的公平、公正、公开，有助于医疗救助对象及时获得

---

① 《国家卫生计生委办公厅关于印发城乡居民基本医疗保险（新型农村合作医疗）跨省就医联网结报定点医疗机构操作规范（试行）的通知》，http：//www.nhc.gov.cn/jws/s3581sg/201705/bfe690af24f74bfda2af9212eb828019.shtml？from＝timeline，2017 年 5 月 9 日。

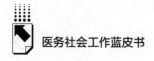

所需救助资源。①

2.挖掘医疗救助社会服务对象优势资源

医务社工秉持"助人自助"的基本原则,积极挖掘医疗救助对象已有的优势与资源。医务社工在确定潜在救助对象后,应当首先梳理救助对象已有资源。医务社工需协助救助对象发掘个人、家庭、社区、社会、国家等多层面的可用资源,共同梳理其达到救助要求的各类救助信息,例如基本医疗保险、特殊人群救助、异地结算等各类政策,或商业医疗保险、家庭分工、亲友协助、社区志愿者服务、社会组织支持等各类支持与服务。医务社工始终鼓励救助对象意识到自身有解决困难的资源和能力,并积极发掘自身优势与资源,澄清救助本质,避免救助对象对医疗救助产生过多依赖②,通过利用已有资源与申请各类救助相结合,缓解疾病治疗带来的经济困难。

3.加大救助服务信息宣传力度

医务社工需加大对医疗救助信息的宣传力度,使救助对象知晓可获得何种类型的医疗救助以及如何申请医疗救助。大多数患者家庭忙于患者的治疗与照顾,信息渠道有限,易错过救助机会。医务社工为服务对象提供的服务中包含信息支持,需加强对各类医疗救助政策的学习与掌握,整理常见医疗救助相关政策信息;并梳理相关社会组织与医疗机构已有的慈善医疗救助项目,与医疗救助政策相结合。同时,医务社工需扩大宣传范围,加大宣传力度;创新宣传渠道,拓宽宣传渠道,发展宣传新形式。此外,医务社工需加强针对重点群体的宣传,加强对医疗机构相关科室的患者及其家属等群体的宣传③,加大对农村地区贫困人员的救助政策普及力度。④

① 尉真、王凤华、卞丽香:《在综合医院中开展医务社会工作的实践》,《中华医院管理杂志》2016年第9期。

② 史海:《医务社工介入贫困患者医疗救助的实践与反思——以南京市S医院为例》,《现代商贸工业》2020年第24期。

③ 王建平、韩明友:《医务社会工作介入医疗救助项目的问题分析及对策探讨》,《青年与社会》2020年第28期。

④ 易伍林:《新视野下社会工作介入农村医疗救助的探讨——以安徽为例》,《广西大学学报》(哲学社会科学版)2011年第5期。

（三）完善医疗机构救助社会服务制度与标准流程

医疗机构是医疗救助实施频次最多的场所之一。诸多社会组织和公益机构将大量的医疗救助资金通过医疗机构转给救助对象使用。医务社工作为医疗机构救助工作中的核心人员，承担着主要的医疗救助服务与管理职能。在开展医疗救助工作的过程中，医务社工既是具体服务的执行者，也是服务规范的制定者之一。在现阶段各医疗机构救助制度不健全的情况下，医务社工需完善医疗机构救助制度与标准流程，为医疗救助精准实施奠定制度基础。

1. 设立医疗救助社会服务管理部门

目前，大部分医疗机构没有专门的管理部门来对接救助政策的实施，有些则是由许多职能部门兼职，比如院办、党办、医务部等，甚至是无部门对接。这种现象的产生，势必会造成患者医疗救助信息对接的不对称，让医疗救助产生延后的现象。随着我国医务社会工作的发展，设立社会工作部负责医院的医疗救助工作是发展趋势之一，特别是在儿童、专科医院中尤为突出。可由管理部门对接政府、社会救助的资金，对接医疗救助服务对象，对接社会各界的监督。医疗机构设立专门管理部门，势必会促进国家医疗救助水平的提升，为服务对象提供良好的服务。

2. 制定医疗救助社会服务准入标准

当前医疗机构内部的救助项目准入标准未完全统一，医务社工需制定适合医疗机构内部使用的清晰、明确的医疗救助准入标准。一是需要包括准入原则，除参照救助制度的"托底线""救急难""可持续"原则外，还需考虑医疗机构服务人群性质等具体情况。二是需要包括具有可操作性的实施细则，基于医疗机构具体情况编制适合的服务对象需求评估表及救助预估表[1]，以便医疗机构对潜在救助对象进行筛选，甄别出最需要得到医疗救助的服务对象以及救助需求。

---

[1] 文颖慧、费汝倩、孙宇宁、欧阳璐：《医务社会工作与慈善医疗救助协同发展路径研究》，《卫生经济研究》2018年第9期。

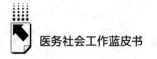

3. 规范医疗救助社会服务实施流程

医疗机构在具体实施医疗救助的过程中，需结合医院的实际情况，制定一套规范、合理和有效的实施流程。不论是政府部门还是社会组织转入医院用于医疗救助的资金，均需作为医院的捐赠收入之一，纳入医院常规的财务管理。医务社工需制定年度的专门的管理制度与资金使用预算方案，以规范救助资金的使用。在具体实施医疗救助时，需要由救助对象所在临床部门提出申请、医疗管理部门和财务部门等审核、医务社工部最终确认。大额救助资金根据医院资金使用的规范，需要提交医院领导集体审核同意后方可执行。

4. 加强第三方评估与监管

为确保医疗救助在医疗机构中的使用价值与规范，医疗机构需建立考核制度，对救助项目进行有效的评估和监督。医院可由内部的职能部门，如审计、纪检监察、法务、财务等组成督查组，定期对医院的医疗救助管理进行专项的督查。督查组对医疗救助项目进行全方位的督查，包括医疗救助金额的使用、救助对象的审核等。同时，定期将救助管理情况在医院的官方信息平台进行公示，使救助管理工作得到社会有效监督。必要时，还可以聘请第三方审计公司，定期对全院的医疗救助项目进行专项审计。督查组织以第三方的专业角度来全盘推进提升医院的医疗救助管理水平，促进良性循环，不断发展、完善救助管理的各方面工作，为完成救助行为奠定良好基础。

（四）整合社会资源，促进医疗救助社会服务多样化发展

1. 搭建医疗救助社会服务综合平台

医疗救助系统既包含民政救助部门负责的救助政策，也包含医疗机构内部救助项目实施时依赖的救助体系。对外，医务社工需积极做好和患者家属、医务人员、基金会与政府部门等之间的沟通工作，提供信息等协助支持。对内，医疗机构内部救助体系需包括救助对象发现者、救助申请者、对接者、评估者、审核者、归档者等多种角色，贯穿救助前的对象筛选与资料提供，救助中的金额审批与对接使用，以及救助后的监管核查与材料存档。

医务社工通过院内医疗救助综合服务平台，以培训、交流等形式向相关工作人员介绍医疗救助政策、规范、流程、要求等，明确不同角色的定位与分工，并在实践操作中不断完善。

2. 探索建立医疗救助的多方共付模式

有学者通过实践证明了政府基本医疗保险支持、社会公益救助协助、爱心减免、患者个人自付四方相结合的支付模式对患者经济负担的分担作用。[①] 2020 年，病痛挑战基金会启动罕见病医疗援助工程多方共付计划，联合中华社会救助基金会、水滴公益、浙江省医学会罕见病分会、浙江省企业权益保护协会、山西省康健重特大疾病帮扶中心、山东第一医科大学附属省立医院、山东省罕见疾病防治协会等先后成立罕见病医疗援助工程浙江专项、山西专项、山东专项等地方专项，并发布了《罕见病医疗援助工程多方共付实践报告》。报告从国家政策环境、必要性分析、援助工程实践、项目发现情况、未来展望等部分，展开基于援助患者数据的实证分析并证实"多方共付"模式能够极大减轻患者家庭的医疗负担，满足患者的医疗保障需求，实现患者的药物可及。[②] 多方共付模式中政府、社会组织、医疗机构、筹款平台、爱心企业等实现充分互动，不仅患者能获得所需的医疗援助，增强在医疗救助工作中的参与感和价值感，实现资源信息共享和医疗救助理念的传播，而且弘扬了慈善文化理念。

（五）扩大社会服务覆盖面，促进健康教育，巩固脱贫成果

1. 持续推进并巩固医疗救助社会服务

脱贫攻坚战打响以来，我国对贫困家庭的救助水平不断提高，脱贫效果显著。医疗救助干预阶段逐渐从医疗后转到医疗中；部分地区已经将医疗救助前移到疾病治疗前，真正做到精准扶贫。医务社工采用多种形式综合推进

---

① 尉真、卞丽香、刘慧等：《部分低收入家庭住院患者医疗救助情况分析》，《中华医院管理杂志》2012 年第 3 期。

② 《国际罕见病日，两份研究报告尝试"破局"罕见病难题》，https://baijiahao.baidu.com/s? id=16930131670652524524&wfr=spider&for=pc，2021 年 3 月 1 日。

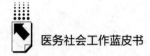

并巩固医疗救助健康扶贫，与贫困地区结对帮扶，积极调动社会力量参与慈善救助扶贫，在贫困地区开展健康义诊，协助培育当地医务社工队伍。减少"因病致贫、因病返贫"情况，降低疾病带来的经济风险。

2. 推广面向基层公众的健康教育科普

疾病的预防与治疗和医务社工实践密不可分。医务社工服务对象不仅包含患者与家属，也包含将来可能成为患者的社会公众；医务社工服务内容从针对患者及家属的干预服务拓展到针对公众的健康教育科普。[①] 医务社工需积极主动地组织或协助开展健康教育与医学科普活动，传播疾病预防、疾病管理、健康管理、意外伤害预防等各类医学科普知识，尤其注重对基层输送健康科普知识，促进身心健康。践行"健康中国2030"行动，提高公众的健康管理意识与能力。

（六）加强医务社工人才队伍建设

2012年，上海市出台《关于推进医务社会工作人才队伍建设的实施意见（试行）》，明确了建设专业化、职业化医务社工人才队伍的工作目标、工作方法和工作措施，指出加强医务社工等紧缺人才的培养。2020年8月，中共中央办公厅、国务院办公厅印发的《关于改革完善社会救助制度的意见》中亦明确指出"引导社会工作专业力量参与社会救助"。大力推动上海公立医院及社区卫生服务中心、康复中心等设置医务社工岗位，建立一支结构合理、素质优良的职业化、专业化的人才队伍，发挥医务社工在医疗救助中的专业力量。同时加强宣传引导，加强对医务社会工作的理解与支持，提高社会认同度。提高现有的医疗救助系统对医务社工介入医疗救助重要性的认识，协助社会救助部门与医疗机构做好医疗救助工作，为促进医疗救助完善，缓解困难群众经济压力，提高救助对象生活质量奠定基础。

---

① 刘继同、严俊、孔灵芝：《中国医疗救助政策框架分析与医务社会工作实务战略重点》，《社会保障研究》2009年第1期。

（七）加强社会倡导，促进法律制度建设与意识启迪

医务社工秉持"以人为本"的理念，发挥社会倡导功能，引导社会重视医疗救助问题与对策。一方面，在目前医疗救助法律法规尚不健全的情况下，医务社工应倡导加强医疗救助立法，完善政府主导的城乡救助法规与社会参与的慈善救助法规。同时，医务社工需倡导建立完善的城乡医疗救助制度，加强医疗救助与其他医疗保障制度、社会救助制度的衔接，发挥制度合力；实施"综合救助"与"事先救助"①，将门诊作为基本医疗服务纳入医疗救助体系中，且在发生医疗费用时直接扣除救助部分，减轻困难群众就医就诊的后顾之忧。另一方面，医务社工致力于促进社会公平正义，引导救助人群的去标签化，调整传统救助工作中救助者与受助者之间的不平等地位；大力弘扬人道主义精神和扶贫济困的传统，宣扬公益慈善理念，营造社会公益慈善与人文关怀氛围。

---

① 李磊：《新加坡与泰国医疗救助的经验及其启示》，《经济研究导刊》2012 年第 3 期。

B.9
医院志愿者管理与服务发展报告

陈安乔 刘玉楣 张灵慧 王婷 王陈凤*

摘 要： 医院志愿者主要指在医疗领域服务的志愿者，具有自愿性、非营利性、公益性、医疗属性的特征。本文围绕医院志愿者发展历程及发展现状进行描述，对管理模式、"医务社工+医院志愿者"联动模式、服务内容予以分析，提出医院志愿者管理存在制度不完善、发展不平衡、多头管理、社会认可度低、多方需求差异、专业化水平不足、宣传力度不够等问题，并从制度建设、平台搭建、管理工作、宣传倡导、项目设计、双工联动六个方面提出对策建议。

关键词： 医院志愿者 志愿者管理 志愿者服务

一 概述

（一）医院志愿者的内涵

1. 医院志愿者的定义

"志愿者"，也称"义工"，在共青团中央 2013 年 11 月修订的《中国注

---
* 陈安乔，广州市北达博雅社会工作资源中心驻广东省人民医院医务社工项目负责人，社会工作师，南方医科大学南方医院伦理委员会委员；刘玉楣，复旦大学附属儿科医院社会工作部副主任，社会工作师，助理研究员，主要研究方向为医院行政管理、慈善基金管理；张灵慧，复旦大学附属儿科医院社会工作部医务社工，社会工作师，助理研究员，主要研究方向为医务社会工作、儿童临终关怀、危机干预；王婷，复旦大学附属儿科医院社会工作部医务社工，社会工作师，助理研究员，主要研究方向为志愿者管理、医院志愿者服务可持续发展；王陈凤，复旦大学附属儿科医院社会工作部医务社工，助理社会工作师，研究实习员，主要研究方向为医务社会工作。

册志愿者管理办法》中，志愿者是指不以物质报酬为目的，利用时间、技能等资源，自愿为国家、社会和他人提供服务的人。

"医院志愿者"，也称"医疗志愿者""医务志愿者"，目前关于医院志愿者的概念界定存在不同的解读。在广义层面，医院志愿者指出于奉献、友爱、互助、进步的志愿服务精神和社会责任感，不以物质报酬为目的，以自己的时间、技能等资源，在医疗机构自愿为社会和他人提供服务和帮助的人。[①] 在狭义层面，医院志愿者是指利用自己的医疗知识和技能无偿为他人提供预防、保健、诊断、治疗、康复、护理等医疗服务的志愿者。[②] 一般来说，关于医院志愿者的定义，大多采用广义层面的解读。

提供医院志愿服务的主体既包括医疗人员，也包括非医疗人员；开展志愿服务的地点既可以在医院内部，也可以在医院外部；服务组织者既有医疗机构，也有其他社会组织；服务对象既有病患及其家属、医务人员，也包括社会大众。一般来说，医院志愿者可以提供多样化的志愿服务，主要分为院内活动和院外活动两种类型。院内志愿服务主要是为就诊的病患家属提供导诊服务、导医分诊、自助服务辅助、设备使用、陪检陪送、维持秩序、病房陪伴、情绪抚慰、病患随访等。院外志愿服务包括义诊咨询、科普宣教、健康指导、心理关怀、康复保健、突发事件医疗救助等一系列活动。

2. 医院志愿者的特征

医院作为一个特殊的场所，具有明显的场域性。因此，医院志愿者本身所具有的特征既有其本质属性，又有其特有属性。

（1）本质属性

医院志愿者的本质属性包括：第一，自愿性。志愿者出于自愿而非强制的初衷参与志愿服务。第二，非营利性。志愿者开展服务不以获得经济利益为目的，无偿参与。第三，公益性。面向弱势群体与社会公众提供志愿服

---

① 孟馥、王彤主编《医务社会工作与医院志愿者服务实用指南》，文汇出版社，2011，第128页。
② 北京志愿服务发展研究会编《中国志愿服务大辞典》，中国大百科全书出版社，2014，第4页。

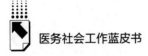

务；本质属性是医院志愿者最主要、最根本的属性。

（2）特有属性

医院志愿者除了具有志愿者的一般属性外，还具有特殊的医疗属性。作为现代医疗服务体系的扩张和延伸，医院志愿服务围绕医疗卫生机构的诊疗、管理等工作开展，对医院的运行与管理起到不可或缺的重要作用。因此，要求志愿者熟悉并掌握医疗卫生领域相关的基础知识与技能，没有了医疗属性，医院志愿者也就失去了本身的特性。

3. 医院开展志愿者工作的重要性及必要性

现阶段，我国医院志愿服务蓬勃发展，志愿服务的开展具有多元的意义。首先，医院志愿服务作为现代医疗服务的延伸与补充，在满足病患家属多元化的社会及心理需求方面做出了积极贡献。我国医疗机构资源紧缺且分配不均，导致存在"有病不能及时诊治"的普遍现象，病患在就医过程中，往往将对体制、机制的不满意归罪于医生，造成医患之间关系紧张。因此，志愿者作为医患之间的中立角色，可有效增进医患沟通与满足病患需求，营造良好的氛围，从而缓解紧张的医患关系，对医院卫生服务质量管理建设的进步发挥着积极的影响。其次，对于公立医院而言，医院志愿服务作为医院体制运作的一环，职责是协助医院完成分派的各项工作任务，志愿者的加入，有效弥补了医疗机构资源有限的不足，推动社会资源的重新配置，为医疗机构创造了许多效益，一定程度上减轻了医院负担，对实现新医改总目标具有重要意义。

（二）医院志愿服务的发展历程

改革开放以来，中国志愿服务事业蓬勃发展，尤其在"汶川地震"以及"北京奥运会"之后，志愿服务理念逐渐开始普及，队伍不断壮大，服务领域也在不断扩大，志愿服务开始在上海、北京多地的医院率先推行，如同济大学附属东方医院、上海儿童医学中心、复旦大学附属儿科医院、北京大学附属人民医院、苏州大学附属儿童医院、浙江大学附属第二医院、四川大学附属华西医院等，医院志愿服务得到广大医务人员与病患家属的认可与好评。随着志愿服务事业的不断发展，2009 年在中国医药卫生体制改革的大背景下，为贯彻落实党的十七大关于"完善社会志愿服务体系"的工作要求和党的十七届四中全会精神，卫生部会同中宣部等八部门共同下发了《关于开展 2009 年国际志愿者日"志愿服务在医院"活动的通知》（卫医政发〔2009〕114 号），决定 2009～2012 年在全国开展志愿者医院服务活动，要求"以医院为平台，开展为患者奉献爱心和资源服务，引导社会各界关心和参与志愿服务工作"，真正开始了国内医院志愿服务的试点推行。

2011 年，中国医院协会在北京成立医院社会工作暨志愿服务工作委员会，为全国医疗卫生机构的医务社会工作者及志愿者搭建合作与交流平台，标志着我国医院志愿服务事业上升到新阶段。2012 年，卫生部办公厅根据《卫生部关于在全国医疗卫生系统开展"三好一满意"活动的通知》（卫医政发〔2011〕30 号）精神以及 2012 年卫生工作要点，结合深化医药卫生体制改革要求，组织制定了《关于印发全国医疗卫生系统"三好一满意"活动 2012 年工作方案的通知》（卫办医政发〔2012〕24 号），方案提出"逐步完善志愿服务的管理制度和工作机制，探索适合我国国情的社会工作者和志愿服务新形式、新内容、新模式，促进医患关系和谐"。

2013 年，上海市文明办、市卫计委、市志愿者协会主持编印了全国首本市级志愿者培训手册《上海市医院志愿者岗前实务培训手册》，正式举办首批"上海市医院志愿者岗前实务培训"，使医院志愿服务又向前迈进了一步，备受社会大众的关注。最终，上海"加强医务社工和医院志愿者队伍建设，精心构建医改社会支持系统"项目成功获评 2014 年度全国十大医改新举措，经验表明医院医务社工与医院志愿者的服务发展，为医疗卫生服务提供了良好的社会支持系统，成为支持深化医改的重要环节。

2020 年，《广东省志愿服务条例（修订草案）》由广东省第十三届人民代表大会常务委员会第二十六次会议审议通过。新修订的条例对志愿者和志愿服务组织、志愿服务、相关法律责任等方面管理进行了完善。

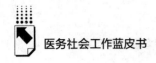

二　发展现状

（一）医院开展志愿者管理的模式

医务社会工作与志愿服务是当前中国宏观社会环境与政策环境转折性变迁中的产物："生理—心理—社会"医学模式的转变、中国医药卫生体制改革的深化、"健康中国"战略、"全生命周期全人健康"理念，使得人们的高品质、多元化健康需求不断释放。医务社会工作与志愿服务在此历史背景下应运而生并逐渐发展壮大，因此需要了解医务社会工作与志愿服务在特殊背景下所担负的使命与责任、扮演的角色与发挥的作用。

1. 建立专门的志愿服务管理机构和专业队伍

志愿者作为医务社会工作的辅助参与者逐步被引入医疗机构，由医院设立有关职能部门负责建立医院志愿者工作的有效机制。医务社会工作部要筹划志愿服务项目、开展志愿者培训、协调与临床科室的关系、筹措服务资金、开展志愿服务宣传等，把医院建设成社会化的志愿服务基地，激励社会志愿者在医院内长期开展服务。①

2. 链式志愿者管理体系

医院志愿者团队一般以志愿服务基地为平台，由病患家庭、医护人员、爱心人士、爱心企业、社会团体及公益组织等共同参与。通常志愿者的全链条管理会经过评估、招募、培训、服务、考核、激励这几个环节。志愿服务以需求为导向，以团队化管理为抓手，建立长效管理机制，院内外相结合，打造志愿服务品牌项目，使服务常态化、专业化、可持续化。

（二）医务社会工作与志愿者服务联动现状分析

医务社会工作者和医院志愿者工作密不可分。"医务社会工作者+医院

---

① 孟馥、王彤主编《医务社会工作与医院志愿者服务实用指南》，文汇出版社，2011，第128~137页。

志愿者"的服务形式逐渐取得实效，即由医务社会工作者指导与引领医院志愿者参与医院的社会工作服务模式。

1. 医务社工与志愿者的角色定位

上海市卫生局对医务社工和医院志愿者的服务职能、服务模式有比较明确的规范。医务社工职责包括以一对一的形式为患者提供情绪疏导、心理支持、解疑释惑等服务；以小组形式为患者提供专业信息介绍和康复干预服务，并鼓励患者分享治疗和康复经验；为社区居民提供健康讲座、义务咨询与诊疗服务，传授疾病预防知识和开展大型健康项目；医务社工还要联系各方，将有需求的患者介绍至相关机构，如敬老院、儿童福利院和残疾人照护机构等；联合院内外相关部门及机构、企事业单位为社会贫困患者群体提供资助，开展相关公益活动和慈善医疗项目。医院志愿者将为病人提供就医辅助、心理抚慰、人文关怀、生活互助、文明倡导和服务社会等志愿服务，主要服务形式包括门诊导诊、病房探访、手术前陪护、患儿活动区协助管理、候诊区协助管理、参加病友小组活动等。①

2. 现有的医务社会工作与医院志愿服务联动模式

依据目前医务社会工作联动志愿服务的开展情况，分析总结归纳现有的医务社会工作与医院志愿服务联动模式主要有医务社会工作实践与志愿者配合模式、医务社会工作策划与志愿者实施模式等，以广东省人民医院为例，医务社工结合科室及患者需求采取项目化运作方式，针对住院患儿开展"手舞足蹈"故事会活动、"小小电影院"志愿活动，针对住院长者开展"流金岁月"长者茶话会活动、义剪活动，针对门诊患者开展导诊志愿服务。截至 2020 年，已形成 10 个恒常志愿服务项目。受疫情影响，由院外志愿者进入院内提供的恒常服务暂停开展，但为持续改善院内患者住院体验，医务社工与耳鼻喉科、高校志愿服务队成长营创新运用线上云课堂的形式开展服务，让广大患者真切地感受到医院的人文关怀。

---

① 李妍斐：《医务社工和医院志愿者如何融入医院系统》，《中国卫生事业管理》2011 年第 S1 期。

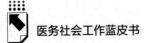

3. 医务社会工作与医院志愿服务联动成效

就目前的发展来看，结合调研结果的呈现，医务社会工作与医院志愿服务的联动取得了一定的成效。在服务成效方面，可以有效提升患者就医体验，促进现代医院建设发展，履行医疗机构社会责任。在制度方面，医务社会工作与医院志愿服务的联动有效推动了两者的双重发展，使志愿服务成为医务社会工作服务的有效延伸，也将推动志愿服务的专业化、制度化发展。

（三）医院志愿服务发展状况及规律

1. 志愿者服务基地情况

2019 年 12 月发布的《上海市志愿者服务基地管理办法（试行）》明确指出，志愿者服务基地是指在社会发展和公益事业中，具有长期的志愿服务岗位和项目，通过志愿者的服务，弘扬城市精神，体现城市文明程度的公共服务机构、公共文化设施、景区景点和窗口单位等。同时，管理办法也对创建基地的条件做了详细说明。医院作为志愿服务的主要场域，应以志愿者服务基地为平台，开设长期性、规范性志愿服务岗位，设有专人负责基地的日常管理工作，在上海志愿者网站上做好志愿者注册管理工作，定期开展志愿者培训和交流，为志愿者参与志愿服务活动提供必要条件。

根据上海市民政局官网数据，上海市现有的公益基地数为 8912 个，共提供公益岗位 16603 个，注册志愿者 342835 人。平台化的基地建设可以使信息传递更加便捷，拓宽了参与志愿服务的渠道，也可以减少人力成本，规范志愿服务管理，同时开发公益资源，实现资源的互补优化。

2. 志愿者队伍建设情况

2009 年 3 月，中共中央、国务院发布的《关于深化医药卫生体制改革的意见》首次明确提出，"开展医务社会工作，完善医疗纠纷处理机制，增进医患沟通"，从国家层面推动医院志愿服务发展。之后国家多次颁布政策，推动志愿服务发展。中共十九大报告指出，"推进诚信建设和志愿服务制度化，强化社会责任意识、规则意识、奉献意识"。诚信建设和志愿服务进入制度化发展阶段，对医院志愿服务队伍建设提出新的要求。①

针对志愿者队伍建设，发达地区通常采用团队化建设方法。以培育团队长为抓手，定期开展志愿者团队长的培训，培养团队长的领导能力和组织管理能力，加强团队内的合力，以更好地开展志愿服务。根据广东省"i 志愿"官网数据，目前注册志愿服务组织 21790 个、志愿服务团体 109197 个，服务内容包括禁毒、敬老、扶贫帮困等传统内容，也包括环境保护、文明礼仪等新兴内容。在疫情防控期间，广东省志愿服务也做出了突出的贡献，截至 2021 年 2 月 1 日 12 时，全省各级志愿服务组织及团体在"i 志愿"上共发起 1374 个疫情防控志愿服务活动，报名志愿者 27649 人，上岗志愿者 21776 人。

志愿者队伍建设的最终目标是将志愿文化融入医院的文化建设之中。志愿文化的弘扬，有助于把医院的价值观、医务人员的价值观和志愿者的价值观统一起来，有助于构建全院上下重视志愿者、支持志愿者的氛围，有助于志愿工作长期持续深入开展，有助于培养志愿者的归属感和认同感。②

3. 志愿服务主要项目内容

医院志愿者主要是提供就医辅助、心理抚慰、人文关怀、生活互助、文明倡导和服务社会等志愿服务。

①就医辅助。为患者讲解就医流程，引导患者到达就诊区域，帮助老弱及行动不便的患者就医，减少患者在医院就医期间的困难，缓解不安情绪。

②心理抚慰。抚慰患者与家属的情绪，协助陪伴患者舒缓候诊及治疗过程中出现的心理恐惧、不安，给予患者贴心的关怀。

③人文关怀。为患者提供精神的、文化的、情感的服务，以满足患者的健康需求。引导患者及家属正确对待自己、他人和社会，正确对待困难、挫折和进步。

---

① 满梦影、苏果云、常欣强：《医院志愿服务现状研究》，《山西大同大学学报》（自然科学版）2020 年第 3 期。
② 张祖平、闫加伟、陈麟辉主编《志愿服务组织管理精选案例汇编》，人民出版社，2016，第 13 页。

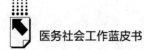

④生活互助。协助医务社会工作者开展不同病种的小组活动、俱乐部活动、互助活动等，在专业人员的指导下共同开展有益康复的专项训练。

⑤文明倡导。协助医护人员维护文明就诊秩序，开展控烟宣传、健康宣教等。

⑥服务社会。结合医院组织的各项社区健康教育活动，协助医护人员定期前往社区或医院共建单位开展相关服务。

⑦其他。根据患者及家属需要，配合医务社会工作者开展各类工作等。

在设计服务项目时，也可根据志愿者个人能力的不同，或以团体的形式，设计符合其特质的服务项目，对刚刚注册首次参加服务的志愿者，可通过以老带新的方式安排助医服务，针对较有经验的志愿者，可以从参加个案工作或小组活动起步，逐步向一对一服务拓展。[1]

4.志愿者管理与激励机制

（1）日常管理

对志愿者和志愿服务进行组织与管理是医院社工部的重要工作内容。医院社工部通过技能培训、防护物资保障等，为志愿者在医院开展服务提供保障和支持，如穿着由医院统一制作的服装、多渠道开展志愿者培训、建立健全医院志愿者服务管理与激励制度、落实和保障医院志愿者的合法权益等，让医院志愿者可在一定的指导下参加服务管理工作。医院应当发挥医院志愿者的能动性，探索医院志愿者自我管理的有效途径。[2]

（2）服务督导

医院志愿服务不同于其他场域的志愿服务。在医院提供服务的志愿者需要有良好的耐心、基础的医疗常识及较好的抗压能力。所以专业社会工作者要及时关注志愿者心理动态，为有需要的志愿者提供情绪疏导；对于志愿服务开展中遇到的难题，积极向医护人员、医院寻求解决办法与资源。在实践

① 孟馥、王彤主编《医务社会工作与医院志愿者服务实用指南》，文汇出版社，2011，第128~137页。
② 孟馥、王彤主编《医务社会工作与医院志愿者服务实用指南》，文汇出版社，2011，第128~137页。

的基础上，针对受患者欢迎的志愿服务项目通过督导论证，可以固定下来做成品牌项目，进一步做精做实。

（3）表彰与激励

医院志愿者的表彰和激励以精神激励为主。根据志愿者的服务表现（如志愿服务时长、服务成效、是否有突出事迹等）授予不同级别的志愿服务奖励，如医院优秀志愿者、医院优秀志愿服务项目、医院志愿者工作突出贡献集体与个人等评选表彰。医院应充分利用大众传媒和文化宣传设施，广泛宣传实践中涌现出的优秀医院志愿者及其典型事迹，加强正面宣传引导，营造有利于医院志愿者队伍发展的良好氛围。[1]

如绍兴文理学院附属医院为每一时段服务满 3 小时的志愿者提供中餐券一张、定期举办志愿者联谊等活动；每年根据志愿者的服务时长提供不同的福利，如医院体检券；制定星级评比制度，每年评比一次，等级分为三星级、四星级和五星级与最美志愿者等。[2]

三 主要特点

自 2017 年 12 月 1 日起，《志愿服务条例》（以下简称《条例》）正式实施，其对志愿服务组织的法律地位、规范管理和扶持保障措施等方面进行了系统的规定。2020 年，是《条例》实施的第三年，从个人层面来说，人们的志愿服务意识与意愿不断提升，推动医院志愿服务发展。

从组织层面来说，医院志愿服务作为人文关怀的重要部分，在医院的影响力不断提升，尤其是在北京、上海等地区，医院志愿服务组织架构不断完善，医院志愿服务项目已经不仅限于门诊导医导诊等服务，而是拓展到心理关怀、健康科普等专业领域。

从社会层面来说，各地区医院根据当地地理位置、发展历史，甚至是专

---

[1] 孟馥、王彤主编《医务社会工作与医院志愿者服务实用指南》，文汇出版社，2011，第 128~137 页。

[2] 王建英：《志愿服务助力医院转型升级》，《中医药管理杂志》2019 年第 12 期。

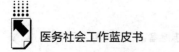

科背景的不同，因地制宜，发动社会各行业、各阶层、各年龄层次、各社会背景的社会力量共同参与医院志愿服务，呈现全民参与的趋势，社会化持续推进。① 随着全国各地区信息平台的建设与完善，信息化程度不断提升。与此同时，全国志愿服务的发展仍然面临一些问题。

（一）医院志愿服务制度不完善

总体来说，首先，我国志愿服务领域的法律法规还比较少，尤其是在医院志愿服务领域，缺乏对医院志愿服务的指导和规范。其次，缺乏专职志愿服务管理人员，无法为医院志愿者提供专业的培训和指导，且管理松散，医院志愿服务难以形成凝聚力与向心力，专业性也无从提升。

缺乏完善的志愿服务招募、培训和考核制度，医院志愿者的准入门槛低，志愿服务水平参差不齐，参与医院志愿服务的动机不清，导致志愿服务质量无法保证；没有告知志愿者如何为患者和家庭提供服务，遇到危急情况应该如何处理等，容易造成志愿服务过程中的不良体验。志愿服务具有"无偿"和"自愿"的特点，在缺少考核和评估制度的情况下，志愿服务的水平难以保障。在制度缺失的情况下，医院志愿者和医院管理人员对志愿者的角色没有清晰的认识，容易出现滥用志愿者的问题。

医院志愿服务的激励和表彰制度并不健全，医院志愿者缺乏获得激励和表彰的渠道，也没有统一的激励和表彰标准，志愿者难以得到积极的、正向的反馈和激励，导致医院志愿者在长期的志愿服务过程中热情难以持续。

与此同时，医院一直属于意外事故高发地，但是针对医院志愿者的保障机制并不健全。《条例》中指出："志愿服务组织安排志愿者参与可能发生人身危险的志愿服务活动前，应当为志愿者购买相应的人身意外伤害保险。"而现实是，一旦发生意外情况，在医院、志愿者和服务对象之间的权责并不明晰的情况下，志愿者的权益无法得到保障。除了人身意外伤害之

① 张蕾、张立东、张璠等：《我国医务志愿服务的发展与展望》，《中国医院》2017 年第 3 期。

外，医院志愿者在服务的过程中还可能遇到财产损失等问题，在《条例》中或者其他地方性文件中，并没有做出明确说明。

（二）地区间医院志愿服务发展不平衡

各地区医院志愿服务的发展受到当地经济、政治和文化的影响，发展程度不一。在上海等较发达地区，志愿服务的发展紧跟发达国家的步伐，当地政府部门高度重视，各项政策法规的出台，推动了医院志愿服务的发展；鼓励实行医务社会工作与医院志愿服务联动发展的模式，医务社工作为专业的志愿服务管理者，利用专业知识和技能，提升志愿者的服务质量和水平；同时，在医务社工人才队伍不足的情况下，志愿服务作为补充力量，群众基础广泛，扩大了服务的覆盖面。①

而在中西部欠发达地区，人们对志愿服务的认识相对不足，志愿服务意识也相对较弱，导致医院志愿者的来源和服务水平有限；大部分医院社工部还在建设阶段，医院志愿者存在无专人管理的问题，缺少专业的医务社工负责志愿者管理和志愿者团队建设，医院志愿服务的发展受到限制。在同一地区内，省会、大城市医院与中小城市医院，三级医院与二级医院和社区卫生院，其志愿服务资源也有差异，导致医院志愿服务发展水平也有所不同。② 以福建省为例，福建省医院志愿服务与其他地区相比存在"三高三低"的情况，即"热情高，持久性低，积极性高，服务能力低，服务时间高度集中，覆盖面窄"。志愿活动存在"节日化"和"活动化"倾向，无法满足服务对象需求。③

（三）医院志愿服务存在多头管理的问题

《条例》第一章第五条明确指出："志愿服务的行政管理工作应该由国

---

① 《中国社会工作》编辑部：《医务社会工作联动志愿服务发展的必要性》，《中国社会工作》2020年第27期。

② 彭柯、商明敬、赵宇：《构建医院志愿服务体系的思考》，《医学与哲学》2018年第13期。

③ 李娜、李红、陈晓欢等：《福建省医院医务社会工作和志愿服务现况》，《解放军医院管理杂志》2018年第12期。

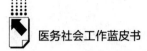

家及地方民政部门负责；国家和地方精神文明建设指导机构建立志愿服务工作协调机制，加强对志愿服务工作的统筹规划、协调指导、督促检查和经验推广；工会、共产主义青年团、妇女联合会等有关人民团体和群众团体应当在各自的工作范围内做好相应的志愿服务工作。"但是在实际操作过程中，各部门和机构都建立了各自的志愿服务管理制度、志愿服务信息系统和表彰奖励机制等，导致志愿者和志愿服务组织分属不同的部门和机构管理，信息平台和组织体系割裂，志愿服务系统未实现数据之间的互联互通，管理混乱。在多头管理的情况下，对志愿者而言，需要重复在多个平台上进行注册，且需要随时转换身份以完成不同部门和机构对志愿者的要求，削减志愿者的服务热情。对志愿服务组织而言，志愿者在多个机构重复登记服务记录，容易出现浑水摸鱼的情况；需要组织的志愿服务管理者对不同部门和机构的制度都了然于心，对志愿者的各项信息有序地进行整理和核实，工作难度加大。

（四）医院志愿服务认可度低

医院志愿者是医院人文关怀发展的重要力量，缓解了人文关怀团队人力资源不足的问题。但是对于医院志愿服务，不管是医务人员，还是社会大众，甚至是部分志愿者本身，对志愿服务都没有清晰的认识以及认可。一方面，医务人员对志愿服务的认识比较片面，"重病理、轻人文"的观念让医务人员并不重视志愿者的服务成效，认为医院志愿者的服务并不能给疾病的治疗和康复带来多大影响，只是医疗服务水平的补充。[1] 另一方面，很多地区医院志愿者的发展并没有形成规模，人们并不能理解医院志愿者的角色，把医院志愿者和医院内工人、保洁等人员混为一谈；还有很多志愿者本身对医院志愿服务的概念不清，对于自己的职责范围不清楚，参与志愿服务的动机更多的是"利己主义"，他们对医院志愿服务的认可度也不高。

①　满梦影、苏果云、常欣强：《医院志愿服务现状研究》，《山西大同大学学报》（自然科学版）2020年第3期。

（五）医院、志愿者和服务对象对医院志愿服务存在需求差异

首先，医院、志愿者、患者与家属对医院志愿服务工作存在需求差异。医院需要志愿者开展常态化的非医疗服务，提高医院运转效率，以缓解医院人力资源不足的问题。[①] 患者与家属在医院最主要也是最迫切的是对医疗资源的需求，同时患者和家属的心理与社会需求也不可忽视，这部分需求需要通过医务社工和志愿者的服务来满足。而对志愿者来说，在医院开展非医疗志愿服务，除了"利他主义"动机之外，还需要有专业培训、医院和服务对象正向的反馈和激励，以满足其实现个人价值的需求。

而实际上，三方的需求对接渠道并不通畅，医院在提供志愿服务岗位时更多地考虑到医院整体运转，设置如门急诊导医导诊服务等简单培训后就可以上岗的志愿服务项目，但是并不能满足患者和家属心理、社会等综合性的志愿服务需求；志愿者没有渠道了解患者和家属的需求来策划相应的志愿服务项目，服务成效低，个人的价值难以实现；患者和家属并不重视自身除医疗资源以外的需求，即使有需求，也没有渠道找到有相应专长的志愿者、志愿者团队和合适的志愿服务项目。另外，受限于志愿者专业化程度不高，患儿和家属的复合型需求志愿者也难以满足。

（六）医院志愿服务的专业化水平有待提升

医院是一个特殊的志愿服务场所，需要志愿者掌握基础的医疗以及急救知识，了解如何与患者沟通、如何宣泄负面情绪等，掌握倾听、同理心等社工专业的技巧；在一些特殊的志愿服务项目中，还需要志愿者具备相应的专业知识和技巧，以开展医院志愿服务。医院志愿者来源复杂，基本上可以分为三类：一是院内医务人员组成的志愿者，这部分志愿者一般具有较高的医学素养，可以协助患者和家属解决一些医疗方面的困惑，但是在沟通技巧等方面有所欠缺；二是愿意参与医院志愿服务的社会志愿者，这部分志愿者有

① 彭柯、商明敬、赵宇：《构建医院志愿服务体系的思考》，《医学与哲学》2018 年第 13 期。

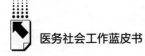

较高的服务热情与奉献意识，但服务能力与理念水平参差不齐，也缺乏基础的医疗常识；三是学生志愿者，大部分学生志愿者参与服务都是为了完成学校或者课程的要求，专业化水平较低，但是作为学生群体，有学校协助志愿服务组织进行统一管理，有利于开展统一的专业化培训。然而，目前医院志愿者并没有严格的准入制度，对志愿者的动机和专业化水平缺少评估，医院并没有完善的培训制度，导致志愿者的专业化水平参差不齐，且总体专业化能力有待加强。

（七）医院志愿服务宣传力度不够

1963 年 3 月 5 日，毛泽东"向雷锋同志学习"的题词在《人民日报》发表，3 月 5 日被定为学雷锋日；1985 年 12 月 17 日，第四十届联合国大会通过决议，从 1986 年起，每年的 12 月 5 日为"国际促进经济和社会发展志愿人员日"。目前，医院志愿服务的宣传也主要集中在这两个节日前后，以现场活动为主，宣传途径较为单一。从宣传媒体上来说，一般通过医院官网、微信平台等对志愿服务进行宣传，但是因为内容偏行政化，缺少趣味性，实际阅读量较低[1]；而传统的院刊缺乏时效性，且阅读人群主要集中在中老年人群。除此之外，医院志愿服务的宣传也缺少联动性，传播范围有限，没有形成区域内医院志愿服务的整合，其影响力不大。

四　建议对策

（一）完善医院志愿服务制度建设

1. 政策制度

党的十九大报告中明确指出"推进诚信建设和志愿服务制度化"，提出

---

[1]　满梦影、苏果云、常欣强：《医院志愿服务现状研究》，《山西大同大学学报》（自然科学版）2020 年第 3 期。

新时代对志愿服务发展的新要求和新期待。在依法治国的背景下,医院志愿服务管理应全面推进志愿服务的制度化、组织化、规范化发展。国家层面除颁布《志愿服务条例》指导性法规外,还需细化志愿服务相关过程中的服务边界、伦理两难、保障举措等配套政策法规,如对在医院志愿服务过程中志愿者人身财产损失的权责加以明确,保障志愿者个体在志愿服务过程中的权利。因此,需要国家层面出台医院志愿服务组织国家标准,同时强调将党建嵌入志愿服务理念,推动志愿服务对社会主义核心价值观的培育和践行[1],形成医院志愿服务领域的国家宏观战略布局,健全领导体制和工作机制,合理运行稳定的监督管理体系,对医院志愿服务进行自上而下的政策推动、法律规范、举措保障。

2. 管理机制

形成科学化管理机制,依据医院志愿服务岗位需求制定相应的招募、培训、考核、激励、退出等志愿者准入机制、日常考核机制、服务督导机制、服务评估机制、退场机制。[2] 通过项目化管理方式提升志愿服务目标和过程管理的精准性,首先要明确志愿者个体对服务岗位的内容责任和边界意识,提高志愿者的自我管理能力。制定服务岗位具体操作流程和注意事项,以及志愿者和管理者认同的管理制度。医院管理部门对志愿服务效果进行定期考核评价,在服务过程中,对于一些在工作过程中出现疏忽的志愿者进行鼓励和指导,若服务能力无法匹配医院需求,或志愿服务过程中有不良行为经沟通无效的可予以劝退。以此保证志愿者团队动机和质量的一致性、患者家庭利益最大化以及服务项目的有效开展。其次,对在岗志愿者持续开展服务能力提升的专题培训和团队建设,让志愿服务不断推陈出新、与时俱进,以提升医院志愿服务的专业性,跟上国家政策导向以及行业发展节奏。

---

① 上海市精神文明建设委员会办公室主编《上海志愿服务发展报告(2019)》,社会科学文献出版社,2019,第 55 页。

② 丁心悦:《医务社会工作部的志愿者管理问题与对策研究——以江西省 F 医院医务社工部为例》,江西财经大学硕士学位论文,2020,第 2 页。

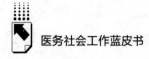

3. 保障激励

完善医院志愿服务褒奖激励机制，制定志愿者嘉许和回馈办法，健全志愿服务星级认定制度，切实增强志愿者的荣誉感。积极动员市场和社会力量①，设立专门的志愿服务保障资源库，并不断筹集志愿服务激励保障相关资金、物资、志愿奖励专属服务等。同时合理安排志愿服务时间，保障志愿者基本福利待遇，对志愿服务进行定期考核动态管理，开展表彰嘉奖活动，对优秀志愿者个人和团体进行公开表扬，强化其奉献精神，促使志愿者积极活跃地投入医院服务，提升患者就医体验及医院管理水平。

（二）推动医院志愿服务支持型、枢纽型、统筹型平台建设

2008 年被称为中国的志愿服务元年，这一年大雪、地震、奥运会等事件催生出人们的志愿服务意识和行动，特别是在北京、上海等东部沿海城市展现出志愿者的专业服务水平与风采，并得到社会公众的认可。而在中西部地区的属地化志愿服务仍处在萌芽阶段，因此全国各地医院志愿服务发展水平更加不均衡。因此，要搭建国家级、省级以及不同级别医院间的支持型、枢纽型、统筹型等行业志愿服务管理平台，以加强地区间、级别相似医院间的志愿服务和管理经验交流，特别是中西部偏远地区要向东部沿海地区成熟的医院志愿服务管理模式借鉴和学习，推动中西部医院志愿服务发展进程和内涵式增长，开展政、产、学、研、社共商协作医院志愿服务行动，发挥其专业化和社会化优势，继而推动医院治理创新。

（三）明确医院志愿服务工作的管理归口，志愿服务信息互联互通

国家出台政策法规和细则，从顶层设计层面再一次明确志愿服务管理的归口，并打通原有各个条线间志愿服务管理信息系统的接口推动信息互联互通，并就志愿服务信息管理系统进行优化更新，对相关注册、考核、表彰等

---

① 上海市精神文明建设委员会办公室主编《上海志愿服务发展报告（2019）》，社会科学文献出版社，2019，第 164～165 页。

流程进行去繁就简，降低注册和记录的重叠率，通过"区块链+志愿服务"的科技创新应用和移动互联，提高志愿者个人及管理者操作的便捷性和录入数据的真实一致性。[①]

（四）加强医院志愿服务宣传，形成崇尚医院志愿服务的良好风尚

强化医院志愿服务精神的宣传与教育引导，通过多种形式的活动宣传提升志愿服务精神的辐射力和影响力。通过在国际志愿者日、学雷锋日等开展医院志愿服务文化宣传周，各省区市优秀医院志愿者表彰大会，行业间联盟志愿服务倡议等举措，并通过纸媒、电视媒体、自媒体等多种渠道，进行富有创意和趣味性的宣传推广，加强对医院志愿服务必要性和重要性的宣传，提高社会公众对于医院志愿服务的认识和认同度，推动志愿文化成为医院文化建设和人文关怀的重要载体。

（五）扎根医院、志愿者和服务对象需求设计医院志愿服务项目

医院志愿服务管理部门应在充分的需求调研基础上，在医院运营管理需求、社会公众志愿服务动机、患者就医过程中的痛点三者间寻求交集，扎根三者的平衡点，继而进行志愿服务项目的目标设定、内容可行性及服务边界的设计，针对不同需求制定不同的岗位，并精准发布岗位志愿者所需技能及具体要求，对准入志愿者进行专业的岗前培训和过程督导，以巩固志愿服务在医疗场域中不可或缺的地位，从而提高医院运营管理效率，实现志愿者个人价值，提升患者就医体验。

（六）推进医务社工与医院志愿者联动模式，加强志愿服务能力建设

引入专业力量，加强医务社工与医院志愿者间的联动，使得医务社工与医院志愿者相互依赖、相互促进、相互补充，发挥各自优势，促进服务专业

---

① 北京泽人公益发展中心：《2020 中国志愿服务年度发展报告》，《中国发展简报》2020 年 9 月 29 日，http://www.chinadevelopmentbrief.org.cn/news-24797.html。

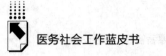

化与持续性发展,加强医务社工对志愿者的需求评估、专业化培训、过程督导、激励考核。针对医院志愿者需设立严格的准入制度,加强对志愿者动机和专业化水平的评估,优化志愿者培训体系,丰富志愿者培训方式,并基于调研整合资源设计跨专业多学科且具有实务专业性和针对性的培训课程,进而提升志愿者的专业技能与服务能力。提升志愿服务项目的内涵与水平,建立科学有效的志愿服务评估体系,开展志愿服务需求调查和满意度调查,应用 PDCA 等管理工具持续改进服务质量。[①] 医务社会工作与医院志愿服务联动促使医院志愿者从单一的参与者、执行者的角色定位逐步向策划者、管理者、协调者、组织者转变,医院志愿者在服务过程中的作用越来越多元化,进一步推动社会服务的深入发展。最终形成在医务社工引领下的医院志愿服务大发展格局,实现专业主导、志愿主体、共同参与、优势互补的医务社工与医院志愿服务新形式。

参考文献

民政部社会工作司编《志愿者管理手册》,中国社会出版社,2014。

王忠平:《志愿服务管理理论与实务》,北京交通大学出版社,2015。

〔美〕詹姆斯·P. 盖拉特:《21 世纪非营利组织管理》,邓国胜等译,中国人民大学出版社,2003。

王彤、俞军、张一奇等:《上海市医务社会工作与医院志愿服务联动现状分析》,《中国社会工作》2017 年第 9 期。

北京惠泽人公益发展中心:《2020 中国志愿服务年度发展报告》,《中国发展简报》2020 年 9 月 29 日, http://www.chinadevelopmentbrief.org.cn/news-24797.html。

---

① 王黄、甘良进:《医院志愿服务的实践与探索——以芜湖市第一人民医院为例》,《安徽卫生职业技术学院学报》2019 年第 1 期。

专题篇
Special Reports

B.10

公共卫生社会工作与疫情防控*

黄红 范斌**

摘　要： 本报告以两次重大公共卫生事件为时间线索，结合近20年来中央和地方政府公共卫生政策的焦点和在推进公共卫生社会工作领域人才队伍建设中的举措，对我国公共卫生社会工作领域的发展状况、应激状态和疫情防控常态化背景下公共卫生社会工作实践进行了梳理，分析社会工作介入疫情防控过程中在合法性、专业话语权与治理权限、专业性等方面存在的问题和挑战，最后提出明确社会工作介入的合法地位、"自上而下"和"自下而上"双重推动、大力培养公共卫生社会工作人才、建立全生命周期的重大公共卫生事件社会工作参与机制、搭建行之有效的组织化公共卫生社会工作应急响应机制等社会工作介入突发公共卫生事件的

＊ 本文是国家社科基金项目"社会工作参与重大突发事件应急管理的合法性困境研究"（编号：21BSH162）的阶段性成果。

** 黄红，黑龙江省社会科学院社会学所所长，教授，主要研究方向为社会工作、社会治理、社会政策；范斌，华东理工大学社会工作与社会政策研究院副院长，教授，博士生导师，中国社会工作学会副会长，主要研究方向为医务社会工作、儿童福利与保护、社会政策等。

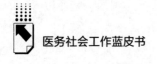
对策建议。

关键词： 公共卫生社会工作 疫情防控 突发重大公共卫生事件

一 我国公共卫生社会工作发展历程
（2003～2021年）

（一）公共卫生社会工作概念被提出并开始实践探索（2003～2008年）

2000～2003年，我国在医疗卫生健康领域的政策主要聚焦在医疗服务价格改革回归"公益性"的层面上[1]，对于公共卫生体制建设与政策创新，几乎没有人予以关注，2003年可以说是我国公共卫生政策的新起点。2003年的SARS事件使得国家的公共卫生体制出现了大规模的变革和调整。为应对非典疫情，2003年国务院颁布了《突发公共卫生事件应急条例》。在之后的2005～2008年，国家相继颁布了多个规范和预案文件，包括《国家突发公共事件总体应急预案》《国家突发公共卫生事件相关信息报告管理工作规范（试行）》《国家突发公共卫生事件应急预案》《国家突发公共事件医疗卫生救援应急预案》《全国卫生部门卫生应急管理工作规范（试行）》等，基本确立了我国公共卫生应急处置体系；2008年原卫生部卫生应急办公室发布的《卫生应急队伍装备参考目录（试行）》则首次对公共卫生应急队伍的建设提出了要求。[2]

2003～2008年，为解决在非典疫情中暴露出来的我国疾病信息监测系统

---

[1] 刘继同：《改革开放30年以来中国医务社会工作的历史回顾、现状与前瞻》，《社会工作》2012年第1期。

[2] 孙梅、吴丹、施建华等：《我国突发公共卫生事件应急处置政策变迁：2003－2013年》，《中国卫生政策研究》2014年第1期。

不全面、突发性公共卫生事件应急能力薄弱的问题[1]，国家的公共卫生政策焦点集中在公共卫生事件应急处置体系方面，对公共卫生人才队伍的建设也提出了要求，主要是公共卫生应急处置方面的人才队伍建设。政府对应急处置人才队伍的需求，迫使相关行业重视人才队伍的形成体系和方式，其中就有社会工作行业的探索。

2004 年，公共社会工作概念首次在学界被提出。香港地区的社会工作者在参与介入 2003 年的 SARS 疫情防治中，展现出社会工作专业与多个部门合作[2]以及在疫情发生后不同时序发挥专业作用的潜质，社会工作由此被部分学者作为突发公共卫生事件的人才队伍构成之一而提出[3]。但在当时"公共卫生社会工作"这一概念并不是很明晰，还只是包含在广义的医务社会工作里可介入的一个分支[4]，是推进公共卫生工作的发展、为大众创造健康生活环境的宏观层面医务社会工作[5]。而且除了概念上大多数学者并没有把它当作一个单独的领域，公共卫生社会工作的具体实践也较少。一方面是因为我国对突发公共卫生事件的应对更侧重单纯的"生物医学模式"，对社会心理重视程度不够[6]；另一方面是社会工作专业力量相对薄弱，在 2006 年党的十六届六中全会才提出加强"社会工作人才队伍建设"任务，社会工作专业还无法在公共卫生工作领域充分发挥自己的优势，所以这一时期的公共卫生社会工作只是"被提出"。在这一阶段，一些地方的社会工作者也立足社区，开始公共卫生社会工作服务实践探索，如"协作者"在北京为外来务工群体开展了"非典"物资救援、"非典"信息普及和减灾能力建设等服务，并结合预防"非典"物资发放开展疾病预防、互助团结等倡导工

---

① 龚向光：《从公共卫生内涵看我国公共卫生走向》，《卫生经济研究》2003 年第 9 期。

② 花菊香：《突发公共卫生事件的应对策略探讨——多部门合作模式的社会工作介入研究》，《学术论坛》2004 年第 4 期。

③ 花菊香：《突发公共卫生事件的社会工作介入时序研究》，《社会科学辑刊》2005 年第 1 期。

④ 刘继同：《转型期中国医务社会工作服务范围与优先介入领域研究》，《北京科技大学学报》（社会科学版）2006 年第 1 期。

⑤ 安民兵：《医疗社会工作：现实意义和发展趋向》，《医学与哲学》2006 年第 17 期。

⑥ 王波、孙艳：《论医学模式的演变与医务社会工作概念的发展》，《华东理工大学学报》（社会科学版）2006 年第 4 期。

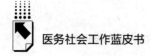
作，在开展减灾能力建设的同时，培育灾害管理志愿者网络，为突发性灾害的救助、灾后重建等提供预防性支持。

（二）公共卫生体制改革助推公共卫生社会工作缓慢成形（2009~2018年）

2009年，我国的公共卫生体制出现了重大改革。中共中央、国务院发布《关于深化医药卫生体制改革的意见》，明确提出"要完善公共卫生服务体系、医疗服务体系、医疗保障体系、药品供应保障体系"的要求；同年，卫生部、财政部、国家人口和计划生育委员会三部门联合印发《关于促进基本公共卫生服务逐步均等化的意见》，提出要"明确政府责任，对城乡居民健康问题实施干预措施，减少主要健康危险因素，有效预防和控制主要传染病及慢性病，提高公共卫生服务和突发公共卫生事件应急处置能力，使城乡居民逐步享有均等化的基本公共卫生服务"的工作目标；2015年，"健康中国"概念被提出，其内涵与实现路径受到广泛讨论[①]，这直接使得2016年《中华人民共和国国民经济和社会发展第十三个五年规划纲要》提出推进建设"健康中国"的八个方面，"健康中国"从概念走向了战略，从此我国公共卫生政策与其他医药卫生体制政策有了更广、更新的瞄准方向。

2009~2018年，我国公共卫生政策重视基本公共卫生的均等化，更进一步地提出了"健康中国"战略，正式把公民的健康权利放到了国家战略层面，而"健康"一直是社会工作关注的重要议题和实践领域，因此，在国家政策导向和社会工作实践渊源的双重作用下，公共卫生社会工作从"被提出"到有成为"新领域"的趋势。

在此期间，这一"新领域"的发展较为平稳，在人才队伍储备方面的政策支持力度比较大，议题渐渐有了雏形，也有一定的实践，但是公共卫生社会工作的理论在这一时期还是比较欠缺。

---

① 李滔、王秀峰：《健康中国的内涵与实现路径》，《卫生经济研究》2016年第1期。

人才队伍建设方面，2011 年中央组织部、民政部、卫生部等 18 个部门印发《关于加强社会工作专业人才队伍建设的意见》；2012 年 19 个部门印发《社会工作专业人才队伍建设中长期规划（2011—2020 年）》；2018 年民政部、人力资源和社会保障部出台《高级社会工作师评价办法》，初、中、高级相衔接的社会工作者职业资格体系基本建成。这些意见和管理办法为包括公共卫生领域在内的社会工作从业人员扩展职业空间、畅通晋升渠道提供了制度保障。地方政府也为公共卫生社会工作人才队伍的建设提供了政策支持，2012 年 2 月，上海发布《关于推进医务社会工作人才队伍建设的实施意见（试行）》，这是我国第一个政府明确要发展医务社会工作的政策，为之后社会工作在公共卫生领域的实践提供了政策范本；2018 年广州颁布《广州市社会工作服务条例》，为社会工作在公共卫生领域的作为提供了一定的政策依据。议题方面，受到广义医务社会工作和"健康中国"战略的影响，医务社会工作有了概念的延伸，形成了"健康社会工作"体系[1]，主要探讨完善医疗服务"全人模式"、完善医疗体系和卫生保障制度、参与健康管理并打造健康社区等议题。[2] 理论方面，"全民健康""整体医疗服务"等理念可推进"健康中国"建设。[3] 实践方面，广州市将医务社会工作的医院外服务与家庭综合服务相结合，"专门设置了社区医院试点，为当地居民咨询了解社会救助、医疗保障等开通便捷渠道"。[4] 这一时期从政策支持到议题发展乃至实践，都使得公共卫生社会工作缓慢成形。

---

① 刘继同：《中国健康社会工作实务体系范围与现代医生人文关怀型社会工作角色》，《人文杂志》2016 年第 4 期。

② 柴双：《医务社会工作参与"健康中国"建设的探讨——分析十九大报告提出的"实施健康中国战略"》，《中国社会工作》2017 年第 36 期。

③ 马凤芝：《大力发展医务社会工作加快推进健康中国建设》，《中国社会工作》2017 年第 9 期。

④ 齐建、周文姣：《"大健康中国"背景下医务社会工作的现状及对策》，《卫生软科学》2018 年第 12 期。

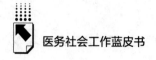
（三）社会工作在疫情防控中作用凸显，公共卫生社会工作进入新阶段（2019年至今）

2020年新冠肺炎疫情突袭而至，社会工作在疫情防控中凸显了专业价值，公共卫生社会工作受到政府的高度关注和肯定，学界对公共卫生社会工作的研究成果频出，社会工作实务界深度参与到公共卫生领域，我国的公共卫生社会工作无论是实践还是研究都进入新阶段。在疫情发生之初，社会工作者自觉参与到疫情防控之中。2020年2月13日，习近平主席《在统筹推进新冠肺炎疫情防控和经济社会发展工作部署会议上的讲话》明确指出，"要发挥社会工作的专业优势，支持广大社工、义工和志愿者开展心理疏导、情绪支持、保障支持等服务"；2020年3月5日，国家卫生健康委和民政部联合印发《关于加强应对新冠肺炎疫情工作中心理援助与社会工作服务的通知》，对社会工作参与疫情防控工作做了相关部署；2020年4月21日，国家卫生健康委等七部门联合发布《关于印发入境人员心理疏导和社会工作服务方案的通知》，对社会工作参与出入境口岸"外防输入"工作做出指导。地方政府也对社会工作参与疫情防控给出了相应的政策指引和支持，2020年1月28日，广东省印发《社会工作者、志愿者参与新型冠状病毒感染的肺炎疫情防控工作指引（第一版）》；2020年1月29日，北京市发布《关于社会工作者、志愿者参与新型冠状病毒感染的肺炎疫情防控工作的倡议书》；2020年3月17日，广西壮族自治区印发《关于进一步支持社会工作志愿服务力量参与民政领域新冠肺炎疫情防控工作的通知》。社会工作本身的人才队伍建设仍然在持续进行，2021年人社部、民政部社会工作者职业水平评价办公室印发《高级社会工作师评审委员会组织管理暂行办法（试行）》，进一步完善包括公共卫生领域在内的我国社会工作人才评价体系。

这些专门针对公共卫生社会工作的政策支持极大地推进了本领域理论与实践的发展。议题方面，疫情防控的实际情境、社会工作的专业发展和公共卫生社会工作领域分支受到较多关注。其一是公共卫生事件应急与响应。社会工作参与公共卫生事件应急具有形成柔性服务，为疫情下的民生刚需提供补充，还能助力居民疫情缓和后的身心恢复的功能[1]；但是在参与过程中却遇到"体系之外"的困境，表现为缺乏明确的结构位置，难以和其他部门形成有效的联防联控等问题[2]。面对这些问题，有学者认为社会工作需要和已有的应急管理体系形成"互嵌共生"的理想模式，以获得更好的响应能力[3]。其二是"回归社会性"。这一议题首先是对"互嵌共生"这一类参与到应急管理体系理想模式的一种批判，具体来说就是认为社会工作自主参与疫情防控的过程实际上体现出"社会工作自主回应社会需要并推动社会改变的一种可能"；其次是站在专业发展的角度去阐述社会工作参与疫情防控对专业本身的意义[4]。其三是公共卫生社会工作本身的角色定位。理论方面，"大健康观""身心灵全人健康理论""增权理论""情感劳动"等视角都为社会工作参与疫情防控的实践提供了有效指引。

具体实践中，不再仅仅是单独的案例呈现，而是产生了一系列实务模型、实践策略和实践机制。出现了深圳市社会工作"宏观层面党社关系嵌入+中观层面行业组织协调+微观层面多元治理思维服务"的疫情防控和公共卫生服务的"生态系统"模型[5]；还有针对线上服务的"数字网络时代服务模型"，即"社群思维+网络直播+网络媒体运用"框架[6]；以及"结构性组织与阶段性服务"的实践机制[7]。

---

[1] 房亚明、周文艺：《服务与增能：社会工作介入突发公共卫生事件治理的机制建构》，《长白学刊》2021年第5期。

[2] 徐选国：《专业自觉与体系之外：社会工作介入新冠肺炎疫情初期防控的双重逻辑及其反思》，《华东理工大学学报》（社会科学版）2020年第2期。

[3] 李红飞、曾守锤、莫健：《互嵌与共生：健康社会工作与公共卫生应急管理的理想关系模式建构》，《中国卫生事业管理》2021年第10期。

[4] 郑广杯、孟祥哲、刘杰：《回归社会性：社会工作参与新冠肺炎疫情应对的关键议题》，《社会工作与管理》2021年第2期。

[5] 钟宇灵：《社会工作介入突发公共卫生事件的实践——以深圳社工参与新冠肺炎疫情防控服务为例》，《中国社会工作》2020年第12期。

[6] 张丽芬、赖秋蓉：《数字网络时代社会工作服务模式的转型——以公共卫生服务为例》，《社会科学家》2021年第9期。

[7] 方琦、范斌：《突发公共卫生事件中社会工作的实践机制：结构性组织与阶段性服务》，《华东理工大学学报》（社会科学版）2020年第1期。

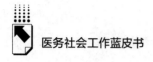

通过对我国公共卫生社会工作发展历程的梳理，可以看出我国公共卫生社会工作从萌芽到迅猛发展的过程，是政策引导、支持和社会工作专业自身对社会问题回应的实践相结合而产生的。目前，中国的社会工作人才队伍建设、公共社会工作制度发展、公共社会工作领域的实践和研究都进入了崭新的时代。

二　疫情防控背景下公共卫生社会工作实践

2020年初，随着新冠肺炎疫情的出现，全社会再次聚焦国家公共卫生事业的发展，社会工作在疫情防控中发挥了重要作用，公共卫生社会工作也随之受到各方重视。根据国家卫生计生委（现国家卫生健康委员会）发布的《国家基本公共卫生服务规范（第三版）》，该规范基本划定了国内公共卫生服务领域，其中的"传染病及突发公共卫生事件报告和处理"则直接为疫情防控下公共卫生社会工作的开展指明具体方向。

（一）社会工作者在突发公共卫生事件中承担的角色

疫情发生以来，社会工作积极回应，社会工作者在疫情防控过程中也承担了多重角色。

服务提供者。在疫情防控中，社会工作者既提供心理疏导、家庭矛盾解决、社会融入、政策信息咨询等方面的服务，也积极提供生活物资发放等物质帮助。同时，社会工作者也参与一些简单服务，如核酸检测支持、社区疫情的排查、社区消杀、隔离区和封控区的物资配送等。

支持者。在疫情防控工作开展过程中，社会工作者还秉承"助人自助"的理念，帮助受助者尤其是在疫情中的弱势群体如老年人、残疾人自立自强，树立自信心，积极系统地促进服务对象正常生活的恢复和身心全面发展。

资源链接者。资源链接是社会工作的专业优势，在疫情防控中发挥着重要作用。社会工作的介入起到"桥梁"的作用，一方面帮助受助者获取资源解决困境，另一方面提高资源利用率，提高资源配置的精准性。

政策倡导者。社会工作者积极践行疫情防控相关政策，在政策的实施过程中发现问题并根据自身工作经验反思向相关部门反馈；社会工作行业协会也积极出台各类疫情防控工作技术指导文件；研究者开展学术和智库研究，为相关部门的政策制定提供重要参考。

（二）疫情防控中公共卫生社会工作实践的组织序列

改革开放以来，我国的社会工作是在行政化社会工作的改革和专业社会工作的创建两种努力下发展的，行政性社会工作在吸收专业社会工作经验的同时，在公共服务和社会服务领域仍然发挥着主导作用。[①] 在疫情防控工作中，社会工作的行动体系中有三类组织序列，相互配合开展工作，发挥不同的作用，形成合力，共同推动社会工作参与疫情防控的组织体系完善。

1. 第一序列——社会工作行政组织

疫情发生后，作为国家职能部门，需要制定有效、权威且具有针对性的疫情防控政策来指导全国各级的疫情防控工作。[②] 例如国家卫健委和民政部2020年3月联合印发的《关于加强应对新冠肺炎疫情工作中心理援助与社会工作服务的通知》，地方层面如广东省民政厅2020年1月印发的《社会工作者、志愿者参与新型冠状病毒感染的肺炎疫情防控工作指引（第一版）》。

2. 第二序列——社会工作行业组织及科研院所

疫情发生初期，各地社会工作行业组织便纷纷响应，从社会工作行业层面为社会工作参与疫情防控工作提供专业支持和指导。例如在新冠肺炎疫情发生后，中国社会工作教育协会先后发布了《关于号召会员单位参与抗击新型冠状病毒疫情工作的通知》和《关于社会工作参与新型冠状病毒感染肺炎防控工作实务指引》，推出指导性的专业工具包和课程资源，为广大社

---

① 王思斌主编《社会工作概论》（第三版），高等教育出版社，2014。
② 王思斌主编《社会工作概论》（第三版），高等教育出版社，2014。

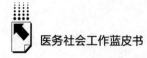

会工作者提供专业支撑。中国社会工作联合会发布了《致全国社会工作者的倡议书》和《新型冠状病毒感染的肺炎防控社工支持手册》。上海社会工作者协会制定了《关于社会工作机构和社会工作者"新型肺炎"心理危机干预的工作指引》。

我国开设社会工作专业的高校和科研院所众多，一方面，社会工作相关科研院所可以开展疫情防控下的公共卫生社会工作发展研究，例如国内许多学术期刊在疫情发生后在刊物内及时开辟了公共卫生社会工作、疫情防控等专栏。另一方面，高等院校的社会工作专业学生可以将专业实习结合到具体的疫情防控工作中去开展。

3. 第三序列——社会工作服务机构

在疫情防控中，基层的社会工作服务机构依据社会工作行政组织和行业组织所提供的专业支持以及所制定的规范，开展公共卫生社会工作实践，发挥了重要的作用。① 疫情发生后，全国各地社会工作服务机构迅速投入疫情防控工作，在短时间内参与到各类基层服务中，有力推动了疫情防控工作顺利开展，部分地区社会工作服务机构参与疫情防控工作统计数据如表1所示。

表1 部分地区社会工作服务机构参与疫情防控工作数据

截止日期	地区	统计数据 （除标注具体时间段的省份，其他地区均为疫情发生以来统计数据）
2021年8月3~17日	湖北	全省共有250余家社工服务机构通过线上+线下方式参与疫情防控，其中140余家社工服务机构直接参与线下服务
2021年1月15~20日	河北	全省共有127家社会工作服务机构参与社区防疫工作
2020年3月	黑龙江	全省共有60余家机构参与到疫情防控工作中
2020年3月	江苏	全省共有106家社会工作服务机构投入疫情防控心理疏导，心理服务超3.29万人次，服务时长累计达3.2万小时
2020年3月	江西	全省共有43家社会工作服务机构参与疫情防控志愿服务

① 方琦、范斌：《突发公共卫生事件中社会工作的实践机制：结构性组织与阶段性服务》，《华东理工大学学报》（社会科学版）2020年第1期。

截止日期	地区	统计数据 （除标注具体时间段的省份，其他地区均为疫情发生以来统计数据）
2020 年 3 月	福建	全省共有 200 余家社会工作机构投入防疫工作第一线
2020 年 3 月	北京	全市共有 150 余家社工机构参与疫情防控工作
2020 年 2 月	上海	全市共有 603 家社工专业机构，全员参与疫情防控工作
2020 年 12 月	成都	全市共有 50 余家社工机构融入村（社区）开展防疫工作，服务城乡居民 23 万余人
2020 年 3 月	杭州	全市共有 406 家社工机构（社会组织）投入疫情防控工作
2020 年 3 月	济南	全市共有 20 余家社工机构参与疫情防控工作，累计服务 47 万余人次
2020 年 2 月	深圳	全市共有约 40 家社工服务机构在 664 个社区党群服务中心及项目点开展疫情防控服务

资料来源：各地政府部门新闻报道、中国公益研究院专题分析等统计整理。

（三）疫情防控中公共卫生社会工作实践的时序

传统的社会工作实践往往从专业技术方法分类角度入手，如个案工作、小组工作和社区工作；抑或是从服务对象分类角度入手，如儿童社会工作、妇女社会工作和青少年社会工作等。突发公共卫生事件往往突然发生，造成的影响及范围较大，面对的求助对象较多，不同阶段需要采取不同的实践策略，所以按传统的实践角度会存在一定的片面性，需要在考虑时间顺序的基础上综合考虑传统的实践角度并综合采用传统的实践方法来开展公共卫生社会工作实践。[①]

1.疫情防控应激状态下的公共卫生社会工作实践

在新冠肺炎疫情发生初期，突然出现的疫情打断了人们正常生活的节奏，每日急剧增长的确诊和死亡病例让人人感到自危，心理受到震撼并产生恐惧与焦虑，随着各地封闭式管理，无法正常工作、学习和出行以及由此引发的一系列问题更增加了内心的不安感和紧张感。一方面整个社会出现不稳

---

① 花菊香：《突发公共卫生事件的社会工作介入时序研究》，《社会科学辑刊》2005 年第 1 期。

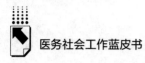

定性，另一方面社会中的成员也面临极大风险，所以在应激状态下的公共卫生社会工作实践应该以协助相关部门维持社会稳定，保证社会公众的生命财产安全为主（见表2）。

表2　应激状态下的公共卫生社会工作实践

时间	党中央决策部署和政府部门防控政策、举措	社会工作界的部分响应举措
2020年1月20日	习近平总书记对疫情防控做出重要指示；国家卫健委2020年1号公告将新冠肺炎纳入传染病防治法；武汉市成立新型冠状病毒感染的肺炎疫情防控指挥部	武汉部分社会工作服务机构为有需要的民众提供支持性服务
2020年1月22日	湖北省启动突发公共卫生事件Ⅱ级应急响应	湖北省社工联编译发布《社会工作在公共危机事件中如何做》；北京市协作者社工发展中心发布《关于加强新型冠状病毒（2019-nCov）防控工作的方案》
2020年1月23日	武汉全面封城	
2020年1月24日	国家卫健委发布《关于加强新型冠状病毒感染的肺炎疫情社区防控工作的通知》；各地救援队前往武汉	湖北省社工联发布《致全省社工的一封信》
2020年1月25日	中央应对新型冠状病毒感染肺炎疫情工作领导小组成立；全国共30个省份启动突发公共卫生事件Ⅰ级响应	武汉市社工联发布倡议和社工招募公告；上海市社工协会组建"声援武汉社工应急服务团"
2020年1月26日	民政部指定5家慈善组织负责接收调配社会各界捐赠的物资与善款	中国社工联及各省区市社工协会相继发布倡议书
2020年1月27日		上海市社会工作者协会发布《关于社会工作机构和社会工作者"新型肺炎"心理危机干预的工作指引》
2020年1月28日	广东省民政厅印发《社会工作者、志愿者参与新型冠状病毒感染的肺炎疫情防控工作指引（第一版）》	中国社会工作教育协会发布《关于号召会员单位参与抗击新型冠状病毒疫情工作的通知》
2020年1月29日	民政部部署做好新型冠状病毒感染肺炎疫情防控期间有关社会救助工作	上海市社会工作者协会发布《新型肺炎疫情防控社会工作服务手册》
2020年1月30日		中国社会工作联合会上线"立足社区，抗击疫情——社工系列课"

续表

时间	党中央决策部署和政府部门防控政策、举措	社会工作界的部分响应举措
2020年1月31日		中国社会工作教育协会发布《社会工作参与防疫抗疫专业实务指引》;中国社会工作联合会、中国心理学会等单位共同发起"应对新冠肺炎心理健康援助行动";上海市社会工作者协会发布《新型肺炎疫情防护和资源手册》
2020年2月23日	习近平总书记2月23日《在统筹推进新冠肺炎疫情防控和经济社会发展工作部署会议上的讲话》提出"要发挥社会工作的专业优势,支持广大社工、义工和志愿者开展心理疏导、情绪支持、保障支持等服务"	各地社会工作深度参与疫情防控
2020年3月5日	国家卫生健康委和民政部联合印发《关于加强应对新冠肺炎疫情工作中心理援助与社会工作服务的通知》,对社会工作参与疫情防控的工作做了相关部署	各地社会工作更加有序参与疫情防控
2020年4月21日	国家卫生健康委等七部门联合发布《关于印发入境人员心理疏导和社会工作服务方案的通知》,对社会工作参与出入境口岸"外防输入"工作做出指导	黑龙江积极组织社工对绥芬河口岸城市疫情开展社会工作服务

注:2020年1月20日至4月21日部分数据,根据网络资料整理。

2. 疫情防控常态化状态下的公共卫生社会工作实践

疫情防控进入常态化阶段,要求能阶段性动态调整、精准优化和落实防控措施,所以在常态化状态下的公共卫生社会工作实践应该以协助相关部门有序恢复社会生产发展,落实常态化防控政策,以及帮助社会公众恢复社会功能,重建社会支持网络等为主。

从公共卫生社会工作实践的组织序列来看,第一序列——社会工作行政组织应该统筹协调全国、各省区市的疫情防控常态化工作以及社会生产生活的有序恢复工作。第二序列——社会工作行业组织及科研院所应该根据前期参与疫情防控的经验,积极完善相关工作指导意见,开展公共卫生社会工作相关研究,并为第一序列组织提供决策支持。第三序列——社会工作服务机构应该积极参与到基层的常态化防控及社会生产生活恢复与发展工作中，并根据一线工作经验积极向第一及第二序列组织反馈相关信息及建议。

三 社会工作介入疫情防控存在的问题和挑战

社会工作作为一种专业力量，在新冠肺炎疫情防控过程中活跃于城乡社区、医院、机场等地。但由于疫情的复杂与情况的严峻，整个社会工作力量在此次公共危机事件介入中均处于边缘化处境，同时在不同的实践场域，社会工作的专业优势发挥均面临诸多挑战亟须有效破解。

（一）社会工作在重大疫情防控体系中缺乏结构性位置

在本次疫情期间，根据国家出台的应急条例、办法以及有关防控工作的通知，目前社会工作还未纳入公共卫生事件介入体系，其制度和政策体系不成熟、不完善，专业有效性尚未凸显，在人才队伍和抗疫组织体系中，大部分还是依托于原有的行政体系。同时，在国家治理和社会治理的合法性机制中社会工作始终没有参与进来，其完善的治理机制也未有效建立起来[①]，致使社会工作不能在其中发挥独有的专业优势。在抗疫中社会工作机构和社会工作者的身影还不够显著，专业的社会力量也没能在制度层面进入现有的应急防控体系中。专业社会工作尚处在游离于"体系之外"的边缘化尴尬处境，难以被真正整合进突发危机事件应急管理制度，由于制度建设的逐渐缺位，在实际工作的开展中社会工作服务缺乏政府方面的支持，进而导致疫情防控体系仍倾向于病理学方面的治疗，突发事件发生后更是如此。在强大的行政管理压力下，社会工作入场身份尴尬，入场难。

在社会工作组织的抗疫工作中，社会工作的结构性位置缺失等问题日益凸显，新冠肺炎疫情发生后，一些社会工作组织机构缺乏在处理类似防控工

---

① 王杰、徐选国：《我国社会工作的合法性困境及其路径重构》，《中国农业大学学报》（社会科学版）2018 年第 2 期。

作中的经验与训练，大部分服务组织在处理疫情时不可避免地会"手足无措"，具体表现为对策制定不明确、心理压力大、执行难度高等。此外，由于疫情影响，一些社工组织和机构资金链紧张，防疫物资匮乏，这无疑给社会组织工作的开展带来了困难。即使是发展成熟、结构完整的国内社会工作机构，也面临服务程度和服务质量不高的问题，社会工作在应对疫情防控中所反映的问题，具体包含社会工作机构需要向社区提供什么，在现有条件下可以提供什么，服务水平标准需要达到什么程度等。

（二）社会工作的专业话语权及治理权限受限

首先，社会工作者的专业话语权不足。面对我国应急体制的限制，社区行政力量依旧是社区防控的主要力量，如社区居委会等。从采取的方式来看，目前许多地方主要仍在使用传统的行政手段，社会工作的专业方法还不够明显。同时，在社区话语体系中，社区本身原有的话语权较强，相对来说社会工作者的话语权较弱，为此社工能够获得且可利用的社区及其他社会资源也较少，只能依靠社区现有的话语体系获取一定的资源。

其次，社会工作参与社区专业治理的权限有限。社会工作的根本在于为公众提供服务，并且它是在一定的时间和空间内进行的。社会工作专业实践权限主要体现在国家政府和地方社区机构赋予的权限范围内，进入社会工作领域与场域，为大众提供更专业的社会服务。在我国的应用和发展中社会工作还处于起步阶段，社会工作的内涵、作用以及功能尚未得到政府和基层社会组织的熟知和认可。

最后，社会工作专业性、职业性难以呈现和表达。因此，如何有效掌握管控取向，增强社会工作的专业话语权及治理权限，提升其社会适应性能力成为关键。

（三）社会工作专业化程度低，专业人才队伍培养不足

其一，缺乏综合性的社会工作知识体系。在对本次疫情防控的社会工作进行总结时，我们可以发现社会工作者在众多方面都表现出较高水平的专业

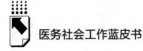

性，但遇上一些具体性问题，就会表现出一定的短板和不足。社会工作者自发参与防疫工作，这往往伴随着一定的非专业性。譬如他们不再被视为具有专业性的帮扶组织，救助居家的相关群体时，在协调资源以及心理帮扶方面都存在一些问题。此外，由于缺乏相关的医学知识，他们在紧急情况下往往也无能为力。目前，我国疫情防控主要是多部门联合管理，缺乏统一的疫情防控组织和完善的体系，这就导致在疫情发生时，难以及时做出精准且有效的应对措施。从本次突发性疫情防控治理角度来看，为了精准预测疫情发展趋势，就必须构建疫情防控管理机构和组织，充分且有效地收集和分析疫情的相关信息，进而实现较为精准、应对及时的疫情预测。

其二，社会工作专业人才队伍紧缺。在我国专业的社工教育资源比较稀缺，社会工作人才队伍整体能力水平还有较大的提升空间，尤其表现为高素质专业人才队伍的匮乏。在应对突发公共事件时，社会工作者的专业能力还有限制，由于社工教育的不完善，目前无法充分发挥社会工作的专业效能，我国社会工作者的专业能力还处于理论研究的水平，其专业素质水平也无法提升。在社区防疫治理中，社工往往充当了通过开展各种形式的活动来进行服务的角色，因此在这些活动中无法有效发挥社会工作的专业性。

其三，社会工作缺乏专业的应急管理能力。首先，社会工作在我国发展的时间较短，面临我国本土化社区治理中无法满足的需求。为此可通过结合我国具体的国情特点，借鉴国外社会工作在公共危机治理与管理中的成功经验，这亦是我国社会工作亟待解决的重要问题之一。其次，在我国的社会治理结构中，社会工作者也介入其中并发挥着重要的作用和功能，但对突发性公共事件的危机介入没有相应的实战经验，同时在专业应急管理能力方面呈现较为弱势的状态。在疫情防控过程中，一些社会工作者虽然处于抗击疫情的第一线，却束手无策，不能充分利用自身的专业优势开展工作。而且，在实际的防疫工作中，社工所做的工作与其专业性关系不大，在公共危机方面其专业优势也没有完全发挥出来。

（四）角色定位模糊与人员缺位无法满足异质性需求

在此次疫情的防控初期，由于缺乏清晰的角色定位，社会工作者无法有效满足一些困难人群的需求，甚至出现了严重后果。同时，社会组织的独立响应和处置突发事件的能力也非常有限，包括专业社会工作组织在内的不同社会组织皆存在不同程度的"失灵"现象。其根本在于各类居民异质性需求较大，社工的角色定位模糊，致使无法满足这些需求。

社会工作的角色定位随着疫情防控情境的变化和服务对象的需求差异而呈现多样性。具体而言，社会工作在疫情防控中扮演资源链接者、服务提供者、政策倡导者、研究者和教育者等社会角色。[1] 但在应急的防疫管理中，其角色定位还存在一定的模糊性。在我国的疫情防控中，社会工作作为一种辅助性角色参与进来，主要在社区防控、资源整合、心理咨询和弱势群体关怀等方面开展重要的配合性工作。[2] 同时，一些社区社工和医务社工在面对突发性的公共卫生事件时也都采取泛专业化原则[3]，虽围绕统一的抗"疫"目标，但社工和志愿者的双重身份在紧急情况下无法灵活应对，人员的匮乏使其无法积极有效地为防疫工作提供助力，其发挥的角色功能大大减轻。

在经受疫情冲击之后，社区中失能及半失能老人、留守儿童、残障人士以及低保家庭等特殊群体的状况越发糟糕。在生活必需品、生活护理、医疗救助等服务种类繁多，异质性需求量大的情况下，有些经济层面的需求是可以得到满足的，但情感咨询和心理支持方面的需求却很难满足。同时在风险的应对过程中，有些服务和需求难以有效兼顾和进一步化解。伴随异质性需求的不断增加，社工的工作任务也日益增多。在解决基本困难的同时，其也要全面考虑，针对多元需求合理有序地提供全方位服务。

---

[1] 向德平、张坤：《社会工作参与疫情防控的角色定位与实践方式》，《社会工作与管理》2021年第1期。

[2] 何雪松、孙翔：《防范境外疫情输入的国际社区行动网络——社会组织的社会工作干预》，《河北学刊》2020年第6期。

[3] 钟宇灵：《社会工作介入突发公共卫生事件的实践——以深圳社工参与新冠肺炎疫情防控服务为例》，《中国社会工作》2020年第12期。

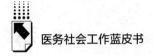
（五）多元主体缺乏联动，难以搭建联动防控机制

新冠肺炎疫情导致多类主体复合困境，不同主体的介入工作实际上需要跨专业的联合干预，这便涉及其中的领导和协调。在救治、隔离、预防、救援的不同层面，社会工作和其他专业团队有不同的侧重和分工，需要协调发挥不同专业的不同主导作用。

现阶段我国多元化专业主体之间仍然缺乏联动，主要体现在东西部发展和分布不平衡，例如在东部沿海一些社会工作组织数量较多，发展也较为成熟，而中西部地区社会工作组织数量少且发展水平较低。我们不难看出社会工作组织的发展水平亦与地区经济水平有着紧密的关系，地区经济发展水平高，社区系统完善，社会工作组织才有更大的发展空间以及活动空间。除此之外，对较为成熟的社会工作组织的大量资金投入和相应的专业支持亦是重要因素。与发展水平较高的区域相比，中西部地区的社会工作服务组织与机构不仅缺乏资金，还缺乏相关的防疫物资。此外，在疫情防控中，各个阶段的多元化专业主体也在发生变化，现实条件的制约和疫情的特殊性抑制了专业社工与其他专业主体开展活动。跨专业合作团队人员对社工专业认知不足阻碍了多方间的合作，实际工作中社工的专业作用发挥受到限制，各方对合作必要性的认识和兴趣是建立在跨部门合作模式的前提下。所以，建立社会工作多层次和跨专业合作体系，形成有效的沟通方式有助于提高工作效率和推动各方持续合作。而合作的最终目的是有效开展防疫工作，这不仅是合作的最终目的，也是形成联动防控较为有利的要素。

社会工作在本次疫情防控期间凸显的专业性发挥了重要且显著的作用。具有较高专业性的社会工作服务通过提供公共产品对突发公共卫生事件进行积极干预。然而，在实务工作开展的过程中，基层政府要求社会工作机构、居民等主体通过行政命令和手段参与疫情防控，这与社会工作的联动动机大相径庭。政府、社会工作机构、其他专业团队和个人缺乏联系的枢纽，同时对社会工作的认知度以及对社工的认同感也限制了在防疫过程中基层政府、社会工作以及其他社会组织的有效联动。

因此，本次疫情防控和应急管理需要政府主导、多种职能部门给予管理和技术指导。国家的应急防控体系中并没有设置社会工作者这一参与角色，也没有将其纳入基层行政动员的组织体系中，这就促使一些社工尽管活跃在疫情防控一线，协助各单位进行抗疫，却处于十分孤立的局面。抗击疫情的各方主体出现碎片化、难以整合的现象。而这种孤立的情况也使专业社会工作者难以有效发挥自身的功能和作用。此外，很多相关职能部门在统一调度方面还存在一些难以解决的困境，例如在疫情防控的早期阶段，缺乏完善的补偿制度，以及得不到防控人群的认可，这些都难以搭建多元化联动防控机制，不能落实联防、联控措施。

（六）缺乏在突发公共卫生事件中的监测响应机制

监测是预警的基础，预警系统的改进与实施需要以监测所获取的信息和数据为基础；响应是指预警的行动，建立与完善响应机制有助于行业在预警状态下能够及时且从容地应对。然而，由于社会工作行业内部缺乏成熟的监测和响应机制，在面对紧急情况时很容易陷入恐慌无措状态。首先，缺乏全国性的枢纽型行业组织。虽然我国有作为全国性组织的中国社会工作联合会存在，但其还未获得如同中国红十字会等组织的枢纽地位，在突发性公共卫生事件发生时，中国社工联很难对社会工作机构参与传染病防控工作进行有效组织与落实，以至于延误了最关键、最有利且最能引发重视的干预时机。[1] 其次，无法获取实时准确的监测信息。在我国的突发公共卫生事件中疾病预防控制中心与民政部门及社会工作行业组织并无业务联系，信息监测和上传报告均由疾病预防控制中心负责，这也促使一些社会工作组织无法及时获取有效的监测信息。最后，缺乏收集医疗资源的公信力。在发出突发公共卫生事件预警信号时，社会工作行业组织由于缺乏一定的公信力和影响力，在医疗资源和防控物资的供应这一最根本、最关键的问题上，远不能发挥中国红十字会保护人民生命健康以及参与人道主义救援的重要功能。因

---

① 李迎生：《将社会工作纳入国家重大突发公共事件治理体系》，《社会建设》2020年第4期。

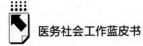

此，他们在收集和调动医疗资源方面缺乏一定的可信度和影响力，这些都源于角色定位互不相同。① 此外，在极度缺乏防控物资的处境下，社会工作却很难进一步发挥专业优势。

四 社会工作介入突发公共卫生事件的对策建议

虽然社会工作在新冠肺炎疫情防控中已经初步展现自身的作用，但是从前文的分析可以看出，社会工作在介入疫情防控的过程中，在合法性、专业话语权与治理权限、专业性等方面面临诸多问题和挑战，探寻社会工作介入突发公共卫生事件的合理路径需从以下五个方面着手。

（一）明确社会工作介入突发公共卫生事件的合法地位

在这次疫情防控工作中，社会工作始终处于边缘位置，游离于疫情防控体系之外，无论是国家层面还是地方层面基本上均未将社会工作纳入公共应急管理体系，社会工作无法有效介入疫情防控工作，这就要从顶层设计的角度为社会工作的合法介入提供支持。国家层面和地方层面都应该将社会工作纳入公共应急管理体系，从政策和制度层面明确社会工作介入的合法性，为社会工作介入突发公共卫生事件提供指引。社会工作作为一种新兴的、专业化的实践活动，需要制度上的支持和保障，当社会工作被明确纳入公共卫生应急管理体系中，社会工作就能更好地发挥其专业优势。在《中华人民共和国突发事件应对管理法（草案）》征求意见稿中的第五章第八十条，已经明确提到"国家采取措施，加强心理健康服务体系和人才队伍建设，支持引导心理健康服务人员和社会工作者，加强受突发事件影响各类人群的心理健康教育、心理评估、心理疏导、心理危机干预、心理行为问题诊治等心理援助工作"。

---

① 王枫云、何梅清、潘文杰：《突发公共卫生事件预警体系中的社会工作》，《开发研究》2021 年第 3 期。

（二）自上而下与自下而上双重推动，提升专业话语权和治理权限

在公共卫生事件中，"政府管理是一种刚性管理，其特点是无差别的行政管理和政策实施，往往具有'一刀切'及反应慢、效应递减的缺点"[1]，而社会工作可以发挥其"柔性治理"的能力，帮助政府在疫情防控中实现政策要求的同时，有差别地满足居民的需求[2]。但是这种柔性治理的能力却因现有的话语体系中社会工作专业话语权受到挤压，政府机关、基层社会组织的认可与熟悉程度不足而无法发挥。因此，需要"自上而下"和"自下而上"的双重推动才能改变社会工作在突发公共卫生事件中的专业话语和治理权限制，所谓"自上而下"即国家层面要从制度上明确社会工作的职责和权限，明确社会工作的合法地位，树立社会工作良好的公信力；所谓"自下而上"则指社会工作要通过提供专业服务，展现自身的专业性，在群众和各级职能部门的心目中树立良好的专业形象。在这次新冠肺炎疫情防控中，各地社会工作发挥专业优势介入疫情防控工作，一方面帮助政府部门减轻工作量，提升工作效率，在各级政府部门，特别是基层社区行政部门中留下良好的专业形象；另一方面帮助基层群众解决各类问题，树立良好的服务形象，这些都有助于社会工作话语权和治理权限的提升。

（三）大力培养公共卫生社会工作人才

我国的社会工作起步较晚，参与公共卫生突发事件的经验不多，人才严重紧缺。一是在现有学历教育中加强社会工作应急管理人才的培养。2022年2月国务院印发《"十四五"国家应急体系规划》，明确指出筹建应急管理类大学，许多高校开始成立应急管理学院，可依托该类应急管理大学和专业来培养社会工作应急管理人才，同时也可在现有高校社会工作专业中开设

① 徐永祥：《建构式社会工作与灾后社会重建：核心理念与服务模式——基于上海社工服务团赴川援助的实践经验分析》，《华东理工大学学报》（社会科学版）2009年第1期。
② 房亚明、周文艺：《服务与增能：社会工作介入突发公共卫生事件治理的机制建构》，《长白学刊》2021年第5期。

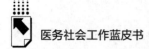
应急管理社会工作方向，尤其是有医务社会工作方向的高校，应加强对公共卫生突发事件社会工作人才的培养。二是加强实践与研究，培育具有实践经验的公共卫生人才队伍，形成具有中国特色的公共卫生社会工作参与体系。三是开展继续教育，提升社会工作者的专业能力，以便更好地在公共卫生领域，发挥社会工作专业优势。

（四）建立全生命周期的重大公共卫生事件社会工作参与机制

根据全生命周期重大公共卫生事件管理理念，根据重大突发公共卫生事件不同阶段，社会工作者可以扮演不同的角色来满足服务对象不同的需求。

在重大公共卫生事件突发期，社会工作是在一线提供紧急援助的重要力量之一，此时社会工作的角色主要是直接服务提供者、资源链接者，也可做危机干预者。在重大公共卫生事件稳定期，社会工作应当主要集中于"广泛撒网式"的服务，此时社会工作的角色主要是政策倡导者和资源链接者，也有一定的直接服务提供者角色，例如通过"社工+义工"的模式解决一定的同质性需求，在线上开展一定的政策宣传，对独居老人、残障人士、孕妇等弱势群体提供一定的支援等；通过"社工+慈善"的模式链接一定的资源，缓解公共物资的不足。同时，也必须重视在线上对个别有需要的居民进行如心理疏导等工作。在重大公共卫生事件结束后，社会工作应当进行"重点捞鱼式"服务，此时社会工作的角色主要是直接服务提供者，加强对不同人群、不同需求的服务供给，恢复、重建是社会工作的重点也是优点。

（五）搭建行之有效的组织化公共卫生社会工作应急响应机制

在新冠肺炎疫情发生之时，社会工作相关组织介入有三个序列，第一序列是社会工作行政组织，如各地民政部、卫健委、应急管理等政府组织，第二序列是社会工作行业组织，第三序列是社会工作服务机构。① 这一自主形

---

① 方琦、范斌：《突发公共卫生事件中社会工作的实践机制：结构性组织与阶段性服务》，《华东理工大学学报》（社会科学版）2020年第1期。

成的三个介入序列使得社会工作相关组织能够在疫情防控中有效运转，但是也存在全国性的枢纽型行业组织不足、获取监测信息的渠道不及时、缺少收集医疗资源的公信力等问题。

针对以上问题，首先，在第一序列中，民政部、卫健委、应急管理等部门应在突发公共卫生事件中，就多部门如何协同合作，如何将社会工作纳入突发公共卫生事件应急体系中出台具体可落地的政策。其次，在第二序列中可建立"东西南北中"五大枢纽型社工行业组织，和医疗界行业组织跨界"联手"，同时更好地发挥高校科研院所的专家作用，实现资源整合，发挥更大效能。最后，第三序列的组织，是一线实践的主力军，需要对自身的能力进行评估，在第二序列的专业指导和行业支持下，纳入第一序列的政策实施行动体系，在最基层、第一线，实现社区、卫生院和社工，村委、卫生所和社工联动，从而发挥专业优势。

五 结论与反思

疫情发生后，广大社会工作者自觉参与到疫情防控之中，形成了很多具有创新意义的社工服务实践，比如针对线上服务的"数字网络时代服务模型"[1]，适应了时代的发展和人民需求的变化。这些实践和成效是政府和民众有目共睹的，随后国家在公共卫生政策上对社会工作参与疫情防控的支持也陆续出现，习近平总书记《在统筹推进新冠肺炎疫情防控和经济社会发展工作部署会议上的讲话》明确指出，"要发挥社会工作的专业优势，支持广大社工、义工和志愿者开展心理疏导、情绪支持、保障支持等服务"[2]；2020 年 3 月 5 日国家卫生健康委和民政部办公厅联合印发《关于加强应对新冠肺炎疫情工作中心理援助与社会工作服务的通知》，对社会工作参与疫

---

[1] 张丽芬、赖秋蓉：《数字网络时代社会工作服务模式的转型——以公共卫生服务为例》，《社会科学家》2021 年第 9 期。

[2] 习近平：《在统筹推进新冠肺炎疫情防控和经济社会发展工作部署会议上的讲话》，《求知》2020 年第 3 期。

情防控的工作做了相关部署，这些都进一步明确了政府对社会工作参与疫情防控的要求。①

从公共卫生体系发展时间线索来看，将社会工作纳入我国的公共卫生体系是国家的需要，也是人民的需要。在这样的需求和实践中，不断完善社会工作参与公共危机治理，不断提高社会工作的专业性，才能够形成具有中国特色的社会工作服务体系，从而为人民提供有质量、有保证的专业社会工作服务。

---

① 《关于加强应对新冠肺炎疫情工作中心理援助与社会工作服务的通知》，http：//www.nhc.gov.cn/jkj/s3577/202003/a9b0bcb3bb7445298c480c 5003c51d6d.shtml，2020 年 3 月 5 日。

B.11
中国本土医务社会工作政策
发展过程与实施

柴双　代文瑶*

摘　要： 中国本土医务社会工作在如今医疗卫生事业的发展、传统医疗服务模式的革新、人文需求凸显的时代背景下，得到了十分有利的发展契机。综观我国医务社会工作发展历史，特定的发展阶段都离不开相应政策的推动与支持。因此，本报告在近20年来国家以及地方层面政策对医务社会工作发展的作用分析的基础上，对我国未来医务社会工作政策发展提出相应的反思探讨。我国医务社会工作发展任重而道远，不断完善的政策支持是探索中国本土医务社会工作发展的根本。

关键词： 医务社会工作　健康中国　社会工作人才

医务社会工作由于其专业价值与专业角色作用，对于推动当下医疗服务模式体系的转变，起到了十分重要的作用。从新兴起步到嵌入发展，再到如今医疗体系的"必备"，可以说在现当代中国医疗卫生事业改革发展前进的蓝图中，医务社会工作添上了浓墨重彩的一笔。如今人民的需求多元化发

---

* 柴双，上海市第一人民医院患者服务处处长，全国社会工作领军人才，担任上海市社会工作者协会副会长、上海市志愿者服务基地医院分会会长等，复旦大学、华东理工大学、上海大学社会工作专业实习督导；代文瑶，上海长征医院医务社工，《中国医务社会工作》专刊编委，上海市社会工作者协会医务社工专委会副秘书长，复旦大学、华东理工大学、上海大学社会工作专业实习督导。

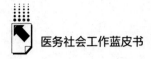

展，尤其是对于健康人文的需求趋近，医务社会工作得到了有利的发展契机。

但是如何进一步促进医务社会工作的发展突破，首先需要厘清我国医务社会工作的发展脉络。我国社会工作是基于本土发展需求，学习国内外理论实践融合实际国情，并由政策推动支持下发展而来的。这一自上而下的发展推进过程中，政策支撑是其中的关键力量与重要手段。因此，作为社会工作实践领域的医务社会工作同样符合这一发展进程，行之有效的政策推动是我国医务社会工作不断发展进步的必要条件。

一 医务社会工作发展阶段

2007 年卫生部人事司把中国医务社会工作历史发展划分为 5 个阶段：1921~1949 年是现代西医制度、社会工作实践与医务社会工作制度建设萌芽、起步、奠基和初步发展阶段。1950~1978 年是社会工作教育与医务社会工作实践"销声匿迹"时期，政府建立"中国特色"的卫生保健与疾病预防控制体系，有效改善公民的身心健康状况。1979~1986 年是社会工作教育恢复重建和医务社会工作理论研究"昙花一现"时期。1987~1999 年是医学社会学和医务社会工作研究再度沉寂阶段，这个阶段的基本特征是医疗纠纷日益增多，医患关系逐渐紧张，医学模式转变的社会影响显现。2000~2006 年是全国医务社会工作实践"浮出水面、快速发展"时期，京、津、沪等地大医院自发自觉、自愿设立"社会工作部"，开展各种医务社会工作服务。①

如果以医务社会工作的职能作用为论断依据，早在 20 世纪初我国医务社会工作就已经有了起步的实践。随着学科的发展完善，医务社会工作角色作用的特殊性逐渐显现，至 80 年代末，我国有学者正式提出"医务社

---

① 卫生部人事司：《中国医院社会工作制度建设现状与政策开发研究报告（摘要）》，《中国医院管理》2007 年第 11 期。

会工作"的概念，在这一概念的基础上发展延续，就形成今日我们所正式学习并投入实践的医务社会工作。在早期的发展中，医务社会工作实践的专业性常常因义工工作的开展而被混淆掩盖。直到 2000 年以后，我国大陆的医疗机构中首次正式设立专职医务社会工作部门，如上海东方医院、北京朝阳医院等，如此才标志着现当代我国医务社会工作专业实践发展的正式起步。

二 医务社会工作政策的发展方向

由于早实践、晚发展的特点，我国医务社会工作出现了实践先于政策的发展局面。且医务社会工作相较于其他社会工作领域有一定的特殊性，鉴于医疗系统既定形成的"医护检"铁三角服务模式，医务社会工作要在其中发展，就必须打破医疗壁垒，寻找医疗服务与社工服务的契合点。因此，我国的医务社会工作呈现嵌入式发展，且打破医疗壁垒融入其中也并非易事，强有力的政策保障在一定程度上能够化解医疗壁垒，从根本上为医务社会工作纳入医疗体系提供强大助力。

随着探索实践的深入，要进一步为专业发展注入生命力，医务社会工作迫切需要解决的就是专业化、职业化发展问题。因此医务社会工作的政策导向也需要相应地从这两方面出发，一则突出医务社会工作的专业化，强调其在医疗服务体系中的重要性；二则解决医务社会工作的职业化发展问题，强调医务社会工作是一门职业，为医务社会工作在医疗体系中安置合适的岗位。成娅在《我国医务社会工作政策研究》一文中指出，我国医务社会工作政策框架应当以医务社会工作人才培养、评价、使用、激励为核心内容，拓展到职业标准探索、职业范围扩展和专业组织培育、政府购买办法等方面进行综合构建。① 因此，进一步明确医务社会工作的专业职能和职业角色，界定其职责范围与服务内容，设置医务

---

① 成娅：《我国医务社会工作政策研究》，西南石油大学硕士学位论文，2017，第 22 页。

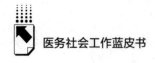

社会工作岗位，制定合理的薪酬待遇标准等，是我国医务社会工作政策
的发展方向。

三　医务社会工作政策的具体实施

（一）医务社会工作宏观政策基础

医务社会工作发展的宏观政策基础，主要基于我国社会工作发展的全面
起步。2006 年中共第十六届中央委员会第六次全体会议通过的《中共中央
关于构建社会主义和谐社会若干重大问题的决定》，首次对我国社会工作建
设做出规定，并要求大力发展社会工作者队伍。在这一重大决定的推动下，
社会工作作为一门新兴专业和职业开始进入社会视野。至此，社会工作开始
进入各个领域，医务社会工作也获得了发展契机。卫生部在社会工作人才队
伍发展的政策基础上，在卫生领域于 2007 年发布了《全国卫生系统社会工
作和医务社会工作人才队伍现状调查与岗位设置政策研究报告》，对医务社
会工作概念、现实状况、社工角色定位、医疗卫生机构配备社工要求等做出
明确总结，并要求"全国所有二级以上医疗卫生机构均应设置社会工作
部"，为医务社会工作全国范围内推广奠定了十分重要的政策基础。

不仅是社会工作方面的政策，医疗卫生事业的政策也囊括了医务社会
工作的发展要求。2009 年 4 月 7 日，《中共中央　国务院关于深化医药卫
生体制改革的意见》首次明确规定，"完善医疗执业保险，开展医务社会
工作，完善医疗纠纷处理机制，增进医患沟通"。这标志着医务社会工作
正式从国家政策层面纳入我国医疗卫生事业改革发展战略，成为其中的重
要元素。

有了初步政策发展的基础，我国医务社会工作政策的具体发展聚焦于
2010 年至今。2010 年之后，中国本土医务社会工作得到大力发展。2012 年
原卫生部医政司在青海召开"全国医院社会工作会议"，从医政管理、深化
医改与构建和谐医患关系等角度，在全国范围部署全面推进医务社会工作服

务体系建设，具有划时代的历史意义，标志着中国医务社会工作元年和医务社会工作时代来临。[①]

（二）医务社会工作人才培养

专业与行业有了发展依据，但是要进一步推进，则亟须回答三个基础性问题，即医务社会工作是什么，做什么，怎么做。这就需要明确医务社会工作到底在医疗行业中处于什么样的位置，承担什么样的职责，发挥怎么样的作用。延伸至具体的实践层面，医疗机构则面临着应当如何设置医务社会工作职能部门，如何安排岗位工作，如何制定晋升规划与薪酬体系等诸多问题。要回答并解决这些问题，从政策方面进行引导，首先需要聚焦于医务社会工作人才队伍的实践发展。

1. 人才队伍建设意见与指导

2010 年，中共中央、国务院印发《国家中长期人才发展规划纲要（2010—2020 年）》，第一次将社会工作人才纳入党和国家人才发展大局，明确我国社会工作人才队伍建设的基本准则与总体目标。2011 年，卫生部印发《医药卫生中长期人才发展规划（2011—2020 年）》，也涉及进一步推动医务社会工作的实践和发展。

综观我国医务社会工作人才队伍的发展建设实践，其中较为突出且具有可复制、可推广特点的莫过于上海、北京等地的医务社会工作人才队伍建设实践。上海早在 2008 年的《浦东新区社会工作人才队伍三年发展纲要》中就已经具体提出地区性社会工作人才队伍发展要求。2012 年，上海市卫生局、上海市教育委员会、上海市民政局、上海市人力资源和社会保障局联合发布的《关于推进医务社会工作人才队伍建设的实施意见（试行）》（以下简称《意见》），是地方医务社会工作政策文件中最早出台并实施的一部，在我国医务社会工作发展进程中的地位尤为重要，为其他各地医务社会工作

[①] 关婷：《北京大学人民医院应邀在卫生部先诊疗、后结算及医院社会工作会议上做大会发言》，健康报网，2012 年 12 月 13 日。

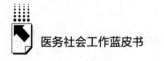
的起步与发展提供了范本。《意见》中详细规定了医务社会工作的职能架构、岗位设置、工作内容以及专业作用，对医务社工工作如何开展制定了详细的标准内容，明确指引了医务社会工作的实践开展过程。

同年，北京市委组织部等出台《首都中长期社会工作专业人才发展规划纲要（2011—2020年）》，针对北京社会工作人才队伍提出新的发展要求。随着医务社会工作发展覆盖更多省市，以及实践发展的进一步深入，全国各地都出台了相应的地方政策以推进医务社会工作的发展，地方政策依据当地实际需求发展适宜自身的医务社会工作。

2. 人才队伍评价与培养

明确了医务社会工作在医疗体系中的发展定位，在医务社会工作定岗的基础上，需要进一步明确医务社会工作的岗位机制，包括人才培养与评价、清晰的职业晋升渠道，才能有力保障医务社会工作发展的专业化与职业化。

2003年上海市《政府工作报告》中明确提出建立职业化的社会工作制度。同年，上海率先在全国推出社会工作职业资格认证制度《上海市社会工作者职业资格认证暂行办法》，详细规定了社工资格认证的申报条件、申请程序、认证审核机构及组织实施等，将社工归入专业技术人才管理范畴，同年11月上海举行了全国首次社会工作者职业资格考试，入选当年度"全国民政十大新闻"。

2004年原劳动和社会保障部在《社会工作者国家职业标准》文件中确认了社工的职业地位。同年7月，上海出台了《上海市社会工作师（助理）注册管理试行办法》，对取得社工职业资格的人员进行注册管理。在此基础上，上海市出台了《上海市注册社会工作者职业守则》，对取得社工职业资格的人员进行注册管理，同时规范社工的职业操守和实务工作，促进社工的职业发展。2004年，经劳动和社会保障部批准的《社会工作者国家职业标准》在上海试行。

2006年，人事部、民政部发布了《助理社会工作师、社会工作师职业水平考试实施办法》，通过考试者，可获得相应的助理社会工作师和社会工作师职称，这标志着社会工作者正式被纳入专业技术人员行列，从此我国社会工作者的职业渠道开始有据可循。

2008 年，深圳市出台《深圳市社会工作人才教育培训方案（试行）》《深圳市社会工作者职业水平评价实施方案（试行）》，详细规定了深圳社会工作者实施继续教育和职业评价的具体细则。

2008 年，民政部、人社部印发《关于民政事业单位岗位设置管理的指导意见》，要求民政事业单位内以社会工作岗位为主体专业技术岗位，首次明确了社会工作专业人才的职级与薪酬待遇问题。

2009 年，民政部出台《社会工作者继续教育办法》《社会工作者职业水平证书登记办法》，统一对全国专业社工的继续教育和职业水平评价做出政策规定。

2010 年，上海市残疾人就业服务中心与上海市职业技能鉴定中心通力合作，针对从事残疾人管理及服务的工作人员开发了社会工作者（社区助残）国家职业资格工种，分为四级（中级）和三级（高级）。

2012 年，上海市专门针对医务社会工作人才队伍发展出台了《关于推进医务社会工作人才队伍建设的实施意见（试行）》，明确规定了上海市各级医院都应配备医务社工，嵌入医疗发展，开展专业化服务，这是对上海医务社会工作人才队伍发展的极大促进。

2013 年，民政部发布《关于遴选社会工作专业人才培训基地的通知》，提出建立社工专业人才培训基地，进一步完善社会工作人才培训体系。同期《国家中长期人才发展规划纲要（2010—2020 年）》中提出培养造就一支职业化、专业化的社会工作人才队伍，到 2015 年，社会工作人才总量达到 200 万人；到 2020 年，社会工作人才总量达到 300 万人的要求，必须切实推进社会工作专业人才评价和激励工作，提升社会工作者的专业化、职业化发展水平。

2016 年中央出台《关于加强社会工作专业岗位开发与人才激励保障的意见》，坚持按需设岗、以岗定薪，分类指导、有序推进，保障基层、稳定一线的原则，提出了一系列加强社会工作专业岗位开发与人才激励保障的政策措施。随着社会工作人才政策的推进，作为社会工作专门领域的医务社会

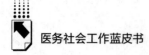

工作也出台了相关政策推动医务社会工作人才队伍发展。

2018年1月，国家卫生计生委和国家中医药管理局发布《进一步改善医疗服务行动计划（2018—2020年）》，其中对医务社会工作以及志愿服务人才队伍发展进行了明确的指引。2018年3月6日，人力资源和社会保障部、民政部适时出台《高级社会工作师评价办法》，在初级和中级的基础上制定了高级社会工作师的职称评定与认证，延长了社会工作者的职业道路与晋升渠道，为社会工作者的发展前行指明了道路。同时，强化了对社会工作作为一门职业的认可，并且有利于社会工作社会知晓度的提升，是社会工作职业化发展的强大推动力。

逐步细化的社会工作人才队伍政策十分有利于引导社会工作从业人员提升能力素质，加快培养高层次社会工作专业人才，优化社会工作专业人才队伍结构。同时，有利于引导用人单位建立完善社会工作专业岗位与职级体系，合理配备使用社会工作专业人才，拓展社会工作专业人才职业晋升空间；更有利于引导社会增强对社会工作的职业认同，提升社会工作的职业地位，扩大社会工作的职业影响。进一步壮大医务社会工作人才队伍力量，保障医务社会工作服务水平，能够为医务社会工作嵌入医疗体系发展提供更为有利的条件。

（三）医务社会工作服务管理

定岗定人定责，在医务社会工作岗位设定之后，医务社会工作具体做什么，承担什么样的专业角色，发挥何种专业作用与职能，是当前医务社会工作政策的着力点。在宏观指导性政策中，类比社会工作的职能与工作内容，医务社会工作也逐渐开始针对自身的服务内容做出梳理与归纳。

2011年，原卫生部开展以"服务好、质量好、医德好、群众满意"为主题的"三好一满意"活动，将医务社会工作作为完善医疗服务体系的措施之一，使得医务社会工作成为医疗服务领域内创新社会治理的方式。

在后续的政策中，有关医务社会工作服务方面的政策主要集中于各个医疗领域，并没有统一的有关服务内容的指导政策。如2015年，国家卫生计生委、民政部等联合印发《全国精神卫生工作规划（2015—2020 年）》，要求加强精神卫生社会工作专业人才培养使用，这是精神卫生领域首次提出社会工作介入的政策要求。2016 年，国家卫生计生委、中宣部、中央综治办、民政部等 22 个部门共同印发的《关于加强心理健康服务的指导意见》中指出医务社会工作参与心理健康服务的方法和路径，强调了专业社会工作在提供心理健康服务、完善心理健康服务体系中的重要功能定位，对于推动医务社会工作实务发展、完善医务社会工作职能有重要意义。

2018 年初，国家卫健委发布新一轮改善医疗服务行动计划的五大制度和十大任务，其中第五大制度——医务社工和志愿者制度中明确规定：医疗机构设立医务社工岗位，负责协助开展医患沟通，提供诊疗、生活、法务、援助等患者支持服务。有条件的三级医院可以设立医务社工部门，配备专职医务社工，开通患者服务呼叫中心，统筹协调解决患者相关需求。医疗机构大力推行志愿者服务，鼓励医务人员、医学生、有爱心的社会人士等，经过培训后为患者提供志愿者服务。

2018 年 11 月，国家卫健委公开《进一步改善医疗服务行动计划（2018—2020 年）考核指标》，其中医务社工制度被单独列为一级指标，需考核医务社工配备情况和志愿者服务时长。在国家层面总体性纲领中规定医务社会工作的职责范围与工作内容，并将其作为考核内容之一，从政策层面为医务社会工作的进一步发展提供了强大的推动力，从大方向上为医务社会工作发展开辟新的道路。

四　医务社会工作政策未来发展的探讨

（一）医务社会工作政策发展要求

虽然目前中国本土医务社会工作发展取得了显著成效，通过中央政策的大力支持，营造了十分有利的发展环境。但是毕竟医务社会工作属于新兴专业与职业，同时面临医疗行业的嵌入发展问题，因此下一阶段的医务社会工

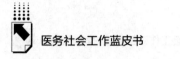

作发展依然需要不断完善与提升。在政策层面，对于医务社会工作相关政策的制定与实施，新的发展阶段也将面临新的要求。

1. 紧扣"健康中国"战略要求

《"健康中国2030"规划纲要》是我国当前医疗卫生服务行业发展的主要指引纲要，医务社会工作的政策发展则需要在这一纲要的框架下制定符合当前发展要求的政策规划，紧扣"健康中国"的战略要求。这也是对总体纲领的细化，契合"健康中国"的发展背景，又体现出专业特色，这对于"健康中国"总体目标的实现起到了极大的推动作用，为全国卫生健康事业发展打下了良好基础。

2. 健康社会工作的推进与发展

与此同时，"健康中国"建设所施行的战略措施中，构建了一个完整的健康事业发展体系，包括促进健康生活、优化健康服务、完善健康保障、建设健康环境、发展健康产业等，这也对医务社会工作发展提出了新的要求，相对应的政策也需要加以完善与创新，在健康社会工作的大背景下，帮助医务社会工作指引发展方向。医务社会工作在实际发展中，在保证专业性发展的同时，需要拓宽眼界，契合健康社会发展新需求，拓展服务领域与范围，将自身服务渗透至医疗卫生体系之中，进一步打破发展壁垒，推动"健康社会工作"大概念发展。

3. 推动统一细化的纲领性政策出台

我国医务社会工作正式起步发展至今，呈现多样化、差异化的特点，经济发展水平较高的区域医务社会工作发展较为完善，中西部地区发展进程较为缓慢，各地发展水平差距较大。且部分医务社会工作未起步的地区如何迈开发展"第一步"，也缺乏行之有效的政策指引。因此纲领性的行业指导标准十分重要，出台相应统一细化的医务社会工作纲领性政策是下一步政策发展的重点，从而推进医务社会工作的发展完善，缩小地区发展差异，更能完善医务社会工作专业学科发展建设，为行业注入生命力。

4. 平衡推动我国地方医务社会工作发展

在国家层面，需要对医务社会工作发展进行统一规划建设，而地方更需要结合自身实际，契合自身需求，因地制宜地发展真正"接地气"、具有本土特色的医务社会工作实践模式。目前我国医务社会工作地区发展不平衡，各地的发展路径都不尽相同，虽然国家卫健委公开《进一步改善医疗服务行动计划（2018—2020年）考核指标》，未来医务社会工作必定会成为各家医疗机构的标配，但仅仅只是引入岗位还远远不够。医务社会工作的专业发展如何更适应社会需求，如何提升医务社会工作的社会认可度，如何规划清晰医务社会工作人才岗位与职业晋升渠道，如何减少医务社会工作人才队伍流失等问题依旧是阻碍医务社会工作发展的绊脚石。因此，平衡地区发展、解决实际问题是制定政策需要考虑的重要因素，除了必备的统一的纲领性政策外，还需要完善细化的指导政策，有针对性地对医务社会工作局部发展问题做出改善。

（二）医务社会工作政策发展重点

在未来的政策发展中，医务社会工作需要进一步明确自身角色与功能定位，这是医务社会工作进入下一个发展阶段的基础。目前我国医务社会工作发展已开始由东南沿海地区向中西部拓展，对于呈现快速发展态势的医务社会工作来说，要站稳脚跟形成星火燎原之势，则一定要将医务社会工作角色、定位、功能这三个问题解释清楚，医务社会工作才有其建设发展的意义。

1. 医务社会工作的专业化发展

医务社会工作专业化发展是行业建设的根本，有专业化的理论发展基础才能够指导实践进程。因此，医务社会工作的学科教育是整个行业发展的重中之重。医务社会工作的教育目前分为高校专业教育与行业继续教育，高校专业教育旨在培养医务社会工作储备人才，继续教育旨在进一步扩大人才队伍。由于医务社会工作与医疗领域的相关性，医务社会工作教育培训不仅包括社工知识的学习掌握，更需要对医疗体系有所了解。形成完善且专业的教育培训体系是促进医务社会工作专业价值发挥的充分必要条件，也是医务社会工作在医疗体系内进一步发展实践的根基。

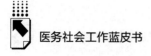

2. 医务社会工作人才队伍发展

随着人才评价政策的逐步完善，再配合《高级社会工作师评价办法》的出台，延长了社会工作者的职业道路与晋升渠道，为社会工作者的发展前行指明了道路。因此，强化对社会工作作为一门职业的认可，提升社会工作社会知晓度，进一步为广大社会工作者减少因为职业晋升阻碍而产生的后顾之忧，是现阶段医务社会工作人才队伍发展面临的新挑战。政策的明确指引与有力支撑，不仅可以推动社会工作职业化发展，更能够在未来吸引更多社会工作专业人才，从而奠定坚实的行业人才发展基础。

同时需要加快专业人才培养，优化队伍结构，在纲领性政策指导的基础上，引导用人单位建立完善的社会工作专业岗位与职级体系，拓展社会工作专业人才职业晋升空间，有利于引导社会增强对社会工作的职业认同，提升社会工作的职业地位，扩大社会工作的职业影响。这不仅保障医务社会工作服务水平，为医务社会工作嵌入医疗体系发展提供更为有利的条件，更是为医疗卫生事业发展注入社工力量，共同助力实现"健康中国"的伟大战略目标。

3. 医务社会工作保障政策的加强

由于医务社会工作所处医疗场域，其工作环境与领域的特殊性引发的医务社会工作的职业保障问题更值得关注，尤其容易被人忽略的医务社工职业暴露问题，以及职业暴露可能带来的价值伦理问题等。职业暴露在医疗行业规范中有明确的规定与相应的处理方法，医务工作人员在上岗前都需要经过相应的学习培训与考核。但是医务社工与医务工作人员处在同样的医疗场域，会面临相似的场域和问题困境，且医务社工通常未经过相关培训，其职业暴露带来的潜在危害更容易被忽视，比如医务社工人身安全、人财利益、价值观冲突、医患关系两难等问题，可能会成为医务社工的职业风险。因此，在医务社会工作保障政策的后续发展中，医务社工的职业暴露问题与自我保护措施也是需要思考的问题之一。

B.12
中国医科院校社会工作专业发展报告[*]

郑立羽　王卫平[**]

摘　要： 本研究以自拟问卷的方式于 2020 年向中国社会工作教育协会会员
单位发放了"中国健康社会工作教育调查问卷"，共回收问卷 112
份，占所有会员单位的 50%，覆盖现有开办社会工作专业的所有
医科院校。研究重点考察医科院校社会工作专业发展的开办与招
生、师资建设、课程建设、科研情况、毕业生就业与行业发展参
与情况。研究发现，目前医科院校已经在特色专业课程体系建设
和特色实务训练体系建设等方面形成了有专业特色的人才培养体
系。但也存在医科院校社会工作教育后劲不足，人才培养层次单
一，研究基础弱，缺乏行业参与等问题。因此，未来跨领域、跨
院校教育合作将是健康社会工作教育发展的重要方向。

关键词： 医科院校　社会工作　专业发展

一　医科院校社会工作专业发展背景

（一）学科发展背景

社会工作教育是为了培养社会工作专业人才而举办的教育，在西方发达

---

* 本文基于中国社会工作教育协会与福建医科大学社会工作系联合进行的"中国医务社会工作
教育调查"。

** 郑立羽，福建医科大学健康学院社会工作系主任，副教授，福建省社会工作联合会副会长，
主要研究方向为医务社会工作、健康政策；王卫平，原福建医科大学人文学院院长，教授，
中国社会工作教育协会医务社会工作专业委员会副主委，中华医学会医学伦理学分会常务理
事，主要研究方向为医务社会工作、医学人文、医学伦理学等。

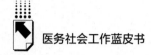

国家因教育以及社会实践的需要，而产生并得到发展。我国的社会工作教育开始于 20 世纪 20 年代，50 年代之后停顿，80 年代中后期恢复重建。与社会工作教育发展相似，医务社会工作的发展也经历了民国初期的建设、新中国成立后的停顿以及新世纪的发展高峰三个阶段。①

中国的医务社会工作起源于民国时期蒲爱德女士所建立的北平协和医院社会服务部。蒲爱德女士在发展医院社会服务的同时，还参与医务社会工作人才培养，一方面在机构加强内部员工的在职培训，另一方面也与高校联合教学。北平协和医院社会服务部派高君哲、周立秋等人到燕京大学、金陵大学任教，蒲爱德女士也曾亲自赴天津大学教授个案工作。蒲爱德女士的努力成为我国医务社会工作教育的发端。②

1996 年，中共中央、国务院主持召开的全国卫生工作会议，制定了新时期卫生工作改革与发展的一系列政策方针，明确了我国卫生事业的定位，为中国医务社会工作教育的复兴与开展提供了机遇。21 世纪初，在中国高校教育改革发展的背景下，通过社会工作专家、学者的大力推动，高校社会工作教育进入了快速发展的阶段。根据中国社会工作教育协会的调查，开办社会工作的高校由 1999 年的 28 所，快速增长到 2005 年的 154 所。高等教育的发展与社会工作专业开设高潮，推动了医科院校社会工作专业的发展。21 世纪初，中国医科院校开始陆续建立社会工作专业，2002 年福建医科大学成为我国第一个开办社会工作专业的医科院校，之后全国共有 14 所医科院校开办了社会工作专业，依托医学院校学科优势大力培养医务社会工作人才。

（二）职业发展背景

2009 年，《中共中央 国务院关于深化医药卫生体制改革的意见》首次明确提出开展医务社会工作，完善医疗纠纷处理机制，增进医患沟通，明确

---

① 刘继同：《转型期中国医务社会工作服务范围与优先介入领域研究》，《北京科技大学学报》（社会科学版）2006 年第 1 期。

② 〔美〕蒲爱德：《医务社会工作者：他们的工作与专业训练》，唐佳其译，《社会福利》（理论版）2014 年第 10 期。

了医务社会工作在医药卫生体制改革与构建和谐医患关系中的地位。之后，全国各地的医院开始探索医务社会工作，形成了不同的医务社会工作模式，例如，以上海东方医院为代表的医务志愿者工作模式，以北京大学深圳医院为代表的公共关系模式，以中国康复研究中心为代表的康复医学模式。[1] 实务的发展对医务社会工作的人才培养提出了更高的专业能力的要求。[2]

社会工作教育特别是医科院校社会工作教育的发展与医疗领域的社会工作服务实践密切相关。医科院校是医务社工发展的重要组成，是医务社工人才培养的主要阵地，也是医务社工嵌入医院场域的重要力量。

二 研究与调查

2020年中国社会工作教育协会医务社会工作专委会委托福建医科大学健康学院社会工作系对全国高等院校医务社会工作人才培养，特别是医科院校的社会工作人才培养开展调查。研究重点考察医科院校社会工作教育发展的特点，呈现医科院校社会工作教育的发展状态。聚焦全国医科院校的医务社会工作发展，一方面掌握全国医务社会工作人才培养的现状，另一方面通过研究全国医科院校医务社会工作专业在实习合作、社会服务等方面的发展，从侧面展现医务社会工作实践发展情况。

报告以文献分析、问卷调查和访谈为主要研究方法。在文献分析上，以中国社会工作教育协会2014年《中国社会工作教育发展报告》为参照，进行对比研究，同时检索2004~2019年医务社会工作教育研究相关文献作为分析资料。问卷调查课题组以自拟问卷的方式，于2020年向中国社会工作教育协会会员单位发放了"中国健康社会工作教育调查问卷"。共回收问卷112份，占所有会员单位的50%。调查对象涵盖了不同级别、不同地区以及不同教育层次的高等院校。其中医科院校12所，覆盖现有开办社会工作专

---

① 王卫平、郑立羽主编《医务社会工作》，西安交通大学出版社，2015，第14页。
② 马凤芝：《社会治理创新与中国医务社会工作的发展》，《中国社会工作》2017年第9期。

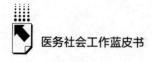

业的所有医科院校。同时根据调查结果，对医科院校主要专业负责人进行访谈，了解具体的人才培养方案、课程设置等情况。

三　结果分析

（一）医科院校社会工作专业的开办与招生

1. 专业开办与停招

根据中国社会工作教育协会的统计，1999～2005 年是我国开办社会工作专业的学校快速发展时期，出现了专业增设的大波峰，而 2006～2011 年是较小的波峰，因此我们可以发现医科院校的社会工作开办相对落后于一般院校的社会工作专业，起步较晚（见表1）。

表1　医科院校的社会工作开办情况

序号	院校	开办	停招
1	福建医科大学	2002 年	
2	山西医科大学	2003 年	
3	山东第一医科大学	2004 年	
4	黑龙江中医药大学	2008 年	2016 年、2018 年、2019 年
5	齐齐哈尔医学院	2008 年	
6	桂林医学院	2008 年	
7	广西医科大学	2009 年	
8	广东医科大学	2012 年	
9	广州药学院	2012 年	2018 年、2019 年
10	温州医学院	2012 年	2014 年起
11	内蒙古医科大学	2015 年	
12	川北医学院	2016 年	
13	昆明医科大学	2017 年	

从本次调查来看，我国医科院校社会工作教育主要集中在本科教育，在调查的 12 所医科院校中仅有两所开设了社会工作专业硕士。

在地区发展上，开办社会工作专业的一般院校，多集中在东部沿海省份，特别是社会工作行业发展较快的地区，根据2014年《中国社会工作教育发展报告》，开办社会工作专业的高校主要集中在北京、上海、广东等核心省份，占到协会会员单位的近20%。但医务社会工作的发展与大趋势略有不同，从医科院校开办社会工作专业情况来看，北京、上海、江苏等社会工作发展较快地区的医科院校均未开设社会工作专业。在访谈中各医科院校开设医务社会工作的初衷，并非基于当地的医务社会工作发展，而更多的是与学校的学科建设与专业转型有关。

2. 专业招生

（1）计划招生

受到医科院校招生规模的影响，从计划招生数来看，部分医科院校的单届招生数通常都大大高于一般院校。近5年各校最低招生数为30人，最高招生数为150人（见表2）。从每年的计划招生数来看，大部分院校近5年招生数基本保持不变，4所院校的招生规模有所缩减，其中2所院校招生规模减少30%。

表2　近5年医科院校社会工作计划招生情况

单位：人

序号	院校	年平均数	最高	最低
1	福建医科大学	84	90	60
2	山西医科大学	128	150	100
3	山东第一医科大学	30	30	30
4	黑龙江中医药大学	50	50	50
5	齐齐哈尔医学院	36	40	30
6	桂林医学院	40	60	30
7	广西医科大学	90	100	80
8	广东医科大学	80	80	80
9	广州药学院	36	60	—
10	内蒙古医科大学	37	40	35
11	川北医学院	40	40	40
12	昆明医科大学	40	40	40

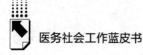

（2）计划招生完成情况

从实际招生数来看，各院校的招生计划完成率存在较大的差异。有50%的学校，招生计划完成率达到90%以上，但也有部分学校的招生计划完成率不足90%，最低的达到63%，较低的招生计划完成率也影响了专业的继续招生（见表3）。有两所院校因招生计划完成率过低，而被停招三年，面临专业停办风险。

表3　近5年医科院校社会工作计划招生完成情况

单位：人，%

序号	院校	年平均计划招生数	年平均实际招生数	招生计划完成率
1	福建医科大学	84	71.0	84.52
2	山西医科大学	128	121.2	94.69
3	山东第一医科大学	30	29.8	99.17
4	黑龙江中医药大学	50	31.5	63.00
5	齐齐哈尔医学院	36	29.0	80.56
6	桂林医学院	40	37.2	90.30
7	广西医科大学	90	83.0	92.22
8	广东医科大学	80	60.2	75.25
9	广州药学院	36	31.4	87.20
10	内蒙古医科大学	37	36.6	98.92
11	川北医学院	40	27.4	68.50
12	昆明医科大学	40	39.7	99.17

（二）师资建设

师资是社会工作专业教育发展的重要主体，教师队伍的状况直接影响了社会工作专业教育的发展。许多医科院校尽管开设了社会工作专业，但大多也面临着本专业师资来源不够或非专业化等困境。

根据教育部发布的社会工作本科专业基本要求，开办社会工作专业至少要有8名专职教师。但从本次调查结果来看，仍有部分学校无法满足此基本要求，有4所院校低于8人。从生师比来看，平均生师比为28∶1，达不到教指委18∶1的生师比要求（见表4）。

表4 近5年医科院校社会工作专业生师比情况

生师比均值	生师比最高	生师比最低
28：1	50：1	12：1

从职称结构来看，高职称教师占教师总数的比例不高。平均高职称占比为27.61%，仅有一所学校达到职位要求中的高职称占比不低于40%的要求。大多数院校的高职称教师仅为2~3名。

从学历背景来看，硕士及以上专任教师的比例均不低于90%，但具有博士学位的专任教师仅占29.14%，远低于教职委要求的50%的标准。

社会工作教育注重实务背景发展双师型教师，从而有利于提升医务社会工作教育中的实务性，目前，双师型教师平均占比为29.53%。但各个院校双师型教师发展不均衡，有4所院校开展双师型教师队伍建设，而有些院校已达到100%双师型（见表5）。

表5 近5年医科院校社会工作师资结构情况

单位：人，%

类目	总数	平均占比	最高	最低
高职称	21	27.61	42.85	0
博士学历	25	29.14	71.42	0
双师型	26	29.53	100.00	0

（三）课程建设

科学可行的课程体系是医务社会工作教育顺利开展的重要条件，是培养较高质量社会工作专业学生的基础。

1.教学与实验学时

根据调查，医科院校计划总学时平均值为2214.1学时。受医科院校课程安排的影响，医科院校社会工作课程学时普遍较高。在调查中，最高的课

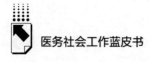

程学时达到 3015 学时。

同时，医科院校通常还开设实验操作课程。根据调查，所有的医科院校都开设了实验课，平均值为 569 学时，占到总教学计划的 25% 以上。其中医学实验课最大课时数为 1029 学时，达到该院校社工专业全课时的 1/3。

2. 医务社会工作课程建设

医务社会工作作为医科院校社会工作人才培养的核心课程也得到了院校的普遍重视，所有医科院校均开设了医务社会工作课程，其课程在 2 学时到 4 学时不等。而一般院校中，仅有一半的院校开设了医务社会工作课程，且学时数均为 1~2 学时。

非医科院校中，在专科层次开设的 2 所，在本科层次开设的 48 所，在硕士层次开设的 36 所，暂未开设的 36 所。

3. 医学课程体系建设

依托医科院校优势的医学课程资源，开办相关医学类课程是医科院校办社工的专业优势。根据调查，所有医科院校均开设了相关医学课程（见表 6）。

表 6　医科院校社会工作专业相关医学类课程开设情况

单位：%

选项	比例
基础医学或临床医学类课程	91.67
医院管理类课程	66.67
护理类课程	58.33
康复类课程	58.33
其他	70.00

4. 健康社工课程体系建设

除了医学课程，社会工作专业健康领域的实务课程，也是医务社会工作教育的重要组成。医科院校也按照教职委的要求开设了具有学科方向特点的健康社会工作课程群。除了老年照顾课程外，医科院校相关课程的开设率均超过一般院校的社会工作专业（见表7）。

表7　各类院校健康相关的社会工作专业课程开设情况

单位：%

选项	医科院校	一般院校
精神康复课程	53.85	30.0
老年照顾课程	61.54	65.5
残障社会工作课程	53.85	43.0
健康社会学相关课程	53.85	20.0
其他	15.38	31.1
暂未开设	0.00	9.0

5. 实习基地建设

实习是社会工作教育体系的重要组成部分，既是社会工作理论与实践结合的环节，也是巩固学生的社会工作价值观，检验课堂所学知识的核心环节。建立与健康相关的医务社会工作实习基地对于培养医务社会工作人才具有重要的意义。

根据调查，医科院校的社工专业较好地发挥了医学临床教学基地等优势，在各级医院、精神康复机构、医养结合机构，建立了良好稳定的实习基地。在调查中，医科院校健康类社会工作实习基地的开设率高于一般院校（见表8）。

表8　各类院校健康相关的社会工作实习基地分布对比

单位：%

选项	医科院校	一般院校
各级医院	100.0	56
精神康复机构	50.0	36
医养结合机构	83.3	43
健康社工方向的社工机构	91.7	42
暂无相关实习基地	0.0	14

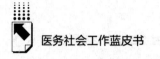

（四）科研情况

科学研究是社会工作专业教育的重要方面，社会工作的研究不仅可以总结实务经验充实教学，而且可以促进社会工作教育实践的发展。

1. 课题

从科研来看，仅有 50% 的院校取得过医务社会工作方面的省级研究立项，目前尚未有院校取得过相关国家课题立项。

2. 论文及出版

在论文发表方面，通过万方数据网进行搜索，10 所医科院校近 5 年共发表论文 187 篇，其中核心期刊 22 篇。按教师总量计算平均值，近 5 年人均论文发表数 2.3 篇。这一数量远低于 2012 年社会工作教育协会的调查结果：近 5 年教师论文发表数均值为 45.7 篇，其中核心论文均值为 19.2 篇。

在出版物方面，近 5 年一所医科院校出版过相关教材，两所医科院校出版过相关专著，而其他院校相关刊物出版较少。

（五）毕业生就业与行业发展参与

社会工作教育的最终成果是毕业生，毕业生的去向不仅影响了社会工作教育，也影响了医务社会工作行业的发展。

1. 毕业生及相关就业

根据统计，2002~2019 年 12 所医科院校培养的社会工作专业毕业生已达到 3831 人，但健康相关领域就业总数不足 50 人。100 所非医科院校本科毕业生累计在医院就业及精神康复就业总数为 282 人，硕士阶段就业总数为 117 人。

2. 行业推动

在参与医务社会工作政策推动方面，有一半的医科院校参加相关活动，参与制定健康社会工作相关规范、政策、指南，组织开展督导培训等工作，但也有 50% 的院校未参与政策推动（见表 9）。有一半以上的院校加入了当地的医务社会工作相关行业协会或专委会（见表 10）。

表9 医科院校社会工作专业参与行业推动情况

单位：%

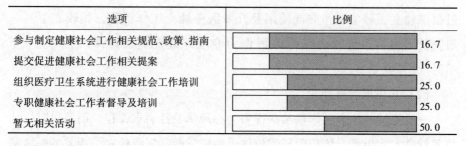

选项	比例
参与制定健康社会工作相关规范、政策、指南	16.7
提交促进健康社会工作相关提案	16.7
组织医疗卫生系统进行健康社会工作培训	25.0
专职健康社会工作者督导及培训	25.0
暂无相关活动	50.0

表10 医科院校社会工作专业参与行业协会情况

单位：%

选项	比例
未参加	41.7
参加当地社会工作协会或联合会医务社工专委会	58.3
参加当地医院协会医务社工分会或专委会	25.0

四 研究讨论

（一）医科院校形成了有专业特色的人才培养体系

人才培养体系是医务社会工作专业建设的基础。医科院校依托良好的医科院校背景，初步形成了有医学特色的人才培养体系。

1. 建立了特色专业课程体系

特色专业课程体系的建设包含三个部分：核心课程建设、基础课程群建设和专业课程群建设。

（1）核心课程建设

除了开设中国社会工作教育协会要求的10门核心主干课程以外，各医科院校还将医务社会工作作为核心课程建设。医科院校的医务社会工作课

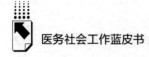

程平均为 3.5 学时，并按照核心专业课进行教学建设。目前，医科院校已出版《医务社会工作》的专门教材以及慕课精品课。并在本次疫情期间通过慕课建立了教学联盟共同使用及开发医务社会工作课程。相较之下，一般院校则多将医务社会工作课程作为专业课或专业选修课，平均为 1.5 学时。

（2）基础课程群建设

一般院校的社会工作基础课程多为心理学及社会学课程。而医科院校从培养特色人才出发，依托医科院校优质的医学教学资源建立了相关的医学基础及专业课程。其中 90% 的院校开设了基础医学或临床医学课程，60% 以上的院校开设了医院管理类、护理类及康复类课程，有部分学校还开设了健康管理、医患沟通、医学伦理学等相关课程。医学课程的建立使得医科院校培养的人才具有良好的医学视角和医学思维，建立了在临床中与医护团队沟通的基础。并在个案管理、出院管理等方面凸显了健康方面的评估技能及服务技术，为培养复合型、多元型医务社会工作人才奠定了基础。

（3）专业课程群建设

医科院校始终坚持将医务社会工作专业人才的培养作为人才培养的核心，因此在专业课程群建设上不断丰富健康领域的社会工作分支课程。大多数院校开设了精神康复、老年照顾、残障社工及健康社会学相关课程。其中精神康复、残障社工及健康社会学的开设比例，大大高于一般院校，凸显了由医务社会工作人才向健康社会工作人才培养的转变。

2. 建立了健康特色的实务训练体系

医务社会工作作为以行动实践为主的学科，历来重视人才的实务训练。而依托医学良好的操作训练体系，医科院校形成了对医务社会工作人才培养的特色实务训练体系。

（1）实验课建设

医科院校非常重视与理论课程相配套的实验课程建设，通常在制订教学计划时，对各专业实验课程都有基本要求。近年来，更是鼓励开设独立实验课程，以增加学生的实践操作技能。在调查中，医科院校开设实验课程的平均值为569学时，占到了总教学计划的25%以上。实验课程主要由三个部分组成，一是临床医学与基础医学等医学相关实验课程。通常临床医学与基础医学课程，实验课所占比例较大；护理康复等课程，更倾向于对学生进行实际操作训练。二是社会工作三大方法训练课程。个案工作、小组工作、社区工作是社会工作直接服务的三大方法，对学生技巧的掌握有一定的要求，因此医科院校均对三大方法设置了实验课程，以提高学生的实务操作能力。目前均已形成较为完整的实验课程体系或实验手册。三是特色专业课程实验，例如在老年照顾技术、医患沟通、自我认识与个人成长等相关课程中设置实验课程环节。

（2）实习训练体系建设

实习是社会工作人才培养的重要组成，根据教指委对社会工作的专业要求，实习必须达到800小时以上。而医科院校向来重视学生的实习与临床教学，依托医科院校附属教学医院的良好基础，各医科院校医务社会工作专业建立了多样化的健康社会工作实习基地。其中各级医院、康复机构、医养机构的实习基地建设比例大大高于一般院校。同时也建立了一批临床带教队伍，部分院校按医科院校传统成立了专门的实务教研室。

（二）相较实务领域发展，医科院校社会工作教育后劲不足

近年来，随着上海、广东等地区医务社会工作相关制度的逐步完善，医务社会工作的实务领域进入了快速发展时期。但与此相较，医科院校的社会工作专业教育发展却停滞不前。

1.专业发展停滞，体量较小

一方面，专业招生萎缩。近年来，50%以上的医科院校保持30人的最低招生标准，而原先招生量较大的医科院校，近年来招生数不断下降，总体招生量出现萎缩。其中更有3所院校，因为招生数不足，而连续两年停招。另一方面，专业开办与职业地区发展不协调。近5年有3所内地医科院校新开设了社会工作专业，这对社会工作的专业发展是一个有力的补充。但发展较好的上海、广东、江苏等地，均未有医科院校开设社会工作专业。特别是

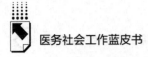
实务发展迅速的上海地区，医科院校开办社工专业仍是空白。

2. 人才培养层次单一，不能满足高层次人才需求

在《进一步改善医疗服务行动计划（2018—2020年）》颁布之后，各地医院开始陆续招收医务社会工作专职人员。目前，招收医务社会工作专职人员的医院以三级甲等医院为主，硕士及以上学历成为三级医院招募专职社工的起始学历要求。但目前医科院校对医务社会工作专业的人才培养层次还较为单一，仅有两所院校具备硕士招生资格，一所院校具备博士招生资格。大量本科毕业的医务社会工作学生无法在医院就业系统获得竞争资格，大大限制了医务社会工作的专业发展。专业人才培养的优势并未转化为学生毕业后的就业优势。

（三）医科院校的实务研究与服务发展不足

科研与社会服务是专业发展的两个重要支撑，也是提升人才培养水平的重要条件，但医科院校在科研及社会服务方面仍存在许多不足。

1. 医科院校研究基础弱，缺乏学科间对话

根据对12所医科院校社会工作专业发表文章的检索结果，近5年来共发表论文187篇，其中核心期刊22篇，总体科研水平较低。通过对文献分析可以发现，医科类社会工作专业的研究以实务领域的宏观政策或工作模式探讨为主，主要围绕医院社会工作、医养社会工作、医院志愿服务与临终关怀四大研究方向。从研究方法上看，循证研究不足，缺乏与临床学科进行对话的基础。访谈的医科院校老师在科研中也存在一定的迷茫：研究究竟是应与医科进行对话，还是应与社会科学进行对话？

2. 医科院校社会服务与行业推动参与度不高

医务社会工作的专业发展与实务发展息息相关。高校的社会工作发展不仅要做好人才培养，更要成为推动实务与行业发展的先锋。但在调查中有50%的院校并未参与到当地的行业推动中。甚至在健康相关的规范制定、服务督导及培训等各类服务中，医科院校的参与比例低于一般院校。

五 对策与建议

在医务社会工作专业的发展中，医科院校仅是一个典型的代表，要推动医务社会工作的专业发展，不仅需要医科院校的参与，更需要所有院校健康领域实务工作者的参与。因此，未来跨领域、跨院校将是健康社会工作教育发展的重要方向。

（一）加强医科院校与一般院校的合作

调查中目前全国有多个一般院校都将医务社会工作作为其专业特色，特别是在上海、广东等地的社会工作硕士（MSW）培养中，都将医务社会工作作为重要的特色培养方向，满足了医院对高层次人才的需求。但是一般院校在医务社会工作人才培养的师资、医院基地建设等方面存在一定短板，而医科院校在医学方面的人才培养及实务训练上具有其独特的背景优势。因此应加强医科院校与一般院校，特别是以医务社会工作为特色的院校的人才培养合作。

一是建立拓展医科院校与 MSW 院校之间的推免资格认定，鼓励医科院校推荐优秀毕业生进入 MSW 院校，进行医务社会工作方向的硕士深造。二是推广全国医务社会工作慕课。一方面，通过慕课教学团队的建设整合各医科院校优秀的教学资源，构建医务社会工作网络精品课程，为一般院校提供优质教学资源；另一方面，通过全国慕课平台的学分认证机制，鼓励一般院校的本科及 MSW，将医务社会工作纳入专业选修课范畴，推动医务社会工作教育发展。

（二）加强医科院校与医务社会工作实务领域的产学研合作

建立医科院校与周边地区医务社会工作实务领域的产学研联盟。目前，医务社会工作的教育发展与当地社会工作的实务发展，是双线并行，缺乏交集。医科院校应充分利用中国社会工作教育协会医务社会工作专业委员会、医院协会等团体的医务社会工作专委会平台，联动实务领域，特别是医院临床力量，开展积极互动。

一是深化产学研合作。与临床社工或临床医师共同探讨医学人文建设。联合多部门制定及出台医务社会工作相关政策及实务操作手册，提升临床实务水平。同时，依托医科院校临床教师队伍建设的丰富资源积极聘任医院等相关临床带教老师成为临床教授，组建临床教研室，推动教学与科研合作。二是积极开展基层培训。医务社会工作的人才培养不仅仅是院校学历教育，更重要的是对基层医务社会工作者特别是转岗护士等人才进行教育，以保证专业发展的质量。院校可依托全国医学继续教育学分制度，利用完善医养人才培训机制的契机，积极投入师资，面向基层医院及健康机构培养医务社会工作人才推广医务社会工作专业。

参考文献

孟群、刘岚：《当前我国几种医务社会工作实务模式比较》，《医学与社会》2010 年第 2 期。

王杰、谢佳洁、张梅：《内部嵌入抑或外部合作：医务社会工作发展模式比较与前瞻》，《中国卫生事业管理》2019 年第 10 期。

徐顽强、肖宇：《医务社会工作关系性嵌入发展研究》，《中华医院管理杂志》2018 年第 7 期。

B.13
中国医务社会工作服务机构的
发展现状与建议

温冬宝　李检阅　温　枫*

摘　要： 本文首先从社会工作发展政策和社会性事件推动发展概述医务社会工作发展的背景，选取广东三家医务社工机构、四川成都市和湖北省作为主要研究对象，同时对其他省区市医务社会工作案例进行阐述，详细描述了医务社会工作服务机构发展形势，从岗位购买到项目化运作的过程，政策如何推动医务社会工作的发展，以及基金会出资支持成为新的发展动力，总结了医务社会工作服务内容和人才培养方式。最后，针对发展 10 余年的医务社会工作遇到的困境与挑战，提出了 4 点建议。

关键词： 医务社会工作　医务社工机构

一　医务社会工作服务机构发展概述

（一）医务社会工作服务机构发展的政策背景

我国医务社会工作服务机构开展医务社会工作的起源，主要集中在广

---

* 温冬宝，广州市北达博雅社会工作资源中心医务社工项目总监，广东省医务社会工作研究会副秘书长，社会工作师；李检阅，深圳市龙岗区春暖社工服务中心副总干事，高级社工师；温枫，东莞市展能社会工作服务中心副总干事，社会工作师。

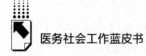

东地区，与珠三角地区的深圳、东莞和广州等地政府支持和推动有紧密关系。

2007年10月，深圳市委、市政府出台《关于加强社会工作人才队伍建设推进社会工作发展的意见》，开始大规模试点，提出要按一定的比例，在社会福利与社会救助机构、学校、医院等设置社工岗位，并提出了"一院一社工"的医务社工发展目标，走在了全国的前列。

2007年底，由东莞市委组织部、市委政研室和市民政局牵头，进行发展社会工作的调研，由此揭开了东莞推进和发展社会工作的序幕。2009年5月，东莞市正式出台了《中共东莞市委 东莞市人民政府关于加快社会工作发展的意见》及相关7个配套文件，成立了市社会工作领导小组，共同商讨社会工作发展规划，为东莞市社会工作发展营造了良好的社会氛围。

2010年始，广州市陆续推出多项扶持社会工作机构发展的政策，包括《关于印发〈广州市财政支持社会工作发展实施办法（试行）〉的通知》（穗财科〔2010〕169号）、《关于印发〈推进我市社会管理服务改革开展街道社区综合服务中心建设试点工作〉的通知》（穗民〔2010〕213号）、《关于印发〈广州市扶持发展社会工作类社会组织实施办法（试行）〉的通知》（穗民〔2010〕222号）、《关于印发广州市具备承接政府职能转移和购买服务资质的社会组织目录管理试行办法的通知》（穗民〔2013〕22号），积极搭建政府购买社会服务平台，极大地促进了社会工作机构的发展。

（二）医务社会工作服务机构发展的社会性事件

四川成都医务社会工作的起步源于慈善救助，尤其是2008年汶川发生大地震，为了支援灾区，海峡两岸各地社工界专家、精英相继到川开展社工服务，本土医务社工就此萌芽，在医院、社区、残联等有关场域，为病患尤其是地震伤员开展多元化服务，在专家的带领下，开展个案、小组、社区服务，为本土医务社工做了良好示范。其间也举办相应的理论和实务培训，为之后医务社工的进一步发展奠定了基础。①

2014 年 8 月 3 日云南鲁甸地震后，云南省民政厅组建"社会工作救援队"参与灾后救援及重建。社工救援队在其中发挥巨大作用，得到各级政府及社会各界的肯定。此后一年，云南地方社会工作借此机构迅速发展，2016 年 1 月 15 日，云南汇健医务社会工作服务中心挂牌成立，是云南首家开展医务社工服务的专业机构，通过整合个人、社区、社会等资源，搭建"医院—社区—家庭"一体化的服务模式，协助帮扶对象解决问题，同时开展医疗卫生政策的倡导，为遇到困难的帮扶对象提供政策与资源支持，缓解服务区域内"就医难、看病贵"的情况。

2015 年天津"8·12"爆炸事故发生后，8 月 17 日天津医科大学总医院医务社会工作站正式启动。8 月 17~22 日，香港无国界社工、南开大学、天津师范大学、天津理工大学、恩派社会工作机构负责人、天津"8·12"志愿者、国内其他院校的专家学者、志愿服务组织以及总医院的工作人员等众多力量汇聚在一起，共同为灾后患者、家属以及医护人员提供心理援助服务，并得到了国家卫计委、政府安置部门，以及中国社会工作联合会和中国社会工作教育协会等的积极支持。医务社工站的建立和发展对于天津医务社会工作发展具有历史性的开拓意义。

新冠肺炎疫情发生之后，北京韩红基金会在湖北省社会工作联合会的支持下启动"医务社工体系建设（湖北省）"项目，以湖北省 15 家试点医院医务社工部为依托，采购湖北省社工机构服务，采用"1+1"模式，即一名社工机构医务社会工作者与一名医院医务社工部社工共同进驻医院开展服务，提供有针对性的心理疏导服务、预防医疗纠纷、健康宣教、链接社会资源、搭建社会支持网络、教学及科研工作、特色活动和医院志愿服务等。

---

① 刘淼、张涛：《四川省成都市医务社会工作行业发展状况及路径探索》，《中国社会工作》2017 年第 36 期。

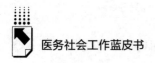

二 医务社会工作服务机构总体情况

本文主要以广东省、四川省、湖北省为例进行研究分析，同时对其他省区市开展医务社会工作服务的机构进行案例阐述，以期更全面地呈现我国医务社会工作服务机构的整体情况。

1. 广东地区

广东省主要选取广州市北达博雅社会工作资源中心（以下简称"北达博雅"）、深圳市龙岗区春暖社会工作服务中心（以下简称"深圳春暖"）、东莞市展能社会工作服务中心（以下简称"东莞展能"）为样本。基本情况见表1。

表1 广东主要医务社会工作机构医务社工基本情况

单位：人，%

指标		北达博雅		深圳春暖		东莞展能	
		数量	百分比	数量	百分比	数量	百分比
最高学历	大专及以下	10	29.4	71	42.5	3	9.4
	本科	22	64.7	83	49.7	29	90.6
	硕士及以上	2	5.9	13	7.8	0	0.0
专业	社会工作及相关	22	64.7	103	61.7	26	81.3
	医学卫生	3	8.8	7	4.2	0	0.0
	其他专业	9	26.5	57	34.1	6	18.8
工作年限	医务社工三年以下	28	82.4	103	61.7	13	40.6
	医务社工三年及以上	6	17.6	64	38.3	19	59.4
持证	初级	17	50.0	69	41.3	18	56.3
	中级	14	41.2	44	26.3	9	28.1
岗位	一线社工	26	76.5	128	76.6	18	56.3
	负责人	5	14.7	17	10.2	5	13.2
	督导	3	8.8	22	13.2	9	28.1

北达博雅服务地域分布于广东的广州、佛山南海、中山和茂名高州4个城市，从2010年承接广东省第一荣军医院医务社工项目以来，在10年里合

作的医疗机构达 16 家，项目进驻医疗系统类型包括综合性医院、专科医院、儿童未保中心、社区精神健康及家庭服务，服务项目有重症儿童医疗救助、医护人员压力管理、长期病患服务、社会志愿者管理、器官捐献个案家属关怀服务、妇产科病患与肺科等专科专项服务。

从 2009 年开始，深圳春暖覆盖深圳九大行政区域、28 家医院，已经形成完备的医务社工服务流程和管理体系，编撰了《医务社会工作实务教程》《春暖医务社工服务和作业流程标准》。春暖医务社工团队作为较早开始专业化探索的实践者，卓有成效地推动了医务社工领域服务标准化发展。10 余年来，以深圳春暖社工服务中心医务社工团队服务情况为例，医务社工通过"医社"跨专业合作，共为服务对象建档 20000 余个，开启个案 13000 余个，提供心理辅导、咨询 30000 余人次，医患关系调解、投诉受理 2 万余人次。

东莞展能成立于 2009 年 9 月，为长期病患者、身心障碍者、危重病患者等有需要人士提供各种形式的专业化、个性化、持续性服务，协助解决社会各界尤其是弱势群体的困难，促使服务对象恢复社会功能，改善生活现状。截至 2020 年 12 月底，机构医务社工服务已经覆盖全市重点医疗机构及事业单位的 8 个服务点共计 32 个医务社会工作岗位，是东莞市规模最大、服务医院最多的医务社工团队。

2. 四川地区

四川医务社会工作的推进主要是在成都市，早期得到了来自海峡两岸的专家、组织的支援让四川本土社工得到成长。基本情况见表2。

汶川大地震后，2008~2009 年，广东、香港等地的多个专业团队为四川灾区伤员提供"一站式"跨专业服务，如成都市第二人民医院建立包括医生、治疗师、社会工作者的跨专业团队为公务员服务，并与香港社区伙伴、香港复康会、香港红十字会等单位，以项目合作的形式为地震伤员以及工伤伤员提供服务。

2013 年，香港资深医务社会工作者陈志英在香港红十字会支持下，担任成都市第二人民医院医务社会工作项目的督导。

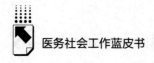

表 2　四川（成都）医务社会工作机构医务社工基本情况

单位：人

指标		翱翔	仁怀	金东	爱益行	福源	爱有戏	同乐
医务社工人数		11	6	4	6	5	7	5
最高学历	大专及以下	2	0	1	2	2	3	3
	本科	6	5	3	4	3	3	2
	硕士及以上	3	1	0	0	0	1	0
专业	社会工作及相关	5	4	2	4	3	6	1
	医学卫生	1	0	0	0	1	0	1
	其他专业	5	2	2	2	1	1	3
工作年限	医务社工三年以下	8	3	3	6	5	6	2
	医务社工三年及以上	3	3	1	0	0	1	3
持证	初级	5	3	2	4	3	3	1
	中级	2	3	2	0	2	4	2
岗位	一线社工	8	2	3	5	3	5	3
	负责人	1	2	1	1	1	1	1
	督导	2	2	0	0	1	1	1

2014 年，香港红十字会、香港复康会与成都市第二人民医院联合举办研讨会，讨论"在医院及灾难事故中社工的意义与角色"。成都伊甸社会工作服务中心等机构，则发起了医务社工论坛。

2015~2016 年，成都市卫生和计划生育委员会开展医务社会工作发展现状调研活动。新都区红十字会与新都区卫生和计划生育局推动医务社会工作购买服务，在 5 家公立医院开展长者慢病康复服务、骨科专项服务、妇儿保健服务、全院个案转介服务，逐渐形成了一个以新都区红十字会、成都云公益发展促进会为医务社会工作发展平台的"1+N"发展机制，推动医务社工能力建设培训、资源链接、倡导教育、环境营造、行业规范推动，[①] 前者更成为实务推进机构。

3.湖北地区

湖北省医务社会工作项目及机构的发展主要来源于湖北省慈善总会慈善

---

① 刘泉、张涛：《四川省成都市医务社会工作行业发展状况及路径探索》，《中国社会工作》2017 年第 36 期。

医疗众筹项目和"医务社工体系建设（湖北省）"项目，前者以慈善医疗救助为主，带动了湖北省医务社会工作的开端，后者在 2020 年在北京韩红基金会支持下全面促进了医务社会工作在湖北省武汉市和其他市医院的落地。基本情况见表 3。

表 3　湖北医务社会工作机构医务社工项目情况

机构（全称）	合作医院名称	医务社工人数	项目主要内容
武汉市正树社会工作服务中心	武汉大学人民医院（湖北省人民医院）	1 人	"医务社工体系建设（湖北省）"项目 支持与探索湖北省医务社工体系建设
	武汉大学人民医院（湖北省人民医院）、武汉市第三医院、武汉大学中南医院、武汉市普仁医院、湖北省肿瘤医院	4 人	湖北省慈善总会慈善医疗众筹项目 1. 以慈善医疗众筹平台为抓手，减轻贫困患者的负担，从而减少社会因病致贫、因病返贫现象的发生。 2. 进一步探索湖北省医务社工示范医院的建设，总结医务社工示范医院建设经验，覆盖到省内更多具备实施条件的医院，从而推动湖北省医务社工行业发展
十堰市觉知社会工作服务中心	十堰市人民医院	1 人	
	十堰市太和医院	1 人	
武汉市青山区益心社会工作服务中心	武汉亚洲心脏病医院	2 人	"温柔朗读者　医路伴童行"项目 促进医患关系和谐，构建社会支持网络，形成较为系统的医疗救助体系，增强医患的自助与互助能力
武汉博雅社会工作服务中心	武汉市儿童医院	3 人	"武汉市儿童医院'医路童行'项目" 从"生理+心理+社会"全人健康服务角度，坚持"个案辅导，家庭支持，社会援助"的服务理念，全面提升患者就医体验，打造儿童友好型医院
武汉市青山区益心社会工作服务中心	武汉大学中南医院	1 人	"医务社工体系建设（湖北省）"项目 1. 帮助有需要的患者、患者家庭、医务工作人员等解决问题，提高生活质量，更好地融入社会。 2. 普及医务社会工作知识，探索一条湖北省特色的医务社会工作发展路径
	湖北省肿瘤医院	1 人	
	华中科技大学同济医学院附属同济医院	1 人	
湖北省立诚社会工作服务中心	华中科技大学同济医学院附属湖北妇幼保健院	1 人	

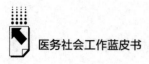

续表

机构（全称）	合作医院名称	医务社工人数	项目主要内容
武汉市逸飞社会工作服务中心	武汉市金银潭医院	1人	
武汉市江汉区友谊青少年空间社会工作服务中心	武汉儿童医院	1人	
恩施州土家族苗族自治州五彩社会工作服务中心	恩施土家族苗族自治州中心医院	1人	
孝南区益邦社会工作服务中心	孝感市第一人民医院	1人	
广水市映山红社会工作服务中心	随州市中心医院	1人	
宜昌市伍家岗区爱益社会工作服务中心	宜昌市中心人民医院	1人	
湖北省立诚社会工作服务中心	黄冈市中医医院	1人	
荆州市荆州区正泽社会工作服务中心	荆州市中心医院	1人	
十堰金朝阳社会服务中心	襄阳市中心医院	1人	
十堰市阳光社会工作服务中心	十堰市太和医院	1人	
合　计		26人	

三　医务社会工作服务机构发展形势

社会工作服务机构进入医疗卫生领域，基本的路径是政府或医疗机构购买服务，具体方式包括购买岗位和购买服务项目。

2008年，深圳率先推进购买岗位的服务，市民政局和深圳市卫人委通过政府购买服务，以第三方派驻形式聘请了第一批医务社工，8名社工分别进入市级六家医院。2009年，市民政局加大力度在各区推广，派驻社工到区属医院。

东莞市的医务社会工作则由东莞市民政局和东莞市卫生局联合推进，东莞市民政局提供政策支持，负责向东莞市财政局申请相应财政经费支持；东莞市卫生局则确定岗位设置，负责具体的招标工作。社会工作服务机构通过公开招投标取得中标资格后，签订三方合同，确定定岗的驻点医疗机构、医务社工数量，以及服务内容和服务指标。相关的四方同时对医务社工的服务进行分类监督，职能部门以第三方评估的方式对医务社工进行服务监管，定岗驻点医疗机构通过设置医务社工联络人的方式对医务社工进行服务管理，社会工作服务机构以职业规范、社工理念、技巧操作对医务社工的服务开展情况和服务质量等进行更为详尽的监管。①

很快，深圳市又开始尝试项目化运作形式。2010年，深圳医务社工聚焦一线服务中调研的服务对象群体的大量需求，成功研发了30多个医务领域的创新服务项目，项目服务群体包括地贫患儿、白血病患儿、癌症病人、长期慢病患者、孕期女性、年幼儿童、临终患者、育龄女性、医护人员……成功开发并运营的项目多样化，极大地回应和满足了服务对象在预防、治疗、康复等方面的需求，如"医路相伴"医患援助服务项目、"晴朗天空"医护人员关爱计划项目、"七彩阳光"深圳市长期病患贫困人群社会工作服务项目、幸福蒲公英——关爱育龄女性和失独家庭服务项目、"晴娃娃"白血病患儿援助计划、心妈妈俱乐部——孕产期女性心理援助项目、"安全家庭"社区儿童意外伤害预防计划、"临终关怀，器官捐献社工服务项目"、"深圳市儿童医院Vcare公益空间项目"等。

2012年初，东莞展能驻点东莞市人民医院的岗位社工也开始尝试以项目化形式开展"温暖人心、关爱健康、医疗服务入社区——疾病知识讲座"服务项目，将医院内的医疗资源和社区居民的需求进行有效结合，利用临床医生作为医疗志愿者为社区居民普及疾病和健康知识。2013年4月，广东省首家病人资源中心在东莞市人民医院的大力支持下，在该院普

① 黄肖凤、梅丽贞、肖名斐等：《东莞市医务社会工作发展报告》，载东莞市民政局编制《东莞市社会工作发展报告（2008—2018）》，2018，第33页。

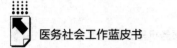

济院区成立，病人资源中心的建立标志着东莞医务社会工作项目化发展进入新的历程。① 自此，东莞市医务社会工作虽然依然是以岗位的形式提供医务社会工作专业服务，但在岗的所有医务社会工作者基本都踏上了"岗位类项目化"服务模式的发展道路。

广州是我国专业社工服务发展的先行地之一，学习中国香港、新加坡经验，经过近10年的探索发展，形成了项目化、市场化的政府购买社会工作服务体系，构建了"全科+专科"的广州社工服务矩阵，前者指街镇社工站，提供综合服务；后者指专项服务，为有特殊需求的群体提供个性化服务，其中就包括医务社工试点项目。2013年12月，在广州市民政局、广州市卫生局等单位的大力支持与指导下，广州市红十字会医院配备了4名医务社工，在心血管内科、烧伤科、血液肿瘤科开展服务。2016~2017年，北达博雅、福康社工中心分别与广东省人民医院、广东省第二人民医院合作，标志着广东省级医疗机构开始社会化发展医务社会工作，改变了广州市只有一个医务社会工作试点项目的局面，并且迅速得到其他三甲医院的认可与模仿。

（一）政策有力地推动医务社会工作发展

深圳医务社工岗位和项目购买后派驻医疗单位开展服务，从聚焦的特地人群（病患）向社会大众，从疾病救助到疾病适应再到康复和社会融入的过程演进；从医疗和医院社会工作，逐步向公共卫生社会工作、精神健康社会工作、康复社会工作、社区健康等社会工作领域推进。例如，2017年，深圳市多部门联合印发《关于引入社会工作者加强基层严重精神障碍患者服务管理工作的意见》。根据文件精神，深圳市计划按照每50名患者配备1名社工的标准配备专职精神卫生社工，并开展专业领域的培训，精神卫生社工服务领域蓬勃发展起来。

广东省佛山市南海区在2011年就开展购买医务社会工作项目，2014

---

① 黄肖凤、梅丽贞、肖名斐等：《东莞市医务社会工作发展报告》，载东莞市民政局编制《东莞市社会工作发展报告（2008—2018）》，2018，第35页。

年，南海区卫计局发布了《关于在各医疗单位开展医务社会工作服务的通知》，使南海区开展医务社会工作项目的公立医院从6家扩展到14家，并从2017年开始在社区实践医务社会工作，以社区卫生服务站为载体，建立"医院+社区居委+社工""三位一体"的社区公共卫生服务机制，在家庭医生宣传推广、健康服务、慢病管理、健康体检、家庭病床等方面取得了不错成果。

2015年6月，成都市慈善总会和成都市民政局支持四川大学华西医院和四川省人民医院开展医务社工项目服务。2016年5月，成都市锦江区妇幼保健院独立出资购买医务社工项目。四川省立医院慈善部、成都医学院附属医院也相继开展了医务社会工作。新都区的"红十字医务社工"更令人瞩目，新都区红十字会和新都区卫计委在地方民政部门资金配合支持下，2016年9月，新都区5家公立医院全面推开医务社工，按照"独立第三方、专业化、本土化、公益性"的原则，采取红会统筹、政府购买、组织引入、医院落地四方合作思路，通过招标引入4家社会组织，四方协议签署，形成红十字医务社工项目整体推行的最基本合作机制，成为全国首个在区域内全面推广红十字医务社工的地区。在此期间及之后，成都的翱翔社工中心、仁怀社工中心、金东社工中心、爱益行、福源、爱有戏、同乐等7家机构约44名社工参与服务。

从2017年开始，在威海市民政局和康宁医院的支持下，无国界社工天津团队入驻康宁医院，在院内设立社工办公室，开展了驻院医务社工服务，计划通过社会工作专业建设医院人文关怀文化，并通过专业手法、跨专业合作建立该院舍背景下最适切的精神病患者、老人、城镇"三无"人员（尤指不同种类的残疾）的康复服务模式。[①]

（二）基金会出资支持成为医务社会工作发展的新动力

四川烟草在四川省慈善总会成立"诚至诚"专项基金，支持成都第三

---

① 励娜、周甜：《从武汉到威海，无国界社工的医务社工探索之路》，载关冬生主编《认知与探索——本土化医务社会工作实践》，中国社会出版社，2021，第186~197页。

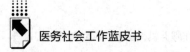

人民医院"天线宝宝"服务，周晨燕基金会支持省立医院白血病救助服务，成都妇女儿童医院的医务社工站运营经费也是由公募基金会专项基金支持。

北达博雅的"生命通道"项目在 2015~2018 年获得爱佑慈善基金会捐赠项目经费近 59 万元，与其"爱佑童心"项目合作，在广东省人民医院、广州军区陆军总医院、广州市妇女儿童中心开展先天性心脏病患者服务，并逐步与广东省内社工服务站、社会工作机构联合行动，为超过 2000 名先天性心脏病患儿链接基金会医疗费用的救助。

2015 年开始，东莞展能驻点的 5 家市直医院陆续成立展能医务资源中心，医务社会工作者也开拓了更多的资源，尤其是在资金支持这一块。东莞中医院的"黄小巴"住院患儿关怀项目和东莞市第八人民医院的"慢小孩早教计划"等项目上线腾讯公益筹集项目资金。东莞市乐雅社会工作服务中心驻东莞市人民医院医务社工主打"为生命赢得尊严——三无患者援助计划项目"，截至目前协助超过 100 名"三无"患者成功申请东莞市流浪人员危重病救助支持，共获得超过 100 万元的医疗援助费用。东莞展能在 2019 年 8 月正式与东莞市医疗救济基金会达成合作，以"困难群众危急重症及重大疾病医疗救助项目"为患者提供救助支持。

云南某心血管病医院于 2017 年 9 月开始试运营，该医院成立之初便设立社工部，目前社工部共有专职医务社工 4 人。该医院采取医院与社工专业组织深度合作的模式，社工部的建设由基金会和医院共同开展。基金会为医院社工部的系统架设、人员招聘等提供运营资金，4 名医务社工编制均属于基金会，其工资由基金会提供的运营资金支付，医院的医务社工接受医院和基金会的双重领导。医院社工部目前主要开展云南省贫困先天性心脏病儿童救助服务，基金会所提供的救助和运营资金均只能用于专项支出，医务社工的工作集中于经济救助，还未开展入院适应、心理疏导等方面的服务。①

---

① 万真：《云南省医院引入医务社会工作的实践与探索》，载关冬生主编《认知与探索——本土化医务社会工作实践》，中国社会出版社，2021，第 179~184 页。

2018 年 5 月，湖南省雅医医务社会工作中心在中南大学湘雅医院、湖南省湘雅医学与健康基金会、湖南省民政局的共同支持下成立，打造了一支专业的医务社会工作人才队伍，承接了长沙市民政局医务社会工作培训项目及多项"长沙市三社联动——医务社会工作服务"项目，形成了项目社工与驻点社工的服务模式。同时，与湖南省 6 家大型三甲医院开展医务社工驻点服务项目，全方位提供医疗救助、心理疏导、医护关爱、志愿服务等专业的医务社工服务。

（三）医务社会工作人才得到重视与发展

医务社会工作领域需要更多的综合能力强、专业水平高的复合型人才，医务社工不仅要掌握全面的社会工作专业知识，也要对基础医学知识有一定程度的了解，还要熟悉社会救助、法律援助等相关国家政策。但从现有高等教育来看，大部分高校都没有设置专门的医务社会工作学习内容，医务社会工作者上岗后，往往需要一段时间的适应及自我学习，因此亟须加强医务社会工作人才培训。

1. 组织医务社会工作行业人才培训

2015 年，成都市慈善事业发展办公室与成都云公益发展促进会联合向成都市民政局申请了一年期的"成都市医务社会工作人才实务培训项目"，开展医务社会工作系列培训，并组织到珠三角优秀医务社会工作项目点参访。

佛山市南海区卫计局致力于推动医务社会工作，于 2016 年制定了《南海区医务社会工作服务标准（试行）》，同时在 2017 年开展南海医务社会工作培训，由广州市仁怀社会工作服务中心协助开展，针对医护学员和社工学员开展不同重点内容的培训，培养从事医务社工的医护人员关于社会工作伦理，个案、小组及社区工作手法，社区需求调查和社工在健康服务中的角色与责任，让他们能处理医务社工的事务，为南海各社工机构提供一套医务社工转型专业、系统、实务训练课程示范，强化现有专业社工的医务知识、实务能力，适应社会和百姓需求。

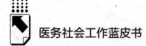

2018 年，成都翱翔承接了由成都市民政局、成都市慈善总会出资支持的 2018 年成都市社会组织发展专项基金项目——"助力医务，展翅翱翔"西南地区医务社工培训发展项目，通过线上公开课的形式邀请不同地区的资深医务社工为对医务社会工作有兴趣的"观众们"做个案、小组、活动、志愿服务等不同的主题分享。据统计，9 期线上公开课直播参与 2212 人次，播放量为 4082 次（数据截至 2019 年 12 月）。

在职医务社工在专业服务中知识结构、综合能力以及工作经验等方面普遍不足，与医护人员合作过程中对接不顺畅，跨专业团队合作难度大，以及医务专项领域的社会工作人才储备不足制约了广东省医务社会工作的持续发展，在此背景下，为了进一步推动广东省医务社会工作行业的发展，广东省社会工作师联合医务社会工作专业委员会在中国社会工作教育协会医务社会工作专业委员会指导下，得到爱佑慈善基金会资助，开办医务社工培训班。广州市北达博雅社会工作资源中心作为具体承办单位，2018 年 9 月至 2019 年 1 月，分别在广东省东莞市、佛山市、梅州市、阳江市开展四期医务社会工作培训，共培训了 394 名学员，这也是广东省第一次同时面向珠三角、粤东及粤西的医务社工培训。

由长沙市民政局主办，湖南省雅医社会工作中心承办的"长沙市医务社会工作培训班"在 2020 年 10 月举行，采用专家授课、业务讲座、工作坊、参访交流学习等形式，帮助学员全面了解专业医务社工的服务内容，形象化、立体化、全方位地再现实务操作流程，帮助学员更好地掌握服务技巧，开展更优质的专业服务。本次培训班也采取"线上+线下"的方式帮助学员多途径参与学习，共吸引了 1200 余名学员在线观看，为共同推动湖南省医务社会工作的发展奠定基础。

2. 机构内部人才培训

深圳春暖以医务社会工作实务人才需求为导向，作为中国社会工作联合会社会工作师委员会的社会工作实务实习实训基地，以及深圳市社会工作人才培训基地，在过去 10 年分别编撰梳理了《深圳市医务社工服务和作业流程标准体系》《深圳市医务社会工作服务指南》，2017 年出版了

《医务社会工作实务教程》，专门梳理了春暖医务社工的胜任力框架模型，打造了春暖医务社工培训体系，结合本土实践经验开发了 80 余门初阶、进阶和高阶医务社工人才培养系列课程，对医务社工进行分层次分阶段培养。通过线上+线下+实务案例督导的形式，围绕三个方面进行，一是加强新社工的基础能力培养，二是提高社工专项服务能力，三是构建医务社工核心能力培养体系。每年拟订培养计划，对目标医务社工进行培训前调研，结合实际问题依托教材定制设计课程；根据医务社工的特性，需要掌握理论与实务知识，采用双师制授课模式，匹配理论专业讲师与实务工作讲师；经过培训且考核通过的医务社工可获得证书，搭建形成人才培养体系。为保证培训效果，机构进行了绩效考核改革，将培训效果转化纳入绩效考核当中，通过季度性的绩效考核保障推动培训转化；开展培训的前后测以及培训结束后 3 个月左右的评估，通过较为系统的评估跟进监督培训成效。

成都翱翔社工于 2015 年开始接触医务社会工作服务，针对医务社工的培训分为内部培训和外部培训。内部培训主要由项目督导根据同事的需要或项目情况提供专题培训，外部培训主要通过参加社工协会或其他社工机构组织的相关培训。内部督导培训每月至少 1 次，外部培训学习每季度至少参与 1 次。

（四）领先的医务社会工作服务跨地区开展合作

随着广东医务社会工作在国内的发展和影响力，广东本土化模式得到了越来越多同行和地区的认可，在国内医务社会工作逐步发展的进程中，医务社会工作的经验也以服务输出的方式在国内一些地区得到传播和本土化的影响。犹如星星之火，已经慢慢在国内一些地区得到启蒙。如深圳春暖承接陕西汉中、江西南昌以及浙江瑞安的督导输出服务，北达博雅担任武汉正树社工机构督导服务工作，东莞展能也受邀为湖北医务社会工作人员和医务人员系统性分享东莞医务社会工作服务情况以及医务社工如何在医院开展安宁疗护介入服务并达成了合作意向。

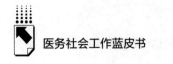

四　医务社会工作服务机构的主要服务内容

（一）医院医务社会工作服务内容

1. 提供社会、心理评估并处理影响健康的社会、心理因素

医务社工通过资源链接、心理疏导与情绪支持、临终关怀、哀伤辅导、出院安置、医患关系调解、疾病适应、社区照顾、就业培训、社区慢病管理和计生特殊家庭个案管理等服务内容，为患者和家属提供身心社灵全人关怀模式，旨在减少疾病和意外对患者生活、家庭角色、社会功能与心理情绪等方面的影响，增强患者解决问题的能力。

2. 医疗知识普及服务

通过个案、活动、小组等形式协助各类患者群体及其家属加深对疾病的认识，普及疾病发生、治疗及康复时期的相关知识；在患者就医过程中，协助医护人员解答患者及其家属的疑惑，促进医患双方的良好沟通，降低医患矛盾发生的可能性，减少医患纠纷。

3. 为医务人员提供精神减压等专业服务

医务社工通过正念、游戏、体验、园艺等服务手法，在心理情绪压力、职场人际关系、亲子关系等方面，为医护人员提供松弛、教育与互动等服务，一方面减轻医护人员的焦虑、舒缓压力，另一方面提升他们的自信心、价值感和职业的自豪感。

4. 为重点人群提供卫生健康政策辅助性服务

医务社工扮演资源整合者、协调者、教育者、宣传者、咨询者等角色，为院内患者与社区居民提供政策法规宣导、社会资源链接、社区宣教等辅助性服务。

5. 危机介入服务

医院重症患者如肿瘤患者，更容易出现"走极端"的情况，在得知病情后，往往无法接受，会陷入极度紧张、无助、惊恐和绝望，在这个时候如果他们缺乏相应的支持，往往会选择自我伤害，甚至是结束自己的生命。在这种情况下，医务社会工作者需要紧急介入，时刻关注，发动各方力量协助服务对象走出危机。

（二）公共卫生健康服务内容

1. 0~3岁科学育儿服务

医务社工根据0~3岁儿童发育、日常护理、营养与喂养、疾病预防与护理等方面的需求与特点，向婴幼儿父母及其养护人传播科学育儿知识、方法、技巧，帮助家长树立正确的儿童观、亲子观、成才观。

2. 在校青少年群体的青春期生殖健康教育服务

医务社工根据青少年的生理、心理特征，开展健康、科学、合理的青春期生理、心理及个人性卫生、性伦理教育，提高青少年的心理素质和道德修养，培养他们的自控能力，协助他们正确对待、构建男女关系。开展预防青少年性犯罪服务，预防艾滋病的发生和蔓延，保护并引导青少年健康成长。

3. 社会大众的急救、水上救援、心理健康知识传播服务

医务社工在深圳市红十字会的指导下，为社区居民开展急救知识、救援知识、生命安全、心理健康等安全健康主题服务，以提高广大居民维护身心健康、保护生命安全的意识。

4. 社会大众的艾滋病宣传教育活动

为艾滋病患者提供随访、关爱和心理支持等服务。医务社工在深圳市疾病预防控制中心的指导下，通过知识宣传、预防推广、社区义诊、主题日活动等形式，向社区居民及高危群体宣导防艾知识，提高预防意识；为艾滋病患者提供个案建档、病友互助会、艾滋病治疗讲座、心理减压等多种服务，以增强患者治疗和生活的信心。

5. 促进社会大众及所在家庭的健康与疾病预防意识服务

医务社工通过联动医疗机构，将疾病预防与保健知识，通过讲座、义诊、咨询、科普动画、游戏互动、社区慢病管理等形式，向社会大众及所在家庭进行科普宣传，旨在提高社会大众的健康意识，增强慢病群体的疾病管

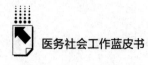
理能力，如某机构"温暖人心·关爱健康——疾病知识讲座入社区"项目（见图1）。

健康资源入社区跨专业合作模式

医务社工
（统筹）

年度讲座主题设定、
医护志愿者招募

需求评估

联络合作社区

医护
志愿者

服务跟进

社区社工
及工作人员

经验总结

健康知识讲授

社区居民

居民招募、场地安排

图1　健康资源入社区跨专业团队合作模式

五　我国医务社会工作服务机构面临的挑战及发展展望

经过10余年的发展，我国的医务社会工作机构和医务社会工作服务取得一定成绩且形成一些亮点，比较突出的是深圳医务社工发展的七种模式，包括"政府购买医务社工服务"模式、"岗位设置+项目开发"双向服务模式、"医社"跨专业合作模式、个案管理服务模式、病患服务"自助互助"模式、"家庭+医院+社工+义工"服务模式、医患纠纷"五步走"服务模式。但我国各地社会治理水平不同、医疗体系改革系统性工程庞大等，在整个大形势的影响下，医务社会工作的发展也面临很大的困境与挑战。

（一）医务社会工作者如何更好地嵌入医疗系统发挥专业作用

在广东如广州、深圳和东莞等地，医务社会工作者已经进入医疗服务体系 10 余年，但依然面临同样的问题，医务社会工作者该如何嵌入医疗系统发挥专业角色？众所周知，在我国目前的医疗系统中，医院的工作重点是以医疗为本，同时社会工作是一门新兴行业，认知度较低，患者及其家属乃至医院医护人员都不了解医务社会工作者具体能做什么。医务社会工作者作为"空降"的第三方参与到较为完善的医疗体系中，必然会面临职能分工的问题。

针对此问题，广州、深圳和东莞的医务社会工作者做了大量工作，医务社会工作者采用"定驻病房"的方式打破僵局，融入科室。"定驻病房"是指医务社会工作者分别定驻在一至两个住院科室，如肿瘤科、血液科等，参与该科室的交班、查房，逐步与医护人员加深了解和交流，形成合作关系，并通过医护人员介绍等形式加深病患对社会工作者的认识和了解，从而与病患建立良好的关系。在与科室建立良好稳定的合作关系后，医务社会工作者逐渐扩展定科范围，层层推进，由点到面在各医院全院推广社会工作专业服务。

（二）医务社会工作及服务机构在不同省区市之间发展极不平衡

广东医务社会工作服务发展较早，医务社会工作机构也相对成熟，但是省内发展仍不平衡，仍然集中在珠三角经济发达地区，而在其他各地级市医务社会工作基本上只是零星或者空白。此外，作为三甲医院超过 40 家的广东省广州市，目前开展医务社会工作服务的医院仍然只是少数，没有形成较大规模。

云南汇健社会工作服务中心作为云南第一家专门从事医务社会工作服务的机构，一直未能很好地推动云南医务社会工作的发展。

天津医务社会工作的起源与天津大爆炸事件有直接关系，但是目前只有 4 家医院开展医务社会工作服务，而且只有天津市天津医院和中国医学科学院血液病医院这两家与医务社会工作机构合作，合作机构是天津仁怀社会工作服务中心，两家医院的医务社工共 3 人。

湖北医务社会工作发展的主要推动力量为湖北省慈善总会慈善医疗众筹

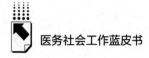

项目和韩红基金会"医务社工体系建设（湖北省）"项目，前者目前在 3 家医院以慈善医疗众筹平台为抓手，减轻贫困患者的负担，从而减少社会因病致贫、因病返贫现象的发生。后者是 2020 年下半年才正式启动，通过在全省各市 14 家医院派驻社工机构的一名医务社工帮助有需要的患者、患者家庭、医务工作人员等解决问题，提高生活质量，更好地融入社会，同时普及医务社会工作知识，探索一条具有湖北特色的医务社会工作发展新路径。

湖南省医务社会工作体系建设项目作为搭建湖南省医务社会工作人才梯队和创新医务社工服务模式的探索性实务项目，与湖北省"医务社工体系建设（湖北省）"项目的一个重要不同点则是由湖南省雅医医务社会工作中心派驻专业医务社工进入湖南省儿童医院等 11 家医院，协助医院开展以肿瘤科、儿科、康复科或临床重点专科患者及其家属为重点服务对象的关怀支持服务，包括但不局限于以个案管理、心理辅导服务、互助团体孵化培育发展、志愿者管理、健康宣教、服务宣传推广等形式提供覆盖院内外的支持性服务。

除了以上介绍的部分省市医务社会工作外，在我国其他省区市的医务社工机构及相应医务社工服务则是少之又少。

（三）如何评价医务社会工作者服务成效的问题

从专业社会工作的角度来说，这本不是一个问题，但从现实情况来看，这又是一个确实存在的问题。对大部分医院而言，在没有充分认识到医务社会工作者的专业价值之前，其对于社会工作者能够发挥的作用没有具体、深刻的认识，医护人员也认为社会工作者就是来协助医院处理行政工作的，往往将问卷调查、数据录入、前台接待等行政工作交给社会工作者，在这些行政工作包围下，社会工作者往往发挥不了自己的专业作用，也创造不了专业价值。从社会工作服务机构的角度看，其更希望也更需要医务社会工作者直接或间接地为有需要的患者及其家属或医护人员提供相对应的专业服务，也更加注重在服务对象上取得的成效，尤其是一些长期性深入个案的辅导工作。但从购买方（如市民政局、市卫生健康局）和使用方（如医院）的角度来说，其更希望社会工作者能够提供一些覆盖性全面、社会效益广、经济效益大的服务，如危机事件的紧急介入、"三无"人员治疗费的追讨等。究竟如何定义医务社会工作者的服务成效，还是一个难以统一口径的问题，但从现有的服务情况看，我们评价医务社会工作者的服务成效，除了从社会服务机构的角度出发，也可以从协助医院解决困难的角度出发，以此达到购买方、使用方和服务方三方认可三方满意的局面。

（四）医务社会工作人才的长远性发展问题

回顾这 10 多年社会工作的发展历程，广东地区面临的医务社会工作专业人才发展难题，一是人才储备紧缺，二是人才发展难度大。各地社会工作服务机构的专业人才队伍储备，从最初社会工作行业萌芽时期的"供大于求"到如今变成"供不应求"，基本上所有社会工作服务机构都面临人员招聘难的问题，而其中，工作难度大、专业要求高、综合素质要求全面的医务社会工作领域，人才队伍的储备更是难上加难。此外，部分在岗的医务社会工作人才，在扎根医务社会工作领域两年以上的情况下，如何进一步提升自己、进一步发展自己，成长为综合性专业人才，也是一大难题。从现状来看，医务社会工作人才的发展难题，大多靠社会工作服务机构自身力量，但这种力量太微小，如果能从国家政策层面推动高校设置专门的医务社会工作学科，则可以从根本上解决这个问题。现在高校中的社会工作专业并没有细分具体的服务领域，而更多地将学习内容放在社会工作专业基础知识和三大工作手法上，学生毕业后往往更愿意选择青少年、社区等领域，如果在高校就能设置专门的医务社会工作学科，甚至是建立专门的医务社会工作学位，相信可以减轻医务社会工作人才长远性发展问题。

案 例 篇
Cases

B.14
政策动力之下的医务社会工作发展
——上海的实践

赵 芳[*]

摘 要： 上海是内地医务社会工作恢复发展最早的地区。在国家政策和上海市地方政策的指引下，上海的医务社会工作稳步推进，形成了独特的政府主导、内置化发展的"上海模式"。近年来，上海医务社会工作在制度化建设方面不断探索，尤其在人才培养、项目制运作、专科化发展、标准化建设、跨专业合作方面取得了重要成果。但在发展的同时，上海的医务社会工作也面临一系列挑战。应对挑战，更加明确和体系化的制度建设是未来上海医务社会工作发展的方向。

关键词： 医务社会工作 医疗卫生 上海

---

* 赵芳，复旦大学社会工作学系教授，博士生导师。

上海是全国医疗卫生事业发展的重镇和排头兵，也是全国最先发展医务社会工作的城市，从 2000 年在上海东方医院创办全国第一家医务社会工作部开始，已有 20 余年的发展历史，形成了独特的"上海模式"，取得了突出的成就。

一　上海医疗卫生事业发展的现状

改革开放以来，上海医疗服务体系整体发展迅速，医疗服务能力和水平明显提升。以公立医疗机构为主体的医疗服务体系覆盖全市，社区卫生服务中心建设大力推进，使得基本医疗服务总体布局趋于完善，床位、人力等资源配置达到发达国家水平。至 2019 年，全市各级各类医疗卫生机构总数达5610 家，其中医院 387 家。全市卫生技术人员总数为 21.33 万人，每万人医生数为 53 人，每万人病床数为 105 张。全市各医疗机构诊疗总人次为每年 28192.00 万人次，其中医院就诊 17174.76 万人次，社区卫生服务中心诊疗 8582.36 万人次。医疗机构住院手术 305.39 万人次，病床使用率93.55%，人均住院天数 10.47 天。① 医疗服务总体规模居全国各大城市第一位。

近年来，上海启动公立医院和社区卫生服务综合改革，积极探索医院、社区分工合作机制，构建各级医疗机构间的梯度支撑、双向转诊工作，以及"家庭医生"发展机制，使得基本医疗服务体系逐步完善，医疗资源利用效率不断提高。目前，基本实现上海市民步行 1.5 公里（15 分钟）可以到达一个医疗点，三大健康指标继续保持发达国家和地区水平。2019 年本市居民期望寿命为 83.66 岁（男性 81.27 岁，女性 86.14 岁），婴儿死亡率为3.06‰，孕产妇死亡率为 3.51/10 万。②

① 《2019 年上海市卫生健康状况统计数据》，http：//wsjkw.sh.gov.cn/tjsj2/20200724/6ac31287f7074c869f563fefe79c75d3.html。

② 《2019 年上海市卫生健康状况统计数据》，http：//wsjkw.sh.gov.cn/tjsj2/20200724/6ac31287f7074c869f563fefe79c75d3.html。

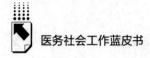
尽管如此，上海医疗服务体系仍面临城市转型升级和市民健康需求进一步提升带来的一系列挑战。一方面，随着社会发展，人们生活水平提高，对医疗和健康有更高质量的需求，而社会快速转型，引发社会各阶层的激烈震荡，各种社会矛盾集中体现，部分社会诉求与矛盾转向医疗和健康领域；另一方面，社会压力增大，迅速发展的老龄化、高龄化，以及越来越多的慢性病、退行性疾病，加之 2020 年新冠肺炎疫情引发的重大公共卫生问题，使得整个医疗体系面临巨大的压力。如何提高居民的就医体验，推动医学人文关怀；如何顺应"健康中国"的发展理念，促进医疗模式从过去以疾病治疗为中心向以健康管理为中心转变；如何连接医院与社区，满足居民多元化、多层次医疗卫生服务需求，成为上海医疗卫生事业发展的重要议题。

二　上海医务社会工作的发展

上海是改革开放的前沿，随着国外先进理念、知识和技术的进入，结合自身发展需求，上海首先意识到医务社会工作发展的积极意义，率先在全国开始体系化地发展医务社会工作，并形成了独特的发展模式。

上海医务社会工作发展始于 21 世纪初，距今 20 余年，主要分成三个时期。

（一）初创期（2000~2011年）

进入 21 世纪，人们越来越清晰地认识到疾病是生理、心理、社会问题相互作用的结果，也是诸多生理、心理、社会问题产生的原因。整个疾病治疗的理念不再是过去单纯的生物医学模式，取而代之的是生物—心理—社会模式，人们期待治疗过程中不仅看到"病"，还能看到病后面的"人"，把人当作需要寻找意义、有情感、积极能动的主体。此时，中国医药卫生体制改革的方向是公立医院筹资和医疗服务回归"公益性"，提高医疗服务质量，以病人为中心，构建和谐医患关系，这为医务社会工作发展营造了适宜的环境。①

1999 年，上海首先在浦东新区社会工作协会下成立医务社会工作专业委员会，成为大陆第一个医务社会工作专委会。2000 年在浦东新区政府主导和大力推动下，上海东方医院、公立医院和梅园街道医院等 10 家医疗机构率先建立社会工作服务站，由临床医护人员和管理部门承担医务社工的角色，开始探索医务社会工作服务嵌入医疗卫生机构的本土实践。②

2000 年，上海东方医院成立新中国成立后首家医务社会工作部。社会工作部为患者及其家属提供心理—社会层面的服务，链接社会资源，开展出院转介服务等，同时在医院内组织开展志愿服务。社会工作部的服务得到了患者和医院的支持。上海东方医院的探索为医务社会工作在大陆发展做出了有益的尝试。2004 年上海儿童医学中心成立社会工作部，聘用社会工作专业毕业生担任医务社会工作者，成为大陆最早建立符合国际标准社会工作部的医院，以及最早设立临床社会工作者岗位的社会工作部。社会工作部负责协调医务社会工作者的工作，包括与医院整体工作的协调，以及与医院其他部门的协调，处理好与医疗团队其他成员的关系，通过服务取得医护人员和患者的接纳。③ 此后，上海陆续有多家医院相继成立医务社工部或开展医务社会工作服务，医务社会工作开始进入医疗卫生服务体系。

2000~2004 年，全国的社会工作教育刚刚起步，还没有自己的专业硕士学位点。上海医务社工部最初的创建者主要从医护人员或管理人员中转岗而来，如上海儿童医学中心的社工部主任是一位儿科医生，东方医院的医务社工是一位影像科医生，他们都有医学背景，后来都参加了复旦—香港大学在内地开设的第一期社会工作专业硕士（MSW）的学习，并获得了社会工作的专业学位，对社会工作有深刻的了解。因为最初创建者都是医疗体系中相关人员，对医院比较了解，对病患的需求也有认知，所以在摸索中一直希望

① 刘继同：《中国健康社会工作实务体系范围与现代医生人文关怀型社会工作角色》，《人文杂志》2016 年第 4 期。

② 季庆英：《上海医务社会工作的发展回顾》，《中国卫生资源》2015 年第 6 期。

③ 季庆英：《上海医务社会工作的发展回顾》，《中国卫生资源》2015 年第 6 期。

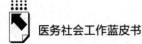
能回应各方需求。因为他们的推动，上海的医务社会工作经过最初的试水，艰难地生存了下来。

上海医务社工开展之初，没有清晰的专业归口管理，也没有明确的制度支撑，虽然成立了医务社工部或设立了医务社工岗，但规模小，发展速度慢，从业者少，通常只有1~2人，医务社会工作者没有开展专业社会工作服务的资源，更多的只是在医院里宣传社会工作服务理念，开展一些志愿或公益慈善服务，偶尔条件允许完成一些个案的处理。当时，上海的医务社会工作服务处于"自主、自愿"的状态，医务社会工作制度发展处于"萌芽、初始"的状态。

但即使这样，上海的医务社工还是如星星之火，有了燎原之势。①服务进一步推进：继上海东方医院、上海儿童医学中心之后，2001年上海交通大学附属新华医院设立宁养院开展宁养服务，2008年徐汇区中心医院开展神经康复服务，临汾社区卫生中心开展临终关怀服务等，都在其中融合了社会工作服务的理念、理论与技术。②政策关注推动医务社工发展：2006年党的十六届六中全会指出要"建立一支宏大的社会工作者队伍"。2007年卫生部开展"社会工作和社会工作人才队伍建设现状调查和岗位设置政策研究"，研究结果指出，医学模式转变、医疗卫生体制改革、构建和谐医患关系是中国发展医务社会工作客观、现实和普遍的需要，具有强大的内生动力，医疗卫生体系发展社会工作势在必行。① 2009年4月国家发布的新医改方案明确提出，要开展医务社会工作，增进医患沟通。顺应国家发展的大政方针，2009年上海市民政局调研了全市医务社会工作的发展情况，2011年上海市卫生局又对全市医务社工发展情况进行了全面调研，并在调研的基础上，整合各方力量，开始顶层设计，进一步全面推动医务社会工作的发展。③医学体系内专业协会建立：2011年初上海医学会医务社会工作学分会成立，这是国内首个在医学体系内建立的医务社工专业组织，标志着上海医务社会工作进一步专业化发展。④开启专业研讨和专业培训：2002年首次医

---

① 《卫生部：推动医务社会工作，构建优良卫生服务体系》，http://www.gov.cn/gzdt/2009-08/26/content_1402339.htm。

务社工服务展示会在上海东方医院召开，2003 年首次医务社工专业研讨会在上海召开，2008 年上海获得了全国首个国家继续教育医务社会工作项目，开启了医务社会工作专业培训的先河，同年医务社会工作的课程也开始纳入医学院学生的选修课程。

（二）转折期（2012~2015年）

在上海医务社会工作发展的最初 10 年，中国内地的社会工作已经发展了 20 年，医务社会工作相对于社区社会工作、司法社会工作、老年社会工作等领域，是后起的专业领域，几乎没有先例可循，社会认知度不高，在原本就很严谨的医疗卫生领域开展服务，专业界限和专业管辖权的问题始终无法解决，因此发展缓慢。到 2011 年，近 10 年的时间，上海才有近 10 家医疗机构陆续开展相关服务，规模也都不大。但作为经济发展、社会文明程度和医疗卫生服务水平都在全国名列前茅，且在世界有着重要影响力的国际化大都市，上海市政府已经清晰地认识到开展医务社会工作的价值和意义，认为有必要率先探索，为医务社会工作的良性发展奠定基础。

2012 年，在 2011 年全市大调研的基础上，上海市正式启动医务社会工作发展。经过多方征询意见，在国际、国内可供借鉴的两种运行模式（香港政府购买服务模式和美国医疗机构自主聘用模式）中选择了第二种，这也是大多数国家和地区采用的基本模式。这一时期是上海医务社工发展的关键期，出台了几项重要举措，推动了上海医务社会工作的发展。

1. 明确职责，设置岗位，纳入医院评价标准

2012 年，上海市卫生局、上海市教育委员会、上海市民政局及上海市人力资源和社会保障局联合发文《关于推进医务社会工作人才队伍建设的实施意见（试行）》（沪卫人事〔2012〕80 号，以下简称《意见》），这是中国大陆第一个关于发展医务社会工作的政府文件。《意见》明确了上海市建设医务社会工作人才队伍的指导思想、基本原则、工作目标、工作任务和推进的具体措施，强调了政府的主导性、工作的专业性和发展的阶段性。

《意见》将医务社会工作者界定为在医疗卫生服务和管理领域，运用社

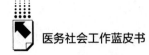

会工作专业理念、知识和技能提供公共服务、协调各方关系、解决医疗卫生方面社会问题的专业技术人才，即医务社会工作者被确定为专业技术人才。

《意见》对医务社会工作者的工作职责、岗位设置、人员配置给予了明确的规定。明确医务社工的职责包括4个方面：支持病患家属、支持医护人员、参与诊疗方案及搭建社会支持网络①，这个职责的界定，即使今天来看，对医务社会工作服务内容的专业把握也是非常透彻的。《意见》同时规定，综合性医院按照每300~500张床位配备1名专职医务社工，儿科、精神卫生、肿瘤、康复等专科医院每100~300张床位配备1名专职医务社工。关于未来的发展目标，《意见》提出，2012年，在部分综合性医院和儿科、精神科、肿瘤科、康复等专科医院试点开展医务社会工作，医务社工持证上岗率达50%；2013~2015年，逐步在全市医疗机构推广医务社会工作。2015年，本市综合性医院和儿科、精神科、肿瘤科等专科医院设置医务社工岗位，全市在岗医务社工总量力求达到400~500名，医务社工持证上岗率达100%。《意见》对医务社工概念、职责界定清晰，目标明确，是一次卓有成效的顶层设计，对当时处于困境中的上海医务社会工作的发展起到了很好的助推作用。

此后，2012年，上海医疗卫生系统的"质量万里行"和"等级医院评审"检查中首次将建立社会工作部和开展社会工作服务纳入评价标准中。2013年，医务社会工作评分标准进一步细化，分值增加一倍（30分）（见表1）。将医务社会工作纳入"等级医院评审"中，且有30分，会影响医院排名和等级，显然具有积极的指引意义，直接推动了医院发展医务社工的积极性，大大推动了社会工作在医疗卫生领域的发展。

---

① 医务社会工作的职责：①主动发现、筛选和处理转介的个案；协助患者和家属利用医院服务并提供咨询；评估患者社会及心理状况并及时干预；协助医务人员开展健康教育。②协助制订患者入院和出院计划，配合医务人员对诊疗提出建议；配合开展双向转诊；参与医疗机构的发展规划和管理过程；积极预防医患纠纷。③为患者寻求广泛的社会支持；整合社区资源，与家庭医生制相结合开展社区工作；组织管理医院志愿者。④对医务人员进行心理疏导与支持，减轻其心理压力。

表 1 医务社会工作评分标准

2.1.1(10分)本市医务社工试点单位:根据本市开展医务社会工作的总体要求拟定实施方案,并将医务社会工作纳入常规工作。查相关资料,非试点单位和未纳入常规工作的不得分;无实施方案扣3分

2.1.2(5分)人员配置:配置专职医务社工,明确为专业技术岗位,专职医务社工持证上岗。无专职医务社工不得分。查相关资料,仅有符合资质的兼职社工的此项得1分;无社工此项不得分。配备专职社工但未持证上岗的扣3分

2.1.3(5分)机构及管理:三级医院有独立设置的社会工作部或作为其他内设机构的二级科室,其他医疗机构应明确医务社工岗位的管理部门。查相关资料,不符合不得分

2.1.4(5分)工作场所:具备开展医务社工活动的工作场所。现场察看是否符合业务开展需要,对于无场所的此项不得分,对于不符合业务要求的,酌情扣1~4分

2.1.5(5分)社会认可度:获得国家及本市社会工作示范单位等称号,并积极参与全市医务社工专业性推广宣教活动。称号部分3分,参与推进部分2分

2. 开展试点,纳入医院常规工作,培训医务社工人才

2012 年,《意见》强调开始医务社工全市层面的试点,要求结合现状条件,先易后难,逐步推开。2012 年,上海市有 44 家医疗机构被选中开始试点,2013 年、2014 年试点单位分别增加到 103 家、152 家,覆盖了全市 17 个区县,其中三级医院 35 家(甲等综合性医院 13 家、乙等综合性医院 5 家、专科医院 12 家、中医医院 4 家、军队医院 1 家),二级医院 77家,社区卫生服务中心 40 家。① 2016 年试点单位再次扩展,增加到 165家。《意见》要求试点单位将开展医务社工纳入医院常规工作,设立医务社工部,配置符合资质的专职医务社工,并拟定具体的医务社工实施方案。

《意见》同时指出,将医务社工纳入医院专业技术岗位管理范围,争取到 2015 年,全市在岗医务社工人数达 400~500 名,医务社工持证上岗率达100%。为了实现这一目标,培训医务社会工作人才、提高从业人员业务能力被迅速提上了议事日程。2012 年上海市卫生改革与发展"十二五"规划

---

① 邬惊雷:《健康中国与社工支持系统的建设及完善——医务社工实践的上海经验》,《人口与计划生育》2015 年第 11 期。

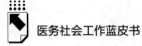

中，明确将医务社工作为薄弱领域的人才培养对象。2012年，上海市举办第一期医务社工培训班，85名学员参加培训；2013年培训班被纳入上海市紧缺人才项目，参加培训的有105家医院265名学员；2014年参加培训的增加到153家试点单位302人。参与培训的人经考评合格后获得"继续教育学分证书"及组织人社部门颁发的"紧缺人才证书"。2015年，为推进医务社会工作在社区卫生服务中心深入开展，举办两期"社区卫生服务中心医务社会工作岗位培训班"，要求所有社区卫生中心人员参与培训。至此，前后接受培训人数达千人，考评合格者将获得医务社会工作岗位资格证书与上海市紧缺人才证书。这些培训班一方面培育了一支医务社工的基本人才队伍，储备了人才；另一方面在培训时也吸引了一批医院的医护、行政人员，包括一些医院的管理层参与听课，在更大范围内宣传了医务社会工作的理念、知识和技术，推动了医务社会工作的发展。

3.考核评估，专业督导，研究提升

医务社会工作是一项以实践为主的职业，医务社工提供的服务是以服务对象利益为本的专业化服务，服务的质量是其立足点，因此，考核评估是推动其专业化发展的重要基础。

2012年8月，结合开展的医院综合性督察项目，上海市卫生局对部分试点单位进行抽查，并予以现场指导，推动试点单位医务社会工作规范化开展。2012年12月，市卫生局组织44家试点单位开展全面评估，针对存在的问题予以分类解决。2013年，市卫生局通过自评自查和实地评估相结合的方式，对103家试点单位开展全面评估，根据各试点单位上报的自查情况，组织专家团队对上交材料进行筛选、审查，并结合机构等级差别、区域分布、专科分布等特点，选择12家具有代表性的单位进行实地调研和评估。

在评估的同时，2013年上海市医院协会医务社工与志愿服务分会成立，2014年上海市社会工作者协会医务社会工作者分会成立。至此，上海医务社会工作三大专业委员会（医院学会、医院协会、社会工作者协会）分别成立，发挥了重要的专业引领作用。这些专业委员会组织专家团队，创建专题督导制度，针对各医院医务社工发展面临的问题进行专题督导。2012 年开始，分会每年 10~11 月组织专业团队对报名试点的医疗机构开展现场督导，4 个督导组每年督导近 30 家单位；2015 年和 2016 年每季度举行社会工作实务督导，每次参加单位近 20 家。督导制度的实行有效地推动了实务领域的专业发展。

在提供督导的同时，协会、学会和市卫生局开始着手推动以科研带动实务和专业的发展。2012 年由上海儿童医学中心季庆英主译的《健康社会工作手册》由北京大学医学出版社出版，主编的《医务社会工作实践（案例版）》由人民卫生出版社出版。2014 年，市卫生计生委经多次与市民政局相关部门沟通协调，争取到在市民政局申请局级课题立项，在各医院推动医务社工相关课题研究。上海医务社工的学术研究氛围和学术研究共同体初步形成。自 2012 年开始，上海医务社会工作学界和实务界组织了一系列高质量的研讨会，进一步推动专业发展，包括上海医学会医务社会工作学分会每年 12 月承办"上海市医务社会工作高峰论坛"，根据现实需求确定研讨和交流主题，与海内外专家学者一起研讨医务社会工作的发展，目前已经坚持举办 10 届。此外，2012 年，上海医学会医务社会工作学分会举办"医务社会工作视角下的妇女与儿童健康促进"国际研讨会，会议邀请来自密歇根大学、香港大学和世界健康基金会的儿童与妇女专家教授共同探讨促进健康工作；2013 年 5 月，主办全国儿童医院社会工作研讨会；2013 年 12 月，举办"促进人文关怀，和谐医患关系"全市社工论坛，交流社会工作在介入医疗矛盾、促进社会和谐中的经验；2014 年 12 月，举办"和谐社会与社工多元角色之对话"研讨会，研讨社工在医院发展中的多元角色；2015 年 12 月，在上海青松城召开主题为"医务社会工作在'十三五'期间可持续发展策略"的研讨会。2015 年复旦大学社会工作学系召开了第一届"医务（健康）社会工作：使命·专业·未来"的国际研讨会，邀请来自十几个国家的理论与实务界专家与上海医务社工界的专家学者、从业者就一些医务社会工作发展的基本问题进行深入探讨，达成了基本共识。这些研究成果的发表和研讨会的召开，对总结、推广上海医务社会工作的发展起到了积极的作用。

因这一时期上海医务社会工作的卓越发展，2013 年 8 月，华山医院、第六人民医院、华东医院等 9 家医院被评为"上海市社会工作示范单位"，其中上海交通大学附属儿童医学中心、上海市精神卫生中心、上海市东方医院获得 2013 年全国首批社会工作服务标准化建设示范单位称号。2014 年第三方社会组织评估得出结论，认为医务社会工作在促进病人配合医护人员诊疗方面有积极意义的占 75%，能有效缓解医患关系的占 50% 以上。[①] 2014年，上海医务社会工作发展成果成为国家"医改重大举措之一"，2015 年获评上海市委组织部十大人才创新工程项目。至此，上海医务社会工作走在了全国前列，为其他省区市发展医务社会工作探索了一条独特的发展道路，人们因此称之为"上海模式"。

（三）专业成长期（2016年至今）

2015 年是上海医务社工发展的第一个 15 年，此后上海医务社工的发展进入了一个关键的成长期。如果说前 15 年，经过探索、试点，上海医务社工在明确方向、人才培养、制度建设方面有了基本共识，那么下一步就是回到医务社工服务本质，即回应国家的"大健康"发展战略，以服务对象需求为本，开展扎扎实实的社会工作服务，提升服务质量，增进人们健康福祉。上海市卫生人才发展"十三五"规划也指出，进一步明确医务社会工作定位和职业发展路径，围绕医疗服务体系进行全方位、精细化的设计与部署，建立医务社工入职培养制度，健全职业发展通道，推进优秀医务社工培养。

因此，上海医务社会工作在稳中求进，进入一个内生的新发展时期。

1. 继续扩大试点，设置独立医务社工部

到 2018 年，上海已有 170 家医疗机构在试点医务社会工作服务，其中

---

① 邬惊雷：《健康中国与社工支持系统的建设及完善——医务社工实践的上海经验》，《人口与计划生育》2015 年第 11 期。

综合性医院占总数的 31%（53 家），专科医院占总数的 23%（39 家），社区卫生服务中心占总数的 46%（78 家）。在这 170 家医务社工试点医疗机构中，有 40%（68 家）的机构由副院长牵头管理，35%（59 家）的机构由党委书记牵头管理，13%（22 家）的机构由院长牵头管理，剩余 12%（21家）的机构由党委副书记进行管理。

发展医务社工服务，独立建制的医务社工部的建立是关键。在试点单位中设立独立社工部的已有 56 家，分布在三级、二级和一级医院（见表 2）。在目前已经设立医务社工部的医疗机构中，39%（22 家）的医务社工部属于一级科室，61%（34 家）的属于二级科室。医务社工部的设立是医务社会工作发展的组织保障，对于医院医务社会工作的发展具有重要意义。

表 2　上海独立医务社工部设置数

单位：家

医院类型	2013 年	2014 年	2015 年	2016 年	2017 年	2018 年
三级医院	16	27	29	24	26	25
二级医院	17	16	14	12	18	24
一级医院	1	2	2	3	7	7
合计	34	45	45	39	51	56

2. 医务社工人才队伍建设

伴随着社工部的不断增长，上海医务社工的从业人员也不断增加（见表 3），到 2018 年专兼职人数已经超过 500 人，其中专职社工的人数 2018 年已经达到 156 人，三级医院的专职医务社工数均值为每家2.05 名，而二级医院为每家 1.02 名，三级医院的专职社工数占上海市医务社工总人数的 51%，其中复旦大学附属儿科医院社工部已拥有 10名专职社工，上海交通大学附属儿童医学中心社工部也有 6 名专职社工。

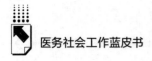

表3　上海市医疗系统医务社会工作从业人数

单位：人

医院类型	2013年		2014年		2015年		2016年		2017年		2018年	
	专职	兼职	专职	兼职	专职	兼职	专职	兼职	专职	兼职	专职	兼职
三级医院	42	96	63	144	65	222	58	108	75	—	80	185
二级医院	23	100	35	95	37	135	34	71	39	—	51	88
一级医院	2	21	5	58	9	118	14	289	10	—	25	106
合计	67	217	103	297	111	475	106	468	124	—	156	379
总计	284		400		586		574				535	

注：表2和表3数据非官方数据，由上海交通大学儿童医学中心提供，仅供参考。

2020年因为忙于疫情，在数据统计上有欠缺，从上海市卫健委获得的数据显示：截至2019年底，上海市有350名持有社会工作专业资格证书的专兼职医务社会工作者，分布在123家医疗卫生机构，其中市级31家，区级91家，其他机构1家，82.3%分布在各级医院，市级医院占36.9%，区级医院占44.0%，企业医院占1.4%，16.6%分布在社区卫生服务中心，1.0%分布在其他机构。

不但从业者人数不断增长，在这些从业者中，专业学历也一直维持较高的水准，其中专科毕业的占17%，本科毕业占60%，硕士毕业的占21%，博士毕业的占2%。本科及以上学历占从业者总人数的83%左右，是社会工作所有领域中专业学历层次最高的。

3. 医务社工服务专业化发展

经过长期探索，上海医务社会工作服务开始逐渐走上了专业化发展道路，服务的内容多元而丰富。在170家试点机构中，开展最多的三项服务为志愿服务管理、社区健康促进以及临床社工服务（见图1）。其中，开展志愿服务管理的共143家，占总服务数的27%；开展社区健康促进服务的共124家，占总服务数的23%；开展临床社工服务的共88家，占总服务数的17%。除此之外，部分机构还开展了其他类型的服务，如精神健康服务，心理辅导（阳光之家心理疏导），教学科研（科研、教学、高中生社会实践、青少年思想教育实践基地、社会工作实习带教与社会工作科研工作），其他专业服务（音乐治疗、临终关怀、患者俱乐部、芳香疗法、护士减压）以及辅助性事务（处理突发事件、义诊、医疗辅助）等。①

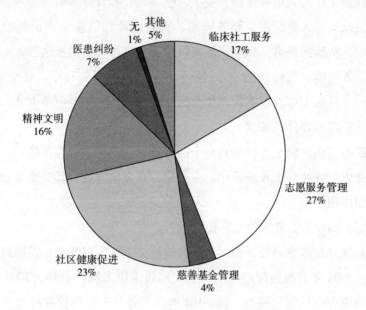

图 1　2018 年上海医务社会工作服务内容

4. 地方性的服务规范标准颁布

上海医务社会工作在探索中积累了一些经验，但仍缺少规范性文件来进一步推动医务社会工作专业化、规范化发展。2017 年，由上海市医学会医务社会工作学专科分会开始牵头编制地方标准《医务社会工作基本服务规范》，为医务社会工作的管理与服务提供参考依据。

经过三年的努力，2020 年上海市《医务社会工作基本服务规范》（DB31/T 1205-2020）经上海市市场监督管理局批准发布，于 3 月 1 日起正式实施。规范适用于上海市行政区域内医疗卫生机构或相关社会服务机构所开展的医务社会工作服务。本次发布的标准内容涵盖了医务社会工作的适用

---

① 特别感谢上海交通大学儿童医学中心医务社工部提供了相关数据。

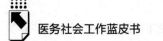

范围、术语定义、基本原则、基本要求、服务内容、服务方法、服务程序和服务质量评价 8 个部分。标准明确了保护患者隐私、患者利益优先、无伤害、跨专业合作、改善生活质量、公平平等参与的六大基本原则，规定了从事医务社会工作的人员在伦理、资质、继续教育和督导方面的要求，并对部门和岗位设置、人员配比、服务场地、服务记录和信息化建设做出相应要求。同时，从面向患者及家庭、面向医疗卫生机构和面向社区三方面梳理和规范了服务内容，明确预估—计划—干预—评估的服务程序，将个案工作、小组工作、社区工作及个案管理作为医务社会工作的主要服务方法，并提出对服务质量进行评价的要求。

标准的实施引领了上海市乃至全国医务社会工作的标准化建设，进一步推动上海市医务社会工作规范化、专业化、职业化发展，具有重要的指导意义和推动作用。

5. 借助高校专业资源助力发展

上海拥有较多的高校资源，也是内地社会工作发展最早、基础最好的城市之一。2004 年首批内地培养的社会工作硕士进入医疗机构，2006 年首批医疗机构成为高校实习基地。到 2018 年，上海有 7 所高校有社会工作专业学位点（MSW），每年的专业硕士毕业生 200 余人，其中复旦大学、华东师范大学、上海大学等都将医务社会工作作为主要的专业发展方向之一。MSW 的专业学位有 800 小时的专业实习要求。一些发展医务社工的医院就陆续成为这些高校的实习基地，目前试点的 170 家医疗机构中有 71 家机构设立了高校社会工作实习基地，有些医院甚至同时是几家高校的实习基地，如上海市奉贤区中心医院拥有最多的高校社会工作实习基地（10 个），上海儿童医学中心拥有 7 个。因高校学生的参与以及校内督导老师的指导，虽然社工部专职人员少，但医务社工的服务项目开始陆续开展起来。有些是 10 年前实习生开展的项目，一届届传承，并在一年一年的总结反思中不断完善，至今仍然在实践。学生在高校老师的指导下，依据实习完成的有关医务社会工作的毕业论文，有大量国内外文献的回顾、需求评估、多元干预、成效评估等，积累了丰富的专业发展资源。加之，一些在医院实习过的 MSW

学生毕业后进入各大医院的社工部，成为一名专职医务社工，加速了医务社会工作人才队伍建设。以复旦大学为例，在 MSW 课程中开设了"医务社会工作导论""高级医务社会工作实务""精神卫生机构内的社会工作服务""健康社会工作服务专题""健康社会工作研究前沿"等相关课程，每年至少有 20 篇左右的毕业论文是关于医务社会工作课题的，到目前为止已经先后有 20 多位 MSW 学生毕业后进入医院成为一名医务社工。这些专业力量的介入，转变了早期医务社会工作主要以志愿者服务为抓手的发展现实，开始一步步走上专业化发展的道路，并在病房探访、临床个案、慢性病管理、出院计划、临终关怀、器官捐赠、慈善捐助等领域进行了深耕，取得一系列令人瞩目的成果。

6. 推动证据为本的项目实施

在各高校的支持下，各医院依据自身发展特点，在充分评估需求的基础上开展了许多独具特色的医务社会工作服务项目（见表 4）。这些项目涉及医务社会工作服务的各个方面，有些项目连续开展多年，积累了丰富经验。在项目的开展过程中，医务社会工作者与医疗体系其他专业人员跨专业合作，在拓展业务的同时，其专业角色、功能也逐渐被认知。

表4　医务社会工作项目示例

服务名称	开展医院
对急诊创伤患者照顾者照顾负担的小组干预	上海市第六人民医院
进食障碍青少年的社会工作干预	复旦大学附属儿科医院
姑息治疗跨专业合作团队的建构和探索	上海市肿瘤医院
血液科患者家属关爱小组	复旦大学附属华山医院
MMT321 对脑卒中患者及照顾者的干预	徐汇区中心医院
血液肿瘤患儿家长支持照护小组	上海交通大学附属儿童医学中心
先天性心脏病患儿手术住院期间家属问题解决模式	上海交通大学附属新华医院
医院场域单次小组社会工作服务——基于唇腭裂病区的临床实践	上海第九人民医院

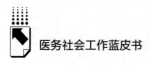

服务名称	开展医院
产后抑郁预防小组工作	复旦大学附属红房子医院
小组工作介入帕金森患者健康状况的干预	上海东方医院
生命教育小组干预	徐汇区康健街道社区卫生服务中心
徐汇区康健街道社区卫生服务中心	上海市普陀区精神卫生中心
医务社工在精神分裂症患者医社一体化康复工作中的实践	上海虹口区精神卫生中心
增权视角下住院精神障碍患者互助项目	上海市民政第一精神卫生中心

2016年，笔者选择上海市新华医院、复旦大学附属儿科医院、上海交通大学附属儿童医学中心、复旦大学附属肿瘤医院、复旦大学附属华东医院5家已经开展医务社会工作的医院进行了问卷调查，调查对象为门诊和病房里的患者及其家属，共回收125份有效问卷。问卷显示，被调查者中有47.2%的人知道医务社会工作，其中55.0%的人在医院里见过医务社工，20.0%的人接受过医务社会工作服务；当被问及是否需要医务社工时，被调查中有75.2%的人表示需要医务社工，其中32.0%的人表示非常需要。上海医务社工通过扎实的努力提高了其认知度，并获得了越来越多的认可。

7. 特色化、专科化服务的实践

不同的医院有不同的诊疗特色，针对医院的特色，上海医务社会工作者开展了具有各医院特色的社会工作服务。如上海交通大学附属儿童医学中心和复旦大学附属儿科医院开展的儿童健康社会工作，复旦大学附属华东医院开展的老年健康社会工作，上海第九人民医院开展的口腔健康社会工作，上海精神卫生中心开展的精神健康社会工作，上海陈家桥社区卫生服务中心的安宁疗护社会工作服务等。

以上海第九人民医院提供的口腔健康社会工作为例：2013年，上海第九人民医院依托口腔医学学科优势，招聘专职医务社工，在口腔健康促进项目、唇腭裂家庭心理社会支持、口腔肿瘤患者家庭心理社会支持等领域发挥专业作用，并取得显著成效；自2017年开始，医院连续四年举办国家级继续医学教育学习班"口腔医学领域的人文关怀与社会工作实务"；2019年，由上海第九人民医院牵头筹建上海市口腔医学会医务社会工作与志愿服务工作专委会，这是国内首个专科医务社会工作专委会；2020年，由人民卫生出版社出版的国家卫健委"十三五"规划教材、全国高等学校教材《口腔医学人文》正式出版，由上海第九人民医院医务社工团队负责编写"口腔医学与社会工作"章节；在上海市卫健委政策与专委会影响下，徐汇区牙病防治所于2020年招聘专职社工，并成立社工部。①

再以复旦大学附属华东医院开展的老年健康社会工作为例：2012年，成立医务社会工作部，招聘专职社工。依托老年医学专科特色，推进老年健康社会工作发展，先后与复旦大学、华东理工大学、上海大学等5所高校建立实习合作关系。2015年，获得上海市民政局横向课题"整合视角下医务社会工作介入老年慢性病康复模式的研究"，开展针对老年慢性病患者的整合健康管理服务，着力构建"四位一体"（医院、社区、家庭、社会组织）整合性服务网络。发表了一系列研究成果，如《医务社会工作介入整合型健康服务的路径探索——以上海市H医院为例》《团体社会工作介入老年糖尿病患者自我管理干预效果的观察》《医务社会工作介入老年慢性疾病管理的实践研究》《上海市某三甲医院老年慢性病患者出院安置现状调研及影响因素分析》等。自2016年开始，与复旦大学社会工作学系合作连续六年成功举办国家级、上海市级继续医学教育项目老年医务（健康）社会工作学习班，邀请国内外众多老年学、老年医学、老年社会工作与医务社会工作领域专家学者、政府官员与实务工作者分享交流、跨界对话，共商老年健康社会工作事业，产生广泛社会影响。2016年10月，华东医院成为全国社会工作服务示范单位；12月，入选上海市卫生系统首批公益基地。2018年，华东医院开始引入公益慈善资源，先后接收各类善款近百万元，用于资助医院老年健康服务项目、学科建设，为医院公益事业增添新的生命和活力。②

---

① 特别感谢上海市第六人民医院社工部孙振军提供了相关信息。
② 特别感谢复旦大学附属华东医院社工部张雪峰提供了相关信息。

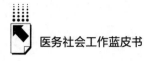

医务社会工作者除了具备一般社会工作的学识和技术外，对其所服务类别的疾病也要有相当的认识，才能为这些疾病患者提供针对性服务，达成助人目标。除了特色发展，上海的医务社会工作开始探索专科化发展，如上海交通大学附属儿童医学中心开展的血液科、心胸外科社会工作服务，复旦大学附属儿科医院开展的肾脏科和器官捐献社会工作服务，上海交通大学附属新华医院开展的产科社会工作服务，华东医院提供的心血管科社会工作服务，上海第九人民医院专门提供颌面外科社会工作服务，上海精神卫生中心提供的身心症病区社会工作服务，以及社区医院提供的安宁疗护社会工作服务等。社会工作者进入专门科室，对于该病种医学知识有更深入的认识，提供的服务能更好地回应患者的需求。

总结来看，如图2与图3所示，上海医务社会工作的发展与国家宏观的健康发展政策以及社会工作发展历程相一致，是在中国社会工作发展的大背

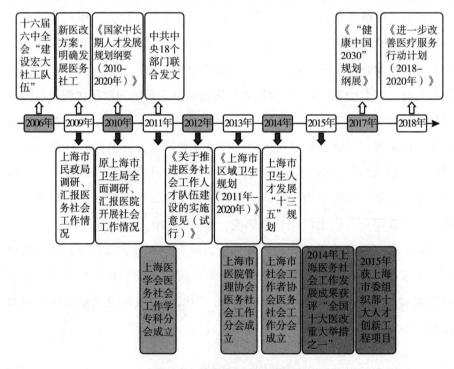

图2 上海医务社工发展脉络

景下，顺应中国医疗卫生体制改革，应对人们不断增长的健康需求而发展起来的。发展的过程中，上海市卫健委、民政局、人力资源和社会保障局，以及其他政府部门通力合作，进行了有效的政策顶层设计，实务部门与高校专家努力推进，一线社工踏实工作，共同推动了这个专业领域的发展。

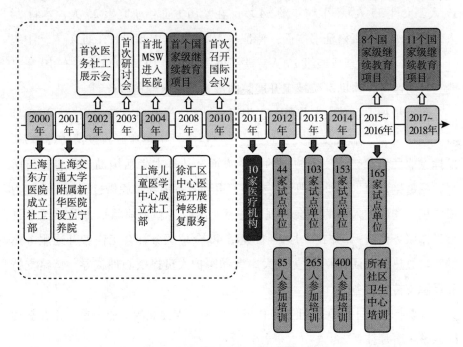

图3　上海医务社会工作发展大事记

目前，上海医务社会工作在医院系统已经普遍为实践单位领导所了解熟悉。不少试点单位的领导对医务社会工作不仅有着正确的理念，还熟悉相关工作流程。一些医疗机构针对医务社工采取了形式多样的激励措施，如主动提供继续教育的培训学习机会，将优秀医务社会工作者的先进事迹编入院报，积极改善医务社工部办公条件等。截至2018年，上海有9家医院被选为上海市社会工作示范创建单位，11家医院有国家级继续教育医务社会工作项目。2019年，由上海市卫生健康委员会、上海市医药卫生发展基金会联合开展的"医苑新星"青年医学人才培养资助计划中，首次推出"医务

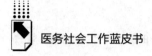

社工项目"类，并有 7 名医务社工成功入选。

除了医院医务社会工作外，上海医务社会工作在精神健康领域也有了长足发展。截至 2020 年底，全市精神健康领域共有 19 家医疗机构配有专职社工（卫生系统 16 家，民政系统 3 家）。共有精神健康医务社工 52 人（男性 17 人，女性 35 人），平均年龄 34 岁。在学历方面：研究生 25 人，本科 24 人，专科 1 人。资格证书方面：持证率 100%，其中高级社工证 1 人，中级社工证 32 人，助理或四级 19 人。购买服务方面：19 家单位中共有 10 家已购买社工服务，协助医院社工开展院内服务与社区随访服务。①

除了精神卫生社会工作外，上海医务社会工作也在探索进入公共卫生领域。2020 年新冠肺炎疫情突袭而击，上海医务社工迅速嵌入疫情防控体系，发挥专业优势参与到疫情防控的各个方面，从基本生活援助、信息宣传解释，到链接资源、提供心理情绪支持，再到政策倡导，凭借过硬的专业能力成为患者和医护人员的社会心理守护者，出版《新型冠状病毒防控医务社会工作服务指南》，并在 2 月 24 日集结 40 余位医务社会工作者开通服务热线，通过热线电话 24 小时为广大患者和医护人员提供心理疏导、情绪支持和保障支持等服务。

这些标志着上海医务社会工作已经成为一支独立的专业力量，正在努力融入整个医疗体系。

三 上海医务社会工作发展面临的挑战

经过 20 余年三个阶段的发展，上海医务社工的发展取得了有目共睹的成就，形成了"政府主导，内置化发展"的"上海模式"，但医疗体系的改革是一项系统工程，不会一蹴而就，在整个大形势的影响下，医务社工的发展也面临一些困境和挑战。

---

① 特别感谢上海市精神卫生中心社工部薛莉莉提供了相关信息。

（一）社会认可度不高，发展不稳定

医务社工在中国内地仍然是一个新兴事物，很多医院在创收压力下开展医务社工的动力明显不足。2012 年上海四部门发布的《意见》、考核评估制度的设置着实推动了医务社工的发展，2012~2015 年上海医务社工获得了长足的进步，社工部建立和社工从业者人数不断增长，但此后文件效应淡化，医务社工的发展势头转弱。尤其是 2016 年全市三级医院社工部的建立不涨反降，有 5 家三级医院先后撤销了独立社工部的建制，之后 2017 年、2018 年社工部增长速度明显缓下来，再也没有出现过 2013 年、2014 年那样的发展态势。与此相对应，2016 年、2017 年医务社工兼职人员的数量降低，即使 2018 年有所恢复，也没有再恢复到 2014 年高峰期人数，医务社工的发展并不稳定。

此外，在三级医院医务社工部和社工从业人数增长的同时，二级、一级医院社工部建制增长幅度较小，尤其是一级医院，即使到 2018 年也只有 7家医疗机构建立了医务社工部，从业的专业人员也只有 25 人。在 170 家试点医疗机构中，目前拥有独立办公场所的机构仅占 41%（70 家），大部分机构中社会工作者没有独立的工作场所。这些与上海 338 家医院、5016 家医疗机构、13.56 万张床位的现实相比，差距还是非常大的。

（二）规模不大，专业化程度不高

虽然目前上海有 56 家医院成立了独立的社工部，但有些社工部的负责人却是兼职的，有些兼职党办，有些兼职文明办，有些兼职宣传部门，导致社工部工作职责不清晰，边界不明确。一些社工部的专职医务社工，因此又被分配很多宣传、党办的行政性工作，工作纷繁芜杂，真正用于专业服务的精力和时间有限。

加之，由于医院编制紧张，目前医务社工部的规模普遍较小，并没有像 2012 年《意见》所列按床位数配备完成，最好的如上海交通大学附属儿童医学中心和复旦大学附属儿科医院等，也只有 6~10 人，大多

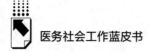

社工部只有1~2人，开展系统的、常规化的专业服务明显人力不足，困难重重。

因此，上海医务社会工作服务出现了瓶颈，大部分医院虽有项目开展，但只能在现有人力、物力的范围内，除一两个项目之外，多是一些志愿性、自助性或科普性服务，那些常规的专业服务，如进入病区进行住院评估，参与病例讨论；通过主动发现、医护人员转介的方式确定服务对象进行临床服务；制订参与诊疗方案、出院计划；链接资源，为患者康复提供更多社会支持等服务，开展起来都有难度，或者干脆没有开展。

专业服务开展不足，难以发挥医务社工本应发挥的功能，想要扩大规模、引进更多专业力量也就不可能，医务社工发展陷入瓶颈。

（三）人才晋升通道不畅，发展后劲不足

目前上海医务社工专职人员主要来自两部分，一部分是原有医护人员转岗而来，另一部分是新进的社会工作专业毕业生。这两部分人群中，医护人员拥有医学知识，社会工作毕业生拥有社会工作专业知识，两者相互协调、相互补充，加上近年来卫计委举办大量的医务社工专业培训，各自取长补短，在实际工作中倒也相得益彰。但问题是，虽然医务社工在医院中目前被确定为专业技术岗位，但是卫生技术人员之外的其他技术人员（是指医院内从事医务社工、财务、档案、医疗器械修配、科研、信息化等技术工作的非卫生专业人员），角色定位仍模糊，也缺乏清晰的职称晋升通道。除了可以报考社会工作初级、中级、高级专业技术证书（这个职业技术证书在医疗体系内也缺乏相应的效力）外，医务社工在医院里既不可以像医护人员一样参与职称评定，也不属于政工系列，未来的发展通道受阻，年轻人成长受限，导致部分人才转岗，甚至流失。

晋升通道不畅，年轻从业者看不到希望，无法吸引优秀人才，吸引来了也留不住，专业发展明显后劲不足。

四　上海医务社会工作未来展望

上海医务社工的发展有清晰的顶层设计，选择在医院内置社工部，医务社工进医院编制，通过与高校合作建立实习基地，根据各医院特色开展有效的医务社工专业服务，是一条明确有效的发展路径。

为满足中国"大健康"战略要求，以及上海"十四五"规划提出的构建更高水平的医疗卫生健康服务体系的需要，在 20 余年的探索后，上海医务社工期待在此基础上有更大的推动举措，迎来更大的发展。为此，上海"十四五"规划指出，到 2025 年上海持证社工要达到 4.5 万人，在医疗卫生健康服务体系的发展中坚持预防为主，推动从以治病为中心向以人民健康为中心转变；《上海市精神卫生体系建设发展规划（2020—2030年）》指出，到 2020 年精神卫生专科医疗机构每 300 张床位至少配置两名心理治疗师、一名专业社会工作者；《上海市防治慢性非传染性疾病中长期规划（2018—2030 年）》指出，适时推进慢性病防治相关职业的开发，发挥医务社工在慢病防治领域的作用。这些文件的出台，不但进一步确定了医务社工在医疗领域的重要作用，还对医务社工的内涵有了扩展，确定了其在精神健康领域、公共卫生发展和社区健康服务中的角色和地位。

为了顺应社会发展的需要，未来上海医务社工需在此基础上实现进一步发展。

（一）在本土化的基础上，推动专业化发展

自 20 世纪 20 年代医务社工在西方发端以来，已经有近百年的发展历程，西方发达国家有一套较为完善的开展医务社工的理念、知识和技术，这是我们必须借鉴学习的部分。但需要注意的是，东西方文化背景、求医模式、社会保障体系以及社会发展阶段不同，适用于西方医务社工服务的经验有些并不适用于中国，需要进行更多本土化的改进与完善。

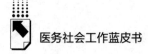

医务社工的开展需要在中国医改的大背景下，仔细科学地评估患者不断发展变化的需求，根据中国疾病谱系的发展，以及医疗体系改革发展的现实，结合已有的经验探索一套行之有效的常规化服务模式，明确专业伦理、服务内容、专业角色、专业界限，包括如何进入现有医疗体系，如何与医疗体系中的其他人员进行跨专业合作，如何在合作中取得专业管辖权，维持专业的合法性等。在本土化探索的基础上，建立与之适应、行之有效的制度机制，奠定医务社工发展的坚实基础。

（二）规范服务，制定服务评价体系

如果说目前，针对医务社工概念、伦理、服务内容、角色等这些基本问题已经有所探讨，且有部分共识，那么关于服务界限、服务管辖权、服务如何制度化进入现有医疗体系等问题还有待进一步形成共识，未来需要在研究和更多循证实践探索的基础上，在专业委员会的指导下规范服务，制定医务社工的服务评价体系。

服务标准是医务社工开展专业服务的依据，具有清晰明确的专业指引作用。标准的制定也是专业评估和推广的重要依据。上海已于2020年出台上海市医务社会工作服务地方标准并颁布实施，对服务原则、服务要求、服务内容、服务方法、服务程序，以及服务质量评价做出要求。标准出台有利于服务评价体系的建立，而服务评价体系的建立又有利于医务社会工作行业的规范发展。期待从服务流程、服务内容、服务方法、服务评估、服务改进等方面建立评价指标体系，并制度化进入医院服务考核体系，进而推进上海医务社会工作服务的进一步发展。

（三）健全人才晋升机制，加强人才队伍建设

医务社工是一个专业化程度很高的领域，人才的培养是其发展的关键。"健康上海2030"指出，要加强全科、儿科、产科、精神科、病理、护理、助产、康复、心理治疗、医务社工等急需紧缺人才培养。因此，医务社工已经被上海市认定为急需紧缺人才。

目前医疗卫生机构内医务社会工作者的准入标准、岗位设置逐步明确，但评聘方式、职称晋升途径等尚未完全明确，医务社会工作者虽然被认为是专业技术人员，但未能有与之相配套的人员评价标准。因此，上海医务社会工作人才的培养应当在规范化的基础上，建立人员评价标准和制度。随着整个社会工作领域人员评价体系和制度的完善，医务社会工作作为医疗体系共同体中的一员，亦应建立培养、准入、考评、晋升、激励、继续教育等各项评价标准和制度，通过继续教育培训，创建临床学习环境、探索能力评价标准等方式，积极培养、提升在职工作人员的专业素质，建立专业化的医务社工人才队伍。并在此基础上，推动政府尽快完善医务社会工作职称序列，在初中级职称基础上再增设高级职称，并探索跨系列职称晋升制度，为具备卫生序列职称的医务社工转评创造条件。

（四）强调研究，促进多样化发展

目前医务社工领域的科研项目、科研经费和专项科研基金都较少，医务社工的科研意识较薄弱，少有有深度的科研成果呈现。未来需要结合医疗改革的现实，针对医务社工发展中碰到的现实问题，强调以证据为本的科学研究，在"健康中国"建设、医养结合、整合医疗的大背景下，拓展医务社工的内涵，将医院内的社会工作服务拓展到院外，树立大卫生、大健康观念，与家庭、社区联结，开展预防性、发展性的社会工作服务，尤其在精神健康、公共卫生、健康行为、健康管理、器官捐赠、临终关怀、消除健康不平等方面发挥积极的作用，并开展一系列研究，探索一些被验证、具有推广意义的项目，促进医务社工多样化发展，回应社会发展的现实需求。

（五）加强医务社工的宣传，获得更多社会认同

目前，医院管理层、医疗团队、患者及其家属对于医务社会工作的认知度与认同度还不够高，医务社工的发展缺乏良好的制度性环境，需要有更多政策倡导、社会宣传、社区宣传，包括更多《人间世》这样的介绍医务社会工作服务的大型纪录片的宣传播出；专业案例的评选、评奖与宣传；医务

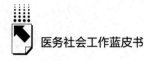

社工部搬离行政楼进入患者视域；更多服务项目下沉进入社区，走进普通居民的生活中等，让更多的人知道、了解医务社工的价值和意义，推动医务社工服务合法性、权威性的建立。

疾痛不仅属于身体，而且连接着自我与社会。在整个医疗体系中，医生和护士寻求改善患者的总体生理健康状况，使其能够战胜疾病，而社会工作者则探索如何排除患者环境中或心理状态上的障碍，保障治疗的有效性，同时帮助案主获得自我恢复的能力，他们是一个共同体，相互合作，共同促进患者及其家属的身心健康和社会关系的修复。上海医务社会工作的发展是对社会发展和医疗体制改革现实需要的回应，一路走来，虽面临诸多挑战，但目标明确，路径清晰，相信如此坚定地走下去，不停地反思与成长，一定会有更好的未来。

B.15
机构驱动主体的医务社会工作发展

——北京的实践

郝徐杰 关 婷*

摘 要： 本报告采用文献研究的方法，依托北京地区整体的社会发展背景、医疗卫生领域的改革以及医务社会工作专业的推进发展，划分了北京地区医务社会工作的三个历史发展阶段，梳理了相关的政策制度。随着中国政治、经济的不断发展，尤其在社会治理体系创新和医疗卫生体制改革方面取得很大进展，北京地区作为首善之区，为医务社会工作稳步推进营造了良好的政策环境和基础，医务社会工作表现出多领域发展、多种模式并存的特点。但是，北京地区的医务社会工作与发展成熟的国家和地区相比，仍面临进一步完善制度体系、培养专业人才队伍、提升社会认知度等现实问题和挑战。所以，后续还要在借鉴成熟国家和地区医务社会工作发展成果的同时，不断总结北京地区自身发展的经验和特点，在政策体制、人才队伍建设、实务工作、研究合作等方面发展进步，在医疗卫生健康领域积极发挥医务社会工作的重要作用，为增进人民群众福祉做出更大的贡献。

关键词： 医务社会工作 制度体系 专业人才 服务水平

---

* 郝徐杰，医学硕士，北京大学人民医院门诊办副主任、医务社工负责人，中国医院协会医院社会工作暨志愿服务工作委员会副秘书长，主要研究方向为医院管理；关婷，美国北卡罗来纳大学教堂山分校博士候选人，主要研究方向为医务社会工作。

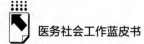
北京作为首都，是中国的政治文化中心，相对于其他省市，政治资源和医疗卫生资源更加充沛，同时作为国内医务社会工作的起源地，责无旁贷地担负着中国医务社会工作发展的使命。

一 北京地区医务社会工作发展的三大阶段

针对北京经济社会发展状况、医疗卫生领域改革，以及医务社会工作的发展特征，可将北京地区的医务社会工作发展划分为三个阶段。

（一）起源萌芽期（1921~1952年）

1921年，洛克菲勒基金会资助建设的北平协和医院成立了"社会服务部"，中国医务社会工作的先驱蒲爱德女士任该部主任，开展医疗救助、生活服务等医务社会工作服务，起到了"既可谋病人之福利，又可增进医疗工作之效率"的重要作用，拉开了我国医务社会工作的序幕，并培训了中国第一批医务社工专业人员。在之后的10多年间，在北平协和医院社会服务部的帮助下，从山东省的济南鲁大医学院附属医院，到南京市的鼓楼医院和中央医院，到上海市的红十字医院和仁济医院，再到重庆市的仁济医院，都建起了医院社会服务部门。① 蒲爱德女士于1935年在《中华医学杂志》上发表《医务社会工作者：他们的工作与专业训练》一文，介绍协和医院的社会工作服务模式，阐述了医务社工的人员配备原则、工作范围、服务方式和专业培训等，对医务社工的发展具有重要的指导意义。② 当时老协和的医务社会工作已经相当成熟和完备，在蒲爱德女士的努力下，拥有350张床位的北平协和医院社会服务部从刚开始时只有两位工作人员，发展到拥有1位社会工作主任、3名助手、6名

① 宋思明、邹玉阶：《医院社会工作》，中华书局，1946。

② Pruitt Ida, "Medical Social Workers: Their Work and Training", *Chinese Medical Journal*, 1935 (49).

督导及 15 位全职个案社会工作者的强大团队。社会学家吴桢也曾在协和医院社会服务部工作成长，他写了一篇《我和协和医院社会服务部》，表达了这样一个直到现在还被认可的观点："任何一个医院如果只是设备精良、管理先进、医疗水平高，而没有社会服务部的位置，就不能称为一流的医院。"

新中国成立后，于 1952 年对高校院系和学科专业进行调整，取消了社会工作专业，医务社会工作在北京乃至全国范围内销声匿迹。张中堂时任老协和医院社会服务部的最后一任主任，这个时期虽然是起源期，但是留下了深远影响。

（二）恢复探索期（1988~2010年）

随着祖国经济发展，1988 年开始社会工作教育恢复重建工作，北京大学在国内首先设立社会工作与管理专业（后更名社会工作专业）。同年 10 月中国康复研究中心成立，并设立了"社会康复研究室"，由马洪路教授担任主任，对相关医护人员进行社会工作专业的培训，对外接待门诊病人，为残疾人提供法律政策咨询、残障者居室无障碍改造、残疾人用品用具配备、家庭和社区康复辅导等社会康复服务。1989 年，北京安定医院在精神疾病领域开始医务社会工作的探索和实践，引进北京大学社会学系的学生，在精神健康病患的医院人际关系和疾病康复中，应用社会工作理念，运用个案、小组、社区等工作方法，在全国率先组织病患家属自助和支持小组。2000 年 10 月，北京朝阳医院以和谐医患关系为切入点成立社会工作部，探索化解医患矛盾、减少医疗纠纷等。2007 年协和医院恢复建立医务社会工作部，2009 年北京大学人民医院、北京市老年医院、北京市丰台铁营医院陆续成立医务社会工作部，开展了医务社工实务的探索。北京大学、中华女子学院等首都高校是这个阶段医务社工教育的先行者，马凤芝教授、刘继同教授、矫杨教授等一批学者带领社工学生与医院合作开展医务社会工作理论、实务方面的探索和实践，也积极向政府部门推动医务社会工作的发展。虽然开展的医院还是凤毛麟角，政策、环境都很不成熟，社会认知也非常不足，但其

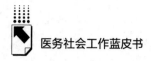

探索性实践仍然为首都医务社会工作发展积累了宝贵经验。①

2006 年，党的十六届六中全会提出要"建立宏大的社会工作人才队伍"；2007 年，原卫生部人事司"医务社会工作者调查和政策研究"报告指出"目前中国正处于医药卫生体制改革与构建和谐医患关系的关键时期"，并判断"这是建立医务社会工作制度的战略机遇期和最佳时机"。进而对医务社会工作的作用定位进行了阐述，强调"医务社会工作制度建设是'重塑'卫生系统与医护人员社会形象、增强医疗服务人文色彩、改善公共关系和医患关系、预防和减少医疗纠纷的最佳途径"。

（三）快速发展期（2010年至今）

2009 年 4 月颁布的《中共中央 国务院关于深化医药卫生体制改革的意见》，提出要开展医务社会工作，完善医疗纠纷处理机制，增进医患沟通；国务院在《卫生事业发展"十二五"规划》（国发〔2012〕57 号）中，要求"三级医院和有条件的二级医院普遍开展志愿者和医院社会工作者服务"；2012 年，民政部、原卫生部（现国家卫生健康委员会）等 19 个部门联合发布了我国第一个关于社会工作专业人才队伍建设的中长期规划，时间从 2011 年到 2020 年，这是一个纲领性文件；2015 年开始，李克强总理连续多年在政府工作报告中提出要发展专业社会工作；2018 年国家卫计委和国家中医药局又制定了改善医疗服务行动计划，要求医疗机构建立医务社工和志愿者制度，并在人文服务考核上，将医务社工制度单独列为一级指标。

从 2007 年起，北京地区陆续出台了一系列文件和措施。中国医院协会授权北京大学人民医院牵头筹备的中国医院协会医院社会工作暨志愿服务工作委员会，于 2010 年 12 月国际志愿者日前夕正式成立，北京大学人民医院王杉、陈红教授担任首任主任委员、秘书长，国家卫健委医政医管局成为医务社会工作的上级行政主管部门，这是医务社会工作进入国家快速发展期的

---

① 马凤芝：《北京市医务社会工作人才队伍研究——历史、现状与发展》，《南京医科大学学报》（社会科学版）2015 年第 4 期。

重要标志性事件；经过近 10 年的推动，医务社会工作在北京地区有了新的突破和发展，也带动了全国医务社会工作的发展，在包括北京、上海、广东、天津、四川、山东、山西、新疆、江苏、湖南、内蒙古、河南、湖北、广西、云南在内的 15 个省区市成立省级分会。同年中国社会工作联合会"首届全国医务社工论坛"在北京举行，并成立了全国医务社会工作联盟。2012 年，国家卫生部医政司（现国家卫健委医政医管局）委托北京大学人民医院开展医院社会工作试点工作项目。2014 年，中国社工教育协会医务社工专业委员会成立，北京市民政局与市卫计委以北京安贞医院为试点，探索"医护人员+医务社会工作者+志愿者"的"三位一体"服务模式。2016 年 11 月中国社会工作联合会医务社会工作专业委员会成立。2016 年北京医院协会医务社会工作委员会成立，确定北京市卫计委公众权益保障处为上级主管指导部门，切入服务的重点落在"和谐医患关系"，至此，北京地区的医务社会工作迎来了新的发展局面。

同一时期，北京大学、中华女子学院、北京师范大学、首都师范大学、中国青年政治学院、中国人民大学、北京工业大学等高等院校积极投身医务社工理论和实务的研究与探索中；神华公益基金会、春苗基金会、北京新阳光基金会、中国红十字基金会、北京微爱公益基金会、水滴公益等慈善机构以及睦邻、睦友、睿博、乐邑、懋德社工事务所等非政府组织也与医疗机构合作开展了医务社工的研究和探索。

2020 年 10 月 23 日，北京市卫健委、教委、社工委、民政局、财政局、人社局等部门联合发布《关于发展医务社会工作的实施意见》，对服务内容、岗位设置、晋升渠道、薪资待遇、人才培养力度等做出规定，目标到 2025 年，实现全市医疗机构医务社会工作全覆盖，自 2020 年 11 月起，全市医院开始启动申报医务社工试点单位工作。自此，北京市医务社会工作将开启走向成熟发展的新篇章。

二　北京地区医务社会工作发展的特点

随着北京地区政治、经济的不断发展，医疗卫生体制改革进一步深化，

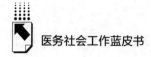

基层社会治理不断创新深入，北京地区医务社会工作不断拓展服务模式和服务领域，完善医务社工的服务体系。北京地区医务社会工作的发展呈现下述三个特点。

（一）政策营造良好的发展环境，稳步推进

从 2007 年的《关于加强社会工作人才队伍建设的意见》开始，全面制定了社会工作人才队伍建设的指导思想、工作目标、主要任务和保障措施，后续政策文件达 20 多项，覆盖面广，包括人才队伍建设、医疗服务、社会工作服务机构、医务社会工作等诸多方面。

北京具有首都独特的优势，能够直接与国家主管相关部门（国家健康卫生委员会、民政部、教育部等）沟通，中国医院协会、中国社工教育协会和中国社会工作联合会下属的三家医务社工专委会均在京成立，并推动全国医务社会工作事业的发展。2016 年，在北京市卫计委公众权益保障处指导下，北京医院协会医院社会工作暨志愿服务工作委员会成立，明确了行政主管单位和北京市级医院牵头单位（北京市积水潭医院）；2018 年，北京市卫计委明确了公众权益保障处和组织人事处为医务社工和志愿服务的责任部门。经过 2 年的努力，初步形成国家卫计委部属部管医院、大学属医院、其他部委属医院和北京市属医院的思想统一（未包括部队医院）。

2020 年虽然受疫情影响，北京市卫健委仍然联合多个委办局积极出台《关于发展医务社会工作的实施意见》，对首都医务社工的推动进行了顶层设计和发展规划。2020 年，部分综合性医院和儿科、肿瘤、康复、精神卫生等专科医院以及社区卫生服务中心开展医务社会工作试点，共确定了首批 134 家试点单位，其中包括三级医院 36 家，区属医疗机构 96 家，公共卫生机构 2 家。按照总体目标要求和具体部署，2020~2022 年，逐步在全市医疗卫生机构推进医务社会工作，到 2025 年，全市医疗机构医务社会工作全覆盖，服务体系基本完善。

（二）资源充沛、多种医务社会工作开展模式并存

北京地区除了作为首都所拥有的政治资源外，医疗、教育、公益、媒体

等资源也都在全国居于前列，拥有有利于医务社工发展的各种充沛资源，为其发展奠定了良好的基础。北京地区目前注册 10986 家医疗机构，其中 732 家医院、116 家三级医院，2017 年服务患者达到 23884.4 万人次；拥有高校 92 所，开设社会工作专业的有北京大学、中国人民大学、北京科技大学、中华女子学院、中国青年政治学院、中国政法大学、北京师范大学、首都师范大学、中国社会科学院等 20 余所高校；北京地区专注于卫生保健、医疗救助的各类基金会有 159 家，注册各级各类非政府组织 1006 家，自 2014 年 4 月北京市志愿服务联合会成立至今，首都实名注册志愿者突破 440 万人，注册志愿服务组织达到 7.69 万家。

目前，北京地区已经形成政府行政力量、专业力量和社会力量有机结合的医务社会工作发展态势，医院社会工作者、机构社会工作者和志愿者等多元主体共同协作联动，有效地将医务社会工作理念、方法、技巧植入医疗服务中，推动了多元模式的医务社会工作发展。

1. 医院内部配置医务社会工作部门

内部设置有两种情形，一种是确定为一级部门，相对独立地开展工作，负责统筹全院的医务社会工作服务项目，如北京大学人民医院于 2009 年成立的医院医务社会工作暨志愿服务工作部，聘请 4 名医务社工，其中 3 人为社会工作专业背景，1 人为医学背景。2012 年，宣武医院整合成立医务社会工作部，主要负责投诉、纠纷工作，曾尝试开展儿科医务社会工作及以医务社工理念参与高风险病例管理。第二种情形是设在一级部门之下，如北京清华长庚医院，社会服务办公室作为医院医事行政组的内设部门，负责医务社会工作和志愿服务。① 2010 年就设置了社工岗位的铁营医院，于 2016 年正式成立社会工作部，2018 年转为医务科下属二级临床辅助科室，采用心身医学联合会诊特色服务模式，从全人视角促进患者康复及回归社会。还有些医院将社工内置进医院其他部门，例如，北京大学国际医院于建院初期组建

---

① 张蕾、张立东、张璠等：《医务志愿服务探索与实践——以北京清华长庚医院志愿服务工作队为例》，《现代医院》2016 年第 5 期。

医务社工和志愿服务团队，此项工作作为医院的重点和亮点归属精神文明建设办公室，办公室依据医院内各社群的需求，由医务社工组织开展各类专业社工服务及志愿服务。北京大学第三医院则是将推进社会工作和志愿者工作放在服务管理办公室，督导相关人员对大型三级综合医院如何开展医务社会工作进行初步探索。

2. 政府、医院、公益项目购买医务社会工作岗位或项目

2010年，北京市开始实行政府购买社会组织服务，购买服务的规模、数量、内容以及流程都得到长足发展。根据统计，2010年起，北京市累计投入7055万元，购买1885个社会工作岗位，支持283家社会工作服务机构发展。近5年来，全市各级、各部门用于开展社会工作服务的经费投入金额累计约6亿元。[①] 在政府的大力投入下，多家社会工作机构参与政府购买服务，并以派驻社会工作者的方式在医疗机构开展社会工作服务。例如，北京市西城区睦邻社会工作事务所于2010年派驻医务社会工作者到北京市第二老年医院，针对老年患者的心理、社会问题提供个案辅导、支持性小组、出院准备等服务。除了政府购买项目外，也有部分医院采用医院自行出资购买服务的形式，例如中日友好医院自2015年起购买社工事务所服务，派驻医务社工提供志愿者招募管理的相关服务。此外，北京地区部分医院也在探索利用公益项目筹集资金为医院患者提供服务的形式，例如北京仁助社工事务所与北京大学人民医院于2016年"腾讯99公益日"发起癌症患儿关爱项目，募集资金为白血病患儿及其家庭提供医务社工服务；北京市西城区睦友社会工作事务所与北大人民医院合作开展乳腺外科病友支持活动等。

3. 基金会扶持并开展医务社会工作项目

这种合作多以项目形式开展，如神华公益基金会支持首都师范大学，在中国人民解放军总医院（301医院）开展"首都师范大学太阳花医疗社工神华爱心行动项目"，这是将社会工作理念与方法嵌入儿童白血病患者及其家

---

① 北京市民政局：《北京市社会工作十年发展报告》，2016年11月7日。

庭的医疗救助过程的有益尝试。[①] 北京春苗儿童救助基金会则一方面与北京多家医院合作，开展医疗信息、筹措医疗资金、协助医患沟通、社会支持等服务；另一方面开展医务社工培训项目。中国红十字基金会不仅常年致力于大病救助，更是在 2017 年与北京轻松筹网络科技有限公司"轻松筹微基金"合作，开展了人道主义社工发展项目，向合作医院的医务社工发展提供了资金支持。北京新阳光慈善基金会与医院合作，创办了病房学校，为因病长期住院的白血病患儿提供院内和院外的教育、入院适应及家长支持等社工服务。北京微爱公益基金会正在北京儿研所、北京儿童医院探索基金会支持购买社工事务所的社工服务模式，为医院患儿或患者提供慈善救助、专业社工服务等帮助患者及其家属解决因疾病和治疗所引起的各种社会、心理等问题。

（三）多领域医务社会工作实务创新

作为参与医疗领域的专业活动，社会工作对医疗领域中涉及的社会心理问题给予回应。医务社会工作服务涉及医院、公共卫生、精神卫生、康复、社区健康等广泛领域，尤其覆盖老年人、儿童等重点人群。北京地区医务社会工作覆盖了诸多领域，并不断创新。[②]

1. 医院社会工作服务

在医院内，社会工作主要是协助患者及其家属处理因疾病带来的社会心理问题，如经济、情绪、家庭、职业、伤残复建、出院安置及其他各种适应问题，提升就医依从性，增强患者重新适应社会的能力。北京大学人民医院、北京清华长庚医院提供的服务包括患者社会—心理评估干预的个案工作，以及社区健康教育服务、病人及家属的团体工作、社会资源链接和救助

① 范燕宁、黄真平：《社会工作嵌入医疗救助取得成效——以神华爱心救助项目为例》，载《2013 年中国医院社会工作及志愿服务工作研讨会论文汇编》，国家卫生和计划生育委员会医政医管局、中国医院协会医院社会工作暨志愿服务工作委员会，2013，第 256~257 页。
② 马凤芝：《北京市医务社会工作人才队伍研究——历史、现状与发展》，《南京医科大学学报》（社会科学版）2015 年第 4 期。

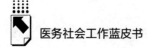

以及医院志愿者管理；安贞医院社工部则依据规范的流程制度开展纠纷处理工作，并在心内、心外及急诊科室系统全面地开展"医+护+社工""三位一体"的综合服务；宣武医院坚持为患者、社区人群提供健康教育，并且积累了一定的工作经验。①

2. 公共卫生社会工作服务

公共卫生社会工作最显著的特征，是通过流行病学方法来认识和处理社会问题对全人群健康状态和社会功能的影响，它强调的是在初级预防层面进行干预，在个人、家庭和群体的生活方式中，发展积极的健康行为，改善环境，避免危险。② 北京地坛医院开展的艾滋病领域社会工作服务最具特色，从微观、中观和宏观三个层面综合开展艾滋病预防、治疗等服务。其成立的社会组织"红丝带之家"目前服务北京地区的 1300 名艾滋病感染者和艾滋病患者③，他们组建跨专业的综合团队，以优势视角发现和调动艾滋病患者的资源，为其建立资料库，开展定期随访，提供心理咨询、同伴教育、临终关怀等支持和综合关怀，同时也在青少年中开展教育培训等工作。佑安医院也成立了"爱心家园"开展类似工作。

3. 精神健康社会工作服务

精神健康社会工作者综合运用精神卫生、社会工作专业知识和方法，帮助有需要的精神障碍患者和家庭舒缓、解决和预防因精神障碍引起的心理、情绪等问题。④ 北京大学第六医院是北京地区开展精神健康社会工作服务的标兵，也是全国精神疾病诊疗权威机构，2001 年成立国内首个精神疾病康复基地，并于 2009 年成立精神疾病康复中心，采用多学科团队方式，集中医生、护士、社会工作者和康复治疗师，医务社工作为团队一分子，主要为

---

① 王晓安、李跃敏、吉训明：《健康教育：构建和谐医患关系的社会工作新途径》，《中国医院》2008 年第 5 期。

② Sarah Gehlert, Teri Arthur Browne 主编《健康社会工作手册》，季庆英译，北京大学医学出版社，2012。

③ 韩晶：《优势视角下开展的艾滋病社会工作实践与反思》，载《2012 年中国医院社会工作及志愿服务工作研讨会论文汇编》，国家卫生和计划生育委员会医政医管局、中国医院协会医院社会工作暨志愿服务工作委员会，2012，第 262~265 页。

④ 杨晓东、廉杰：《精神健康社会工作机构与岗位设置研究》，《管理观察》2013 年第 32 期。

重性精神疾病患者开展个案管理工作，提供同伴支持、情绪管理、社交技能服务，对社区患者也提供精神康复活动等。

4. 老年健康领域医务社工服务

我国老龄化形势严峻，北京作为首都也是我国较早进入老龄化状态的城市之一。老年人作为数量日益增多的一个群体，当身体退化与疾病影响其正常的生活与社会交往时，更加需要获得支持，以度过充实而有尊严的晚年，因此在医疗健康乃至养老、安老方面都会是整个社会面临的一个重要问题，也是医务社会工作关注的重要群体。北京市老年医院、北京市第二老年医院、北京市第一福利院、北京市第五福利院等老年专科医疗服务机构，都在老年健康领域医务社工方面进行了行之有效的探索和实践。医务社工配合医护团队，利用志愿者、社区、病友、病患家属多方资源，为老年病患提供全人服务，在提高医疗服务质量的同时，促进长者病患在生理、心理、社会三个维度达到健康的状态。

5. 儿童健康领域医务社工服务

儿童作为祖国的花朵、未来的希望，承载着整个社会更多的关爱，对于医疗领域中出现的儿童健康问题尤为关注。儿童有着这个群体所特有的生理、心理特点和成长、发展的需要，除了患儿本身，疾病也使患儿家庭承受着更多的生理、心理、社会问题，因此儿童健康领域医务社工服务也是北京地区重要的探索领域。目前北京大学人民医院、北京大学国际医院、北京清华长庚医院等综合性医院的社工部主要探索儿童肿瘤、康复等方向的实务服务；北京儿童医院、北京儿研所等专科儿童医院也成立了医务社工部，在志愿服务管理、社会资源链接、患者救助等方面做了很多有益的实践和探索；北京博爱医院作为康复专科三级医院则一直专注于残疾患儿康复相关的社会工作；北京春苗基金会、神华公益基金会、北京新阳光基金会等专注儿童救助的公益机构，也都采用医务社工派驻、购买服务等形式为北京医疗机构中的患儿提供服务和支持。

6. 慢病健康管理医务社工服务

随着生活水平的提高、生活压力的增加，慢性病患病率逐年增高，慢病健康管理是实现"健康中国"伟大目标的重要手段和举措。目前医务社工介入慢病管理除了各家医院普遍开展的健康教育工作，提升慢病患者及人民群众的健康意识和知识水平之外，也通过在肾内科、呼吸科、内分泌科、心脏内科等慢病科室协助临床组建患者病友会等提升患者教育和慢病管理的能力。但是，毕竟患者在医院停留的时间比较短暂，整个慢病管理工作还是应该从综合医院向社区转移。北京春苗基金会在海淀区甘家口社区进行了辖区内高血压患者慢病健康管理的社工服务实践探索，希望通过医务社工介入，提升此类患者相关临床指标的控制效果。

三 北京地区医务社会工作发展的挑战

经过多年来不断探索和实践，北京地区医务社会工作已经积累了一定的经验，也取得了一些成果，但是与发展成熟的国家和地区相比，仍面临进一步完善制度体系、培养专业人才队伍、提升社会认知度等现实问题和挑战。

（一）医务社会工作制度体系初步建立，还需进一步完善

医务社会工作制度体系的建立仅依靠卫生部门或者民政部门是不够的，需要更广泛系统、更多部门的有机联动和统筹协调。2012 年，上海市民政局联合市教委、市民政局、市人力资源和社会保障局联合率先出台《关于推进医务社会工作人才队伍建设的实施意见（试行）》，迎来了上海医务社工发展的黄金时期，就是明显的例证。北京地区医疗机构众多，隶属不同，北京市政府一直以来不断加大社会工作政策创制力度，目前，地处北京地区的国家卫计委部属部管医院、大学属医院、其他部委属医院和北京市属医院基本实现了思想统一。北京市医疗卫生、教育、民政、财政、人力资源和社会保障等部门反复沟通研究，2020 年联合出台《关于发展医务社会工作的实施意见》，开启北京地区医务社会工作体制建设的新篇章。

（二）医务社会工作专业人才队伍有待壮大

截至 2016 年，北京市拥有社会工作师、助理社会工作师职业水平证书的人数达 25082 人，位居全国第三。[①] 截至 2020 年底，北京共有社工机构 887 家、社工 7.5 万名，其中持证社工 3.6 万人。虽然整个北京地区社工专业人才队伍不断扩大，但是能去实践的岗位相对匮乏，而医疗领域的专业性要求更高，大多数拥有社会工作师、助理社会工作师职业水平证书的人员并没有太多的实务经验，从事医务社会工作服务能力尚显不足，医务社工的培训体系还在探索和完善中。有调查显示：目前北京市从事"类医务社会工作"的从业人员有 1487 人，所谓"类"，即大部分人员身兼行政人员和医务社工两种角色，实际从事医务社会工作的人员数量应该大大少于现在的"理论统计"数字，[②] 而且相对于首都所拥有的医疗资源和服务的患者人群数量，整个医务社工的专业人才数量明显不足，医务社会工作专业人才队伍有待壮大。根据北京市卫健委统计数据，截至 2020 年，开展医务社会工作的医疗机构 19 家，实际持证执业的医务社工师不足百人。

（三）医务社会工作社会认知度有待提升

张莎等对北京市某医院医务人员对医务社会工作者需求调研的结果显示：一半以上的医务人员从未听说过医务社会工作者；部分听说过的，则未真正了解医务社会工作者的内涵与功能，将医务社会工作和志愿服务混为一谈。[③] 尽管有关各方都在不断探索和实践，但北京地区医务社会工作的专业化和职业化还处于起步阶段，服务能力不高，服务范围有限，医疗行政部门管理者、医院医务工作人员，乃至社会大众，均对医务社会工作的性质、理

---

① 北京市民政局：《北京市社会工作十年发展报告》，2016 年 11 月 7 日。
② 马凤芝：《北京市医务社会工作人才队伍研究——历史、现状与发展》，《南京医科大学学报》（社会科学版）2015 年第 4 期。
③ 张莎、倪娜娜、白江梁等：《北京市某医院医务人员对医务社会工作者需求情况调查》，《医学与社会》2016 年第 11 期。

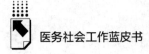

念、服务内容、作用不甚了解，因而支持力度也不够，这些状况均影响了医务社会工作的推进。

四　北京地区医务社会工作发展对策与建议

北京地区医务社会工作应该借鉴发达国家和地区医务社会工作发展的成熟经验，因地制宜地利用自身特点，从政策、人才、服务以及研究等方面入手，推动医务社会工作进一步发展，积极发挥在首都人民卫生健康服务中的作用。

（一）继续深化完善医务社会工作政策和福祉体系

医务社会工作的发展既需要宏观指导性政策，也需要微观操作层面的规定。北京市在 2020 年取得了政策指导方面的重大突破，多个委办局联合出台了具体的实施意见，为医务社会工作的发展提供了很好的政策支撑和行业规划。后续在实施意见的引领下，相关部门加强协调配合，明确分工，齐抓共管，不断完善首都医务社会工作相关政策，为医务社工的发展提供强有力的政策支撑。

目前，各项推进工作不断深化，遇到的问题也越来越多，仍需要在政策工作上不断总结经验，加以完善，以改善首都居民健康为根本，突出医务社会工作专业服务特色，因地制宜、改革创新，为一线医务社工提供更多服务人民群众的资源和抓手，探索医务社会工作多元发展模式，完善首都人民福祉体系。

（二）建立人才培养体系，壮大人才队伍

作为 17 个公立医院改革试点城市之一，北京市医疗资源在全国名列前茅，也承担着北京乃至全国各地百姓的医疗救治任务。根据北京市卫健委数据，截至 2021 年末，北京市医疗机构数量为 11727 家，其中医院 733 家，社区卫生服务中心 2111 家，编制床位数 141128 张，诊疗 24253 万人次，出院 379.19 万人次。面对如此庞大的患者群体和服务需求，医疗卫生管理部

门应增加医务社会工作岗位的设置，结合发达国家、香港或台湾地区医务社会工作者配置经验以及上海、深圳等城市的本土经验，根据临床科室或者医疗机构床位数，规划设置所需的医务社会工作专业岗位数量。同时，进一步完善医务社会工作者的上岗资格、岗位职责、考核评定、教育培训、职称晋升等机制，搭建好医务社工专业人才成长的平台。依托北京市医院协会医务社工专委会等专业团体，与高校、社工服务机构、社区的社会工作站、基金会等合作建立完善社工人才培训网络，不断吸引优秀的社工人才进入医疗卫生服务机构开展实务工作和相关研究，并且留住人才，不断壮大医务社会工作专业人才队伍。

（三）鼓励合作研究提高医务社会工作专业化水平

北京地区拥有丰富的医疗资源，也有着充沛的教育资源。北京高校在社会工作专业领域也有着众多理论专家，要采取有效措施，大力鼓励和推动专家学者与实务工作者的紧密合作，更好地将社会工作理论落地，指导实务研究，推动医务社会工作的科学化发展。通过专家学者的参与，帮助实务工作者总结梳理实务中积累的经验和成果。要整合各方面力量，建立完善专业服务标准，不断监督、评估和研究医务社会工作服务，提升服务质量，提高服务能力，让更多的患者受益，为专家学者提供医疗现状、患者及家庭的实际服务需求等实践数据，更好地将理论技巧与实务领域相结合，丰富自己的教学和科研，实现社会工作的本土化，让更多的社工专业学生得到更真实有用的专业知识。

大力发展医务社会工作已成为深化医疗体制改革、改善医疗管理状况、建立和谐医患关系、提高为民服务水平的重要方法和最佳途径。[1] 北京在国家卫生健康事业中拥有重要地位，发挥着示范引领作用，因此，在持续深化医疗改革、推动"健康中国"建设的新时期，应努力开创医务社会工作发展的新局面，推动首都卫生和健康事业向更高水平发展，为满足人民群众健康需求做出更大贡献。

---

[1]　王杰秀、邹文开主编《中国社会工作发展报告（2011~2012）》，社会科学文献出版社，2013。

B.16
以购买服务为主的医务社会工作发展

—— 广东的实践

关冬生 严秀灵 关淑凡 韩 丽*

摘 要： 自2008年深圳购买8名医务社工岗位以来，广东省医务社会工作一直走在全国前列. 广东的实践以购买服务为主，充满着探索智慧和发展活力，有着丰硕的成果，但仍存在发展不平衡、政策制度不完善、人才结构不合理、能力素质不足等问题，与全面建成小康社会和构建社会主义和谐社会的要求相比尚有较大差距。为此，建议完善保障支持机制，优化政策环境；完善服务管理制度，提升职业化程度；完善服务开展规范，提升专业化水平；加强人才队伍建设，提升服务与研究水平，构建清晰的医务社会工作制度化发展路径，加强服务体系建设，进一步推动广东省医务社会工作高质量发展。

关键词： 医务社会工作 购买服务 广东

广东省作为我国改革开放的先行地区，也是粤港澳大湾区建设的引擎城市群之一，在健康湾区建设中有着举足轻重的地位。自2008年深圳市购买

---

* 关冬生，广州市北达博雅社会工作资源中心理事长，中国社会工作教育协会医务社工专委会副主任，中国医院协会医院社工暨志愿服务工作委员会常委，广东省社工师联合会副会长兼医务社工专委会主任，广东省医务社会工作研究会副会长；严秀灵，广州市北达博雅社会工作资源中心品牌运营主管，社会工作师；关淑凡，广州市北达博雅社会工作资源中心研究员，医务社会工作督导，社会工作师，广州市残疾预防和综合干预专家库成员；韩丽，华南农业大学公共管理学院教师。

8 个医务社工岗位开始，经过 10 多年的探索与实践，广东省已经形成以政府购买为主，多元主体支持的医务社工发展模式，广东省医务社会工作已经进入从试点到制度化推广的发展阶段，在多元服务供给、推动医患良性互动、资源链接等方面发挥了重要作用。《中国医院医务社工状况调查》结果显示，通过对全国 26 个省份 1141 家医院的调查发现，广东省是全国医务社工发展最快的区域。[①]

一　广东省医务社会工作发展概述

梳理广东医务社会工作的发展脉络，回顾其发展过程中的里程碑事件（见图 1）以及历年开展医务社会工作的医院情况（见图 2），广东医务社会工作过去 10 多年的发展过程大致可以分为"项目化起步期"、"生态圈雏形期"和"新动态扩张期"三个阶段。

（一）项目化起步期（2008~2015年）

深圳市民政局于 2008 年向深圳慈善公益网购买 8 个岗位，派驻到 6 家医院，开启了政府、医疗机构、社会工作服务机构合作开展医务社会工作的探索。随后 7 年时间里，深圳、东莞、佛山、广州、中山、江门、惠州等城市约 30 家社会工作服务机构及其 300 多名社工，在 100 余个项目中提供医务社会工作服务。[②]

（二）生态圈雏形期（2015~2018年）

在此期间，广东有 40 多家社会工作服务机构开展医务社会工作服务项目，社工队伍发展至近 400 人。除了政府、医院购买服务外，基金会出资支持成为新的发展动力。广州市北达博雅社会工作资源中心（以下简称"北达博

---

① 陈哲、龚志成、郝徐志等：《中国医院医务社会工作的现状调查》，《中南大学学报》（医学版）2019 年第 7 期。
② 关淑凡：《广东省医务社会工作发展报告》，载关冬生主编《创新与未来——前行中的广东省医务社会工作》，中山大学出版社，2016，第 7 页。

2007年	深圳市制定《关于加强社会工作人才队伍建设推进社会工作发展的意见》及7个配套文件，提出"一院一社工"
2008年	深圳第一批购买服务的8名医务社工在6家医院正式上岗
2009年	东莞市制定《中共东莞市委 东莞市人民政府关于加快社会工作发展的意见》和7个配套文件，开展购买医务社会工作服务
2011年	佛山市南海区开启全区公立医院全覆盖购买医务社会工作服务进程
2011年	广东省医院协会医院社会工作暨志愿服务工作委员会成立
2013年	广州市民政局在广州市红十字会医院开展购买医务社会工作服务试点
2015年	佛山市南海区卫计局颁布《南海区医务社会工作服务标准（试行）》
2015年	广东省社会工作师联合会医务社会工作专业委员会成立并举办首届广东省医务社会工作研讨会
2015年	广东省医务社会工作研究会成立
2016年	《创新与未来——前行中的广东省医务社会工作》出版，系统总结广东医务社会工作发展
2018年	第四届中国社工教育协会医务社工专委会年会暨第二届广东省医务社工研讨会举办
2018年	广东省社会工作师联合会医务社会工作专业委员会举办四期广东省医务社工培训班
2018年	广东省卫生计生委、广东省中医药局印发《广东省进一步改善医疗服务行动计划实施方案（2018-2020年）》
2020年	深圳市制定《深圳市关于提升社会工作服务水平的若干措施》

图1　广东省医务社会工作发展的里程碑事件

雅"）的"生命通道"项目在爱佑慈善基金会支持下进驻3家医院开展先天性心脏病患者服务，并逐步与广东省内社工服务站、社工机构联合行动。[①]

2015年底开始，广东医务社工行业组织纷纷成立并成为新的发展平台。以社会工作服务机构、社会工作者为主体的广东省社会工作师联合会医务社会工作专业委员会、广州市社会工作协会医务社会工作专业委员会、广东省社会工作教育与实务协会医务社会工作专业委员会，以学者、医疗机构管理

---

① 严秀灵、温冬宝、林楚燕、陈安乔：《创新构筑五位一体服务体系之"生命通道"》，载《广州市社会工作发展报告（2020）》，中国社会出版社，2021，第169页。

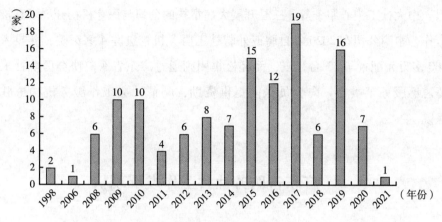

图 2　广东历年发展医务社工医院数量（截至 2021 年 1 月 31 日）

者为主体的广东省医务社会工作研究会等行业组织与研究团体陆续成立。而以医院为主体成立的广东省医院协会医院社工暨志愿服务工作委员会早在 2011 年已经成立。至此，不同主体的省级医务社工类行业组织已有 4 个，行业社会组织呈现蓬勃发展的态势，为行业学术交流、职业技能提升等提供了专业发展平台，大大促进了专业发展。特别是广东省社会工作师联合会医务社会工作专业委员会在 2015 年、2018 年召开两届广东省医务社工研讨会；2018 年与中国社会工作教育协会医务社会工作专业委员会联合主办覆盖全省的四场"广东省医务社会工作培训"，吸引近 400 名社工参加，大大推动了医务社会工作的发展。

（三）新动态扩张期（2018年至今）

这一阶段划分的主要标志是国家卫健委、国家中医药局出台《进一步改善医疗服务行动计划（2018—2020 年）》。2018 年以后医务社会工作继续扩展，三个新动态值得关注。一是经济欠发达的湛江、茂名等粤西地区医疗机构也引入了社会工作服务机构。二是医疗机构、基金会与社会工作服务机构合作开展项目，如高州人民医院与北达博雅、深圳球爱基金会、首彩爱心基金合作开展救助项目，中山大学附属第六医院在中山大学基金会资助下引入中大社工中心服务等。三是开展大病帮扶的公司与医疗机构开展了直接合作，水滴公司在 2020 年自聘或外聘社工服务机构进驻 4 家医院，共投入100 多万元配置了 13 名社工；而轻松集团则通过广东省医院协会医院社工暨志愿服务工委会，向会员医院提供资助，聘请社会工作服务机构进驻医院。

二　广东省医务社会工作发展现状

（一）整体情况

广东大部分医院医务社会工作服务来源于政府购买，或者联合出资。医务社会工作以政府购买的方式进入医院工作，打消了医院决策层对引进社会工作者增加医院人力成本的担忧，使医务社会工作服务进入医院更加便捷。10 多年来，广东省政府用于购买社会服务（包括社会工作服务）的资金量逐年增加，为广东医务社会工作的发展提供了强劲动力。广东各地区、各领域大力开展医务社会工作的创新与探索，通过购买服务的形式初步形成了"政府—社会服务机构""医疗机构—社会服务机构"合作机制，培育了一批本土医务社会工作的专业队伍，有力推动了医务社会工作的发展。

据不完全统计，截至 2021 年 1 月，广东相继有超过 130 家医院、约 55家社会工作服务机构、近 1500 名社工在全省十几个城市的医院、社区中开展医务社会工作服务。其中，深圳拥有全国规模最大的精神卫生社工专业队伍，共有 18 家社会工作服务机构开展精神卫生领域社会工作服务，专业社工达 852 人，已覆盖市、区精神卫生中心和街道、社区一线工作队伍。[①] 据不完全统计，广东省 2020 年投入购买医务社工服务的经费约 1.64 亿元。资金的来源多样，既有财政资金、福彩资金，也有医院自有资金、基金会资金

[①] 李吉颖、綦峥峥、吉亚滨等：《深圳社工领域服务报告——精神卫生领域服务报告》，深圳市社会工作者协会公众号，https://mp.weixin.qq.com/s/le3YhgwAgPDBogRV9hZSXQ。

和企业资金。从开展医务社会工作的医院（项目）数量、医务社工数量和社工购买经费来看，区域分布主要集中在珠三角经济发达地区，深圳走在全省前列（见图3、表1）。

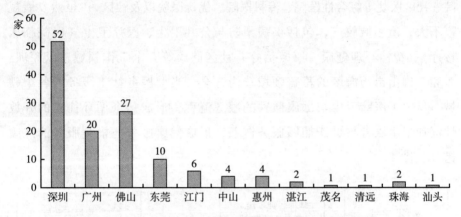

图3 广东各城市开展医务社会工作的医院数量

注：数据截至 2021 年 1 月 31 日，不完全统计。

表1 广东省医务社会工作发展规模

单位：人，万元

地区	医务社工数量	社工购买经费	备注
广州	259	4951	
深圳	1058	9840	
佛山	68	660	
东莞	50	380	
中山	22	232	
惠州	8	80	
江门	11	100	
茂名	2	30	
清远	2	—	自营
汕头	1	—	自营
珠海	7	70	
湛江	5	32	
合计	1493	16375	

注：数据截至 2021 年 1 月 31 日，不完全统计。

（二）服务范围与服务内容

广东省医务社会工作的服务范围宽广，服务场域包括公立医院、民营医院、社区医院等综合性医院、专科医院、优抚医院以及社区，[①] 虽然发展规模不大，但领域较广，包括疾病预防与公共卫生、医疗卫生（医院临床诊疗）、精神心理健康、康复治疗、社区健康等五个工作领域，以深圳、东莞、佛山市南海区的覆盖领域较为齐全。当前医务社工服务的各个领域，反映了医疗卫生与健康照顾的服务流程，形成一个循环往复的开放性医疗卫生服务与健康照顾服务链条，形成健康服务与福利服务的连续谱（见图4）。[②]

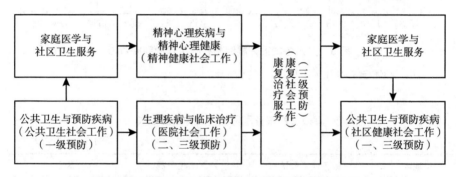

图4 医务社工服务领域与工作范围的相互关系示意

社会工作服务机构在实务探索中取得了不俗的专业发展成果，服务逐渐深入，在横向覆盖五个工作领域的同时，在纵向向病种、科室等细分领域发展，呈现了专科医务社会工作的发展趋势，社会工作的专业性凸显，尤其是医院社会工作的内容比较全面，主要包括为患者、家属和其他相关人员提供社会、心理需求评估以及健康管理服务，为医务人员提供精神减压等专业服务，为重点人群提供卫生健康政策辅助性服务，以及其他委托的卫生健康服

---

① 关淑凡：《广东省医务社会工作发展报告》，载关冬生主编《创新与未来——前行中的广东省医务社会工作》，中山大学出版社，2016，第8页。

② 刘继同主编《医务社会工作导论》，高等教育出版社，2008，第11页。

务。既有面向患者及其家庭开展个案服务、小组工作的专业服务，也有慈善与志愿服务的相关服务。

（三）典型城市的发展模式

深圳市、东莞市、佛山市南海区以及广州市是广东省医务社会工作起步较早、发展较快的地区，这四个具有代表性的地区均以政策为先导，率先开展了有序的试点，在开启本土化发展过程中逐渐形成了自己的发展模式。

1. 深圳市模式

深圳市于 2007 年制定《关于加强社会工作人才队伍建设推进社会工作发展的意见》及 7 个配套文件，医务社会工作以"一院一社工"方式推广。2008 年，由民政部门以福彩资金统筹进行岗位购买，派驻社工到医院。2010 年之后逐步通过公益创投、购买服务开始"项目化"发展，2016 年，深圳医务社工已研发了 30 多个医务领域的创新服务项目。[①] 2017 年，深圳市多部门联合印发《关于引入社会工作者加强基层严重精神障碍患者服务管理工作的意见》，规定按 50∶1 比例配备精神卫生社工，精神卫生社工服务领域蓬勃发展起来，至今已拥有全国最大的精神卫生领域专业社工队伍。2020 年，《深圳市关于提升社会工作服务水平的若干措施》明确了按照"谁使用、谁购买"的原则，市、区各单位购买社会工作服务项目经费纳入本级财政预算。

2. 东莞市模式

东莞市社会工作发展也主要通过政府出台政策推动，并采用"购买岗位服务"拉开序幕。2009 年，东莞市出台《中共东莞市委 东莞市人民政府关于加快社会工作发展的意见》和 7 个配套文件，从 2010 年开始，由市民政局牵头，市卫计局（现卫健局）做预算，统一招标，按岗位配置到医政、公卫（食品安全）、艾滋病防治、医院等工作领域。2013 年以来，在岗

---

① 林莲英、卓美容：《千里之行，始于足下——深圳市医务社会工作发展概况》，载关冬生主编《创新与未来——前行中的广东省医务社会工作》，中山大学出版社，2016，第 27 页。

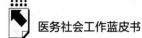

位购买服务的基础上发展多样化的项目服务已成为东莞医务社会工作发展的趋势，且已逐渐由岗位项目转化为独立项目。[①] 2021 年 3 月，东莞市人民政府办公室印发《东莞市政府购买社会工作服务实施办法》，东莞市民政局、东莞市财政局联合印发《政府购买社会工作服务资金使用管理办法》，进一步明确了政府购买服务的主体为承接社会服务职能的各级国家机关，规范了各类项目支出比例和范围，促进承接主体加强政府购买服务资金的使用管理。从 2021 年 1 月开始，东莞医院社工服务的购买资金由财政资金转为医院自有资金。

3. 佛山市南海区模式

2011 年，由佛山市南海区卫生和计划生育局、桂城街道"关爱桂城"建设督导委员会以项目购买的形式在南海区人民医院开展医务社工试点。此后，由佛山市南海区卫计局（现卫健局）倡导，各医院以自有资金和所在镇街财政共同出资，先后在 14 家公立医院向社会工作服务机构购买服务项目，建立了覆盖"区—镇—社区卫生服务中心"的服务架构，医务社会工作蓬勃发展，走在全国前列。虽然与深圳、东莞一样是政府推动购买服务，但佛山市南海区购买的是"项目服务"，购买主体也有其特殊性，主要由镇街扮演主体，区民政局没有直接参与，区卫健局则以部门经费为奖励性资金，由各医院作为申报主体，委托给医务社会工作服务机构。

4. 广州市模式

不同于其他城市主要依靠政府购买服务的支持，广州市医务社会工作在发展中形成了自己独有的模式——民间力量繁荣发展、政府支持的多元格局，[②] 主要出现了五种情形：一是 2013 年，市民政局选择市红会医院为试点单位，以财政资金向社会工作服务机构购买服务。二是省人民医院、省二医院（购买服务由医院管理）、省中医院等省级医院，以及花都人民医院、

---

① 黄肖凤：《东莞市医务社会工作发展概况与特色服务介绍》，载关冬生主编《创新与未来——前行中的广东省医务社会工作》，中山大学出版社，2016，第 62 页。

② 卢九妹：《广州市医务社会工作发展概况》，载关冬生主编《创新与未来——前行中的广东省医务社会工作》，中山大学出版社，2016，第 33 页。

番禺何贤医院、番禺中心医院等区属医院，均由医院以自有资金向社会工作服务机构购买服务项目。三是广东省工伤康复医院、广州市脑科医院、广州市华侨医院等内设社工岗位。四是大病救助基金会与医务社会工作机构合作，派驻社工进入合作医院，开展以大病救助为主要内容的单病种患者及其家庭社工服务。五是 2019 年以来，某些平台式社会筹款商业组织以资助医务社工的名义，与医院建立合作关系，使其传统的个人救助社会筹款方式获得许可进入医院。

三　广东省医务社会工作发展的主要特点

（一）政策驱动，整体推动医务社会工作发展

我国医疗卫生服务的体制特征，使医务社会工作呈现有别于其他社会工作领域的发展特征，制度安排有力推动了广东医务社会工作的起步发展，在强调社会工作的专业化、职业化的同时，政策既是政府的宏观顶层设计，也是微观上推进落实工作的不竭动力。

国家在宏观层面发挥社会政策对医务社会工作、精神卫生社会工作发展的推进作用，在落地执行中，广东各地纷纷制定相应文件，依托预算法、采购法和合同法等出台购买服务实施办法（见图 5）。[①] 这些政策文件有力推动了医务社会工作专业化、职业化发展。

（二）政府出资，走"购买服务，社会运作"发展路径

"政府购买服务，社会工作机构运作"是广东省医务社会工作发展的主要路径。目前，基层政府、医院向社会工作服务机构购买服务，派出专业社工以专职岗位或项目人员进入医疗卫生机构开展项目化运作，推动医务社会

---

① 关冬生：《加强政府购买义务社会工作服务制度化研究》，载关冬生主编《创新与未来——前行中的广东省医务社会工作》，中山大学出版社，2016，第 79 页。

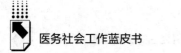
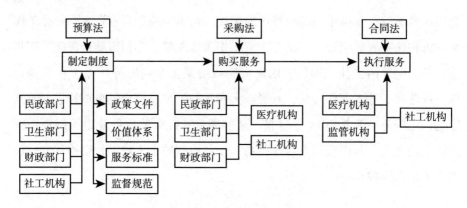

图 5　购买服务制度框架

工作发展。基金会、社会工作服务机构、企业与医院合作主动推进医务社会工作发展的方式则刚刚起步。

从试点至今，在一系列政策推动和支持下，广东省医务社会工作服务的购买机制逐渐成形，各地购买社会工作服务制度基本包括以下内容。

一是最初以民政部门为主要推动者，医疗机构作为参与者及购买者，如深圳、东莞、广州等。财政部门虽然也扮演重要的角色，但由于出资方式的多样化，以及试点初期主要由民政部门牵头，财政部门显得被动，卫生部门也较少参与购买服务的政策制定（见图 6）。[①]

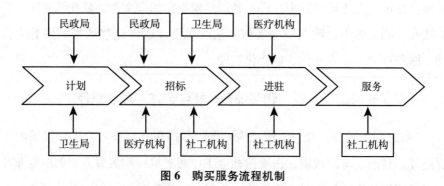

图 6　购买服务流程机制

---

① 关冬生：《加强政府购买义务社会工作服务制度化研究》，载关冬生主编《创新与未来——前行中的广东省医务社会工作》，中山大学出版社，2016，第 76 页。

二是主要采用公开招标、竞争性谈判、邀请招标等方式。购买服务的方式经历了从起步阶段"相亲式"邀请招标到公开招标的转变,部分项目因资金额度太小,低于公开招标额度标准,则采用竞争性谈判方式。单一来源采购的方式极少采用,一般是在多次流标情况下才转为单一来源采购。2015年,出现了"资助式购买"的新形式,即深圳、广州、佛山等地的公益创投方式。

三是资金来源包括财政预算资金、政府部门资金、福利彩票公益金、医院自有资金。各地将医务社会工作的资金纳入财政预算的非常有限。

四是购买服务的产品主要是"岗位服务"和"项目服务"。深圳、东莞两市"购买岗位服务"与"购买项目服务"兼备,佛山、中山、广州等是"购买项目服务"。[①]

(三)民间参与,形成多元化发展格局

政府推进医疗卫生公共服务领域的社会治理创新,强化社会化供给方式,与广东雄厚的民间公益慈善传统和健康发展的专业化社会组织有机结合,是广东医务社会工作发展走在全国前列的基础、动力和活力。

广东历来是民间公益慈善的沃土,早在明清时期,由绅商主办的善堂和善就会蓬勃发展。改革开放以来,广东省吸引了大量港澳台资本,也催生了民间慈善和公益事业的萌芽。港澳知名人士如霍英东、邵逸夫、李嘉诚、何贤、何善衡等人纷纷以个人名义创立慈善基金会,为广东民间慈善及公益领域的发展注入更多资源。[②]

党的十八届三中全会提出创新社会治理以来,广东各级政府积极推进医疗卫生公共服务领域的社会治理创新,撬动社会资源,推动公共服务社会化供给方式创新。政府通过制度推动供给方式转变,充分激发社会活力,通过

---

① 关冬生:《加强政府购买义务社会工作服务制度化研究》,载关冬生主编《创新与未来——前行中的广东省医务社会工作》,中山大学出版社,2016,第77~78页。

② 关淑凡:《广东省医务社会工作发展报告》,载关冬生主编《创新与未来——前行中的广东省医务社会工作》,中山大学出版社,2016,第11页。

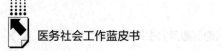

制度引导和规范多元主体参与，推动医务社会工作发展从以政府资源为主，到政府资源与社会资源、商业资源、个人资源多方协力。特别是2021年初以来，这一趋势特别明显。广东省内购买服务范围最广的深圳，是使用福利彩票公益金作为购买公共卫生、疾病防控领域服务主体起步的，2021年1月始取消了这一做法。东莞亦从2021年1月始将医院社工服务的购买资金由财政转为医院自有资金。

在政府大力推动下，健康发展的专业化社会组织成为广东医务社会工作发展的主力军和生力军，推动了行业生态的蓬勃发展和满足多样化、个别化社会需求。一批较早开始医务社会工作专业化探索的社会工作服务机构，开始结合自身的发展需要和资源情况，因地制宜地探索特色发展，并取得不俗的成绩。如广州利康家属资源中心在精神疾病患者家属服务领域成为带领者；南海乐活社工中心社区医务社会工作，为公共卫生领域发展社会工作提供了积极探索。北达博雅与基金会、医疗机构历时6年共同探索的"生命通道"项目，创新了多元主体的大病救助社会工作新模式（见图7），临终

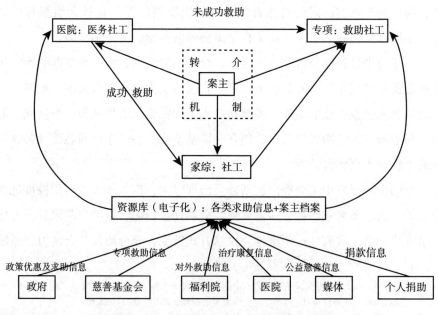

图7 多元主体大病救助社会工作服务模式

关怀服务的院社协同、医社合作模式亦已具雏形，在慢性疾病全病程个案管理过程中开展覆盖一、二、三级预防领域的闭环服务。启创社工中心面向癌症与慢病患者及其家属，建构了贫困患者大病救助医务社工整合型服务的"院前—院中—院后"一站式个案支持服务模式，为慈善与社会工作的融合发展提供了成熟经验，为实现医院—社区无缝对接，搭建长期病患支持网络提供了可参考经验。深圳春暖社工中心编撰出版了《医务社会工作实务教程》《春暖医务社工服务和作业流程标准》，为医务社工服务流程化、标准化、专业化提供了参照标准。广东的这些社会工作服务机构依托自身的资源优势和专业特长，创新开展了多样化的医务社工服务探索与实践，探索出多种多样的项目运作和服务模式，初步形成了多元发展格局。

（四）提升质量，促标准化建设与规范化发展

医务社会工作服务的规范化有赖于标准化建设。经过多年的试点，2013年，广东省民政厅出台《广东省民政事业单位优抚医院社会工作服务指引（试行）》，为民政系统的医务社会工作服务发展提供了基本依据。2015年，佛山市南海区率先探索建立了全国第一个地方行业标准——《广东省佛山市南海区医务社会工作服务标准》，从政策上肯定与明确了医务社会工作服务在医疗卫生服务体系中的作用和地位，为下一步更大规模、更高层次建立规范化标准提供了宝贵经验。

《广东省佛山市南海区医务社会工作服务标准》主要内容包括医务社会工作服务术语、定义、服务对象、范围、目的、方式、流程、任务目标、专业价值、职业伦理、专业原则、服务的质和量。[1]作为发展初始阶段的标准，其目标清晰，具有可借鉴意义，主要体现在三个方面：一是推动服务发展，既让医院更加了解医务社工的角色定位及服务内容，又促进社会大众对医务社工的认识与了解。二是推进专业发展，既增进医务社工的知识、技

---

[1] 佛山市南海区卫生健康局：《广东省佛山市南海区医务社会工作服务标准》，http：//blog. sina. com. cn/u/2006337157，2015 年 9 月 23 日。

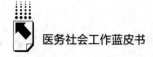

巧、价值及其他必要条件，以便更有成效地为服务对象提供服务，又为规范医务社工发展提供依据，为监察与评估医务社工服务提供参考标准。三是总结发展方式，为购买服务的社会化发展提供参考。

四　困境与建议

（一）发展困境

广东省医务社会工作发展虽然已经取得一定的成效，但总体来看，仍存在发展不平衡、体制机制和政策制度不完善，人才数量缺口大、结构不合理、能力素质不足等问题，这与人民群众日益增长的医疗服务需求不相适应，与全面建成小康社会和构建社会主义和谐社会的要求相比尚有较大差距。

1. 发展不平衡问题突出

医务社会工作发展受经济社会条件、社会需要层次、社会认知与关键相关者认知、社会政策、人才队伍、社会资源等诸多因素的综合影响。根据广东省统计局 2020 年 10 月 9 日发布的《广东统计年鉴 2020》，2019 年广东省共有医疗卫生机构近 5.4 万家，其中医院卫生院共 2817 家，医院及卫生院床位近 50.4 万张，但开设医务社工服务的医院只有 130 多家，覆盖率较低。

从领域分布上看，总体而言，广东省医务社工服务领域主要还是集中在医院，服务范围较窄。广东医务社会工作的发展历程是从医院起步的，逐步向社区拓展，从医院患者向社区健康照顾需要者及家属扩展，医院社会工作、精神卫生社会工作两个领域的规模占了整体医务社会工作的90%以上，除了深圳精神卫生领域的社工覆盖了市、区、街道、社区一线工作队伍外，其他城市社区中的医务社会工作只有公共卫生部门零星试点。从地区分布来看，广东的医务社工主要集中在珠江沿线的深圳、东莞、广州、佛山等几个城市，地区发展不均衡。深圳一个城市的医务社工数量就超过全省总数的一半。中山、江门、惠州等还是零星发展，在市、区、镇街政府推动下"从下往上"尝试，还有9个城市基本还处于待开发状态。

要改变发展不平衡的问题，尤其是经济、社会、人才、资源薄弱地区的发展状态，单纯依靠自下而上的发展，是缺乏力度和力量的，既需要自上而下的社会政策和制度建设，也需要充分借鉴社会资源的市场配置方法，发挥社会组织、行业组织的资源链接作用。

2. 制度建设仍需完善

（1）没有建立专门的政策指引

国内至今仍未出台关于社会工作或社会工作人才的专门法律法规，导致社工服务购买、跨部门合作、社工薪酬待遇、专业化水平提升等方面的问题没法得到有效解决，社会工作法制化规范化发展仍有很长的路要走。广东省及各市区对医务社会工作尚没有出台明确的政策指引以及发展规范，缺乏政府部门的整体统筹和安排，在执行层面还是缺乏明确的方向、定位、路径和措施，无法从财政支付上突破，各级卫健部门较为谨慎，须由各级医院自筹经费。广东多样性探索的实践，尤其是其间的种种困难以及困惑，恰也说明建立统一的、明确的、细化的政策指引与执行制度的必要性与紧迫性。

（2）缺乏行业服务标准

除南海区的基层医疗机构医务社会工作服务试行标准外，目前还缺乏能对全省具有指导意义的规范化专业服务标准，对技术标准、工作内容缺乏相关指南。2019年3月，深圳市社会工作者协会成立标准化工作委员会，这是深圳市第一个也是省内唯一一个以社会工作为核心领域的标准研究团队。[①] 但也还没有对医务社工相关标准进行研究。

（3）部门职能与设置尚待明晰

社工部门的设置，体现了医务社工在医疗卫生领域中的专业认知和专业地位。广东各地医院医务社工部的设置方式没有统一的规范，绝大多数没有形成制度，独立设置得不多，主要是挂靠在党办、团委、院办、医务部

---

① 郭悦：《深圳出台社会工作标准体系》，南方网，2019年3月19日。

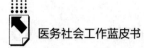

（科）。

医务社工部挂靠在党政部门，其优势在初期比较明显，较快获得主管部门领导的支持和认可，并借助行政力量融入医院各科室。但在专业化逐渐深入之时，其局限性就会显现出来。首先是职责范围界限模糊，往往被所挂靠部门的工作混淆甚至淹没；其次是对专业技术人才的浪费，大量的行政工作、文书工作等与专业服务无关的活动，使社工沦为行政人员；最后是挂靠必然"合署"办公，可能进一步强化医务社会工作者身份的行政化，甚至潜移默化地影响专业的服务价值理念。

"健康中国"战略背景下，按照大健康、大卫生的发展要求，医务社会工作即便在医疗卫生机构中，其服务对象和工作范围也已经超出医院和临床医疗的医学范畴，工作场所也超出医院范围，因此，要建立相适应的工作机制。

（4）跨专业合作机制尚未完善

跨学科团队是实现现代医疗模式的重要组织形式。医务社会工作作为进一步改善医疗服务的制度性安排，应该参与其中，甚至牵头组建跨学科团队，而实践现状是医务社会工作在开展服务的过程中，尚未取得医护人员和医院管理者的专业信任和认可，其跨专业合作团队工作机制以及转介机制尚未有效形成，难以融入多学科诊疗模式，未有效嵌入医疗服务流程和体系。

3.人才队伍发展缓慢

总的来说，广东省医务社工人才队伍发展缓慢，尤其是研究型实务人才严重缺乏。在社会工作人才的培养、使用、评价、激励等环节，离"建立一支结构合理、素质优良的职业化、专业化的医务社工人才队伍"的目标仍有很大距离。

（1）人才队伍的现状

医务社会工作服务机构是开展政社、医社合作的主要载体，推进其健康、有序、高质量发展，是广东省医务社会工作的必然要求。医务社会工作服务机构最突出的问题是自身缺乏经济能力。作为非营利机构，其收入主要来自服务委托方，并且严格按照人力成本核算与工作经费测算购买服务总费用，没有预算研究经费，更没有预算结余，因此不可能有研发经费。其次是人员学历偏低、专业经历浅。因此难以在实务工作中开展科研与产出有质量的学术成果，只能做到较低水平的"服务循环"，尤其是经济发展相对较差的地区，服务知识积累难以有效形成。

（2）人才队伍的培养问题

一是学历教育中，高等院校社会工作专业的知识结构和能力结构与实务服务的工作要求有较大差距。目前，广东共有 28 所本科高校设立了社会工作本科专业，26 所高职院校设置了社会工作专科专业，在校生近万人。由于"医务社工"尚未列入教育部本、专科专业目录，开设社会工作专业的高等院校，普遍缺乏临床医学、预防医学、护理学等医学专业相关课程。

二是继续教育体系尚未建立。相比医生和护理人员的训练以及继续教育，医务社工继续教育制度还没有建立完善。目前卫生系列职称评价实行初、中级全国统考，高级全国统考和地方评审相结合的评价方式，医务社会工作没有纳入全国统考范围，也不能纳入医院专业技术人员职称体系，这无疑也阻碍了医务社会工作继续教育制度的建立。

三是产学研结合薄弱。一方面是社工队伍自身专业水平不高，缺乏研究能力，督导能力也难以支持；另一方面是高校教师不愿意花时间到医务社会工作实务研究中，因此难以推动实务、教育、研究等领域的合作，相互之间无法有效支撑，导致难以形成本土化医务社会工作知识体系和能力体系。

（3）人才队伍的使用问题

欠缺行业人才准入机制和科学完善的薪酬标准，从业人员任职条件和标准低，专业能力水平参差不齐，严重影响专业服务效能和服务质量水平。其中，医务社工薪酬体系最为集中地反映了这些问题，也是无法吸引优秀社工、留住优秀社工的核心因素。对上海、北京、广东三地社工队伍进行比较研究发现，广东社工薪资水平和上海、北京相比有明显差距，其月收入基本

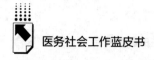

为 3000~7000 元，平均为 4500 元。①

《广州市社会工作专业岗位设置及社会工作专业人员薪酬待遇实施办法（试行）》（穗民〔2010〕229 号）已执行超过 10 年，直至目前，人均年薪仅约为税前 6.5 万元。而广州市 2019 年城镇非私营单位从业人员年平均工资为 119453 元，其中卫生和社会工作行业为 111604 元②，社工的实际年收入只有卫生和社会工作行业平均水平的 37.63%~64.51%。

4. 政社、医社合作机制不健全

"政社合作""医社合作"是推进公共服务社会化、专业化、职业化的重要路径，购买服务是主要实践形式。民政系统、卫生系统起步试点，均选择在医院进行，这种合作模式遇到三个绕不开的问题。

（1）社会工作服务机构进入医疗服务体系的职能分工问题

医院的主要功能是卫生服务，社会工作在医疗机构中仍是对医疗和护理服务的补充性和辅助性服务。因为部门职能设置缺乏制度依据，医务社工作为外来人员参与到体系较为完善的医疗系统中，其职责主要通过合同进行任务约定，就必然面临如何分工、如何定位的问题，这种分工与合作，首先要取得医护人员在专业上的认可和信任。

南海区卫健局的服务标准阐述了医社合作的部分职能分工，为跨专业的"医务+社工"合作提供了"普及"和"基准"指引。但两者之间的专业合作关系和管理关系需要进一步明确（见图 8）。

同时，在执行层面亦需分别界定医院、社工服务机构的职能分工（见图 9、图 10）。

（2）公益性社会工作服务的市场化问题

政府、医院购买医务社会工作服务属公共服务资源配置体系与供给体系，都采用市场化招标制度，均面临成本与效益的冲突，"降低行政成本"与"突出社会效益"的平衡点还在探索之中。这就引出了购买方通过科学

---

① 张一奇、陈朵多、赵桂绒：《我国本土医务社会工作实务模式比较分析》，《中国社会工作》2018 年第 34 期。

② 数据来源：广州市统计局官网。

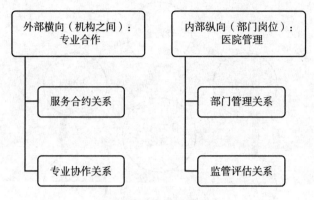

图8 医社合作职能分工

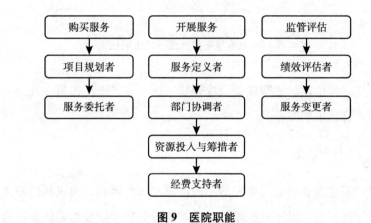

图9 医院职能

立项解决购买公益性服务的成本核算和定价要求。

（3）医务社工的角色定位以及绩效评价问题

社会工作服务机构更注重个案的辅导和个体长期深入的效果，而政府和医院方面则希望服务覆盖更广泛的人群，达到一定的社会性效果，在实际工作中，社工的服务内容、服务方式与医院管理者、群众预期及实际需求还有较大差距，如何将精细化专业服务触角延伸至更多的服务群体，是医务社工必须攻破的难题。

在绩效评价方面，由于广东各城市之间、同一城市不同医院之间服务内

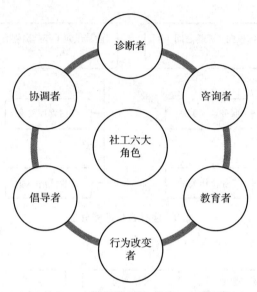

图10　社会服务机构派驻社工职能

容百花齐放，角色定位不明确，医院领导、医生、护士往往难以找到一个合适的方法评价社工的服务。

（二）发展建议

针对广东省医务社会工作发展中的问题和制约因素，建议从保障支持机制、服务管理制度、服务开展规范、人才建设等四个维度加强医务社会工作服务体系建设，推动广东省医务社会工作高质量发展。

1.完善保障支持机制，优化医务社会工作的政策环境

医务社会工作多元投入保障机制。按照五个医务社会工作领域，建立相对应的医务社会工作财政投入机制、医疗机构投入机制和社会力量参与机制。争取各级财政将医务社会工作相关经费纳入部门预算，促进医疗卫生机构将医务社会工作经费纳入单位年度预算，鼓励和引导社会资金开展医务社会工作服务，鼓励和支持行业组织建立资源库，构建多元化、可持续的经费保障长效机制。

政府部门协同配合机制。促进卫健、民政、财政、人社、教育等部

门以及残联的协调配合，形成各部门分工负责、齐抓共管的工作机制。营造有利环境，促进政府、企业、社会组织形成医务社会工作发展的合力。

购买医务社会工作服务机制。妥善处理医务社会工作的公益性和市场化问题，探索医务社会工作对医院、医护人员、患者、社会所创造的社会价值，综合考虑社会效益与经济效益，从均衡发展的视角确定医务社会工作的人力成本标准，建立医务社会工作者的薪酬定价计算依据和指导标准。完善政社、医社、院社合作机制和职能分工，推进卫生与社会工作的融合发展，探索充满活力的多元融合发展的广东模式。

社会力量参与医务社会工作服务机制。更大限度发挥行业组织在人员培训、行业标准、资源整合等方面的行业支持作用，倡导社会组织成立专项基金，鼓励医疗卫生机构拓展链接慈善公益组织，招募爱心人士加入志愿者队伍，形成"社工+义工"双工联动的医务社会工作模式。

2. 完善服务管理制度，提升医务社会工作的职业化程度

建立医务社会工作行业准入标准、从业资格标准。根据当前发展水平以及省内各地区的经济社会人才等实际状况，进一步建立和完善社会工作者职业水平评价登记和医务社会工作者注册备案制度，建立具有前瞻指引作用的医务社会工作服务机构准入资格制度，医务社会工作者职业资格认证和职业准入制度等执业体系。

完善医务社会工作管理制度。包括社会工作部门设置与职能、岗位设置与职责、薪酬标准与考核激励、继续教育、服务场所与设施设置、经费保障与财务管理、质量管理等。重点解决医务社会工作的职能定位和部门设置、医务社工人员的职数配比标准和医务社会工作者薪酬标准等三个关键问题，医务社会工作者薪酬标准建议参考《深圳市关于提升社会工作服务水平的若干措施》，根据当地经济社会发展实际，制定社会工作类专业技术人员薪酬指导价位表，要求各购买主体根据社会工作类专业技术人员总体薪酬指导价平均值进行核算，对专业性强、职业风险高的精神卫生、卫生健康等领域的薪酬指导价适当提高，并明确每3年调整一次。

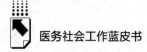

3. 完善服务开展规范，提升医务社会工作发展的专业化水平

完善医务社会工作专业服务内容、规范和伦理守则。服务内容需要与部门职能、岗位职责综合考虑，也要与本土文化特征相结合。伦理守则，需要兼顾严格遵守法律规范的医学伦理和以道德为指引的社工伦理，这是医疗领域社会工作与其他领域社会工作有较大区别的地方。需高度重视医务社会工作的规范运行、质量管理和安全管理，预防人文关怀中的服务纠纷。

探索建设以全人服务为理念的跨学科合作机制。医社合作的落脚点是建立跨学科合作机制，是实现"生理—心理—社会"全人服务的重要方式。当前，落实这个议题，不仅有赖于转介机制、共同商议（会诊）机制等技术性措施，还有赖于医护人员、医院管理者对医务社会工作服务水平和服务规范的信任。

探索建设以全病程服务管理为主要内容的院社协同机制。全病程服务管理是实现全人服务的重要基础性工作，是开展疾病预防和治疗，开展三级预防的重要方法，把"入院、院中、出院、院后"贯通，整合医院、社区卫生中心、村居委、社工组织、志愿组织等资源，提供连续性整合照护的全程闭环管理模式，提供健康促进服务。

完善医疗服务、医务社工服务与志愿服务有效衔接的工作机制。突出医务社工和志愿服务专业特色，探索发展党建引领的医疗、社工、志愿者整合性服务，凸显人文医院建设的时代特性，全方位实践生理—心理—社会现代服务模式。

4. 加强人才队伍建设，提升医务社工的服务与科研水平

完善教育体系，提升医务社工专业胜任力。医务社会工作服务的特殊性要求医务社工不仅要掌握一般社会工作学科的专业知识，还需具备一定的医学专业知识。目前我国的教育系统在医务社会工作发展进程中的作用是微弱的。亟须加大对医学院校开设医务社工专业课程及高学历层次人才培养工作的支持力度，引导、鼓励开设社会工作专业的高校完善医学课程设置，加强相关学生医学人文教育。包括医科院校在内的普通高校，均面临招生难、就

业难等问题，医务社会工作在高校的专业教育难以一蹴而就，现实的策略是在已经设置社会工作专业的高校中，细化出医务社会工作方向，贯通在校教育与临床实训机制，建立"学校+医院+机构"的培养模式，逐步建立符合本土需要的学校与医疗卫生机构相衔接的课程体系与临床实训体系（见图11）。

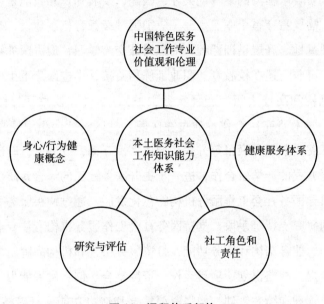

图11　课程体系架构

教育在医务社工发展中的作用发挥到位，就能大大提高医务社会工作者的专业性，高等院校在教育学生专业知识的同时，应高度重视培养学生的社会责任感以及为人民服务的情怀，培养学生对本专业的参与感和认同感，从而保证服务质量，有效提高医务社工的社会美誉度和认同感。

加大政策支持力度，形成良性循环。政策支持、公共财政保障和社会资源投入是建设一支高素质、高层次的医务社会工作人才队伍的基本保证，是构建与发展相适应的岗位设置、从业条件、薪酬待遇、工作考核和职业发展体系的基本条件。医疗机构、公共卫生机构等应设置医务社会工作部门或岗位，将医务社会工作职业水平评价纳入专业技术岗位管理范围，建立社会工

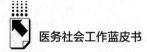

作者职业资格与专业技术职称的对应关系，畅通医务社会工作专业岗位晋升渠道，推动形成"医务社工从业门槛高、工作体面重要、薪酬待遇高——吸引和留住优秀人才——医务社工职业形象好、社会地位高、发展前景好——吸引和留住更多优秀人才"的良性循环。

完善继续教育制度，建立"产学研"协同机制。医务社工是对专业技能和综合素质要求很高的复合型人才，因此，发展知识和技能是一个长期累积的过程，需要贯穿整个职业生涯。应加强继续教育机制建设，建设医务社会工作实训基地、开展培训课程，加强对外交流学习，促进医务社工在职培训。此外，可与上述在校教育、职业训练相衔接，推进医疗卫生机构、社会工作服务机构和高校之间的产（实务服务）、学（在校教育与在职培训）、研（实务、学术研究）合作，通过在医院、社区、社会组织建立实习与研究基地、开展实务研究项目等方式，形成良性互动，开展以行动研究、循证研究为主要方式的产学研合作，进一步提升医务社工的综合素质。

鼓励引导医务社会工作服务机构特色化发展。通过购买服务引导、人才培养、课题研究支持等手段，支持医务社会工作服务机构专注专业领域，优化机构布局、业务结构和服务功能，打造服务特色和机构品牌。推动社会工作服务机构提升战略谋划、项目运作、资源整合、创新发展能力，加强过程管理、品质管理和绩效管理，增强资源整合和造血功能，打造核心竞争力，实现可持续发展。

促进粤港澳大湾区医务社会工作交流合作。广东省是粤港澳大湾区建设的引擎之一，具有先天地理优势。可以通过行业组织推动，促进粤港澳大湾区在医务社会工作人才、成果、项目、信息、资源等方面深度融合和交流合作，通过共享信息资源平台，开展医务社会工作人才培养，推进联合办学、合作培训、合作开展科研项目等。同时，加强医疗机构或社会工作机构之间的学习和沟通，例如可通过人员交换、进修等形式，提高医务社工的专业服务和研究水平。

B.17

互联网医疗救助实践

——水滴筹与水滴公益个案报告

北京枫林社会工作发展中心*

摘　要： 近年来兴起的互联网个人大病求助平台与慈善组织互联网公开募捐信息平台，逐渐成为国家多层次医疗保障体系中的有效组成部分，例如水滴筹与水滴公益，借助互联网便捷快速的优势，联合慈善组织、医疗机构、企业等多方力量，投入医疗救助与健康扶贫相关领域，成为现阶段社会救助体系及医疗保障体系的有益补充。作为新兴事物，这些平台在发展过程中，面临着监管体系尚不健全、业务风控体系建设有待完善、平台自身管理的规范化程度有待提升等挑战。互联网医疗救助行业亟须完善立法规范、制度设计、行业自律、政府与社会医疗救助协同机制，并转变输血式的救助理念，引入专业人员如医务社工，既实现精准救助，又丰富救助内容，提升困境群体的反贫困能力。

关键词： 多层次医疗保障体系　互联网平台　医疗救助　个人求助

---

* 北京枫林社会工作发展中心，是一家专注医务社会工作领域的机构，简称枫林社工。为推动我国医务社会工作专业化发展，枫林社工面向全国发起"医务社工临床服务体系建设与推广"项目，通过与高校、医院和行业协会的协作，在医院中开展经济救助、情绪支持、安宁疗护、出院安置、医护关怀等专业服务，推进医务社工服务融入临床诊疗服务过程，为患者提供全方位社会与心理支持服务，提升就医体验。该项目荣获第十届林护杰出社会工作服务项目奖。

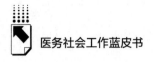

一　我国医疗救助服务概述

20 世纪末以来，我国疾病谱发生了明显的变化，传染性疾病的发病率和死亡率显著下降，而心脑血管疾病、恶性肿瘤、糖尿病等慢性非传染性疾病的患病率与死亡率逐年上升。尽管国家在医疗保障体系建设上的投入不断提升，但由于我国人口密度分布不均，各地经济发展水平不一，医疗资源分布不均，导致因病致贫、因病返贫的现象仍较为普遍。

（一）医疗救助的本质

对贫困人口实施医疗救助是政府的责任，作为社会救助体系和医疗保障体系的一部分，从狭义的角度来讲，医疗救助制度是政府对无力支付医疗费用的城乡困难居民按一定标准给予救助的医疗保障制度，救助对象从绝对贫困人口逐步扩展到贫困边缘人群。[①] 因此，医疗救助的本质是政府将拥有的一部分国民收入强制性转移支付给贫困人群，资助其享受基本的医疗卫生服务，兼顾公平和效率。[②]

（二）我国医疗保障体系逐渐完善

2002 年 10 月，中共中央、国务院制定并出台了《关于进一步加强农村卫生工作的决定》，重点解决农民因患传染病、地方病等大病而出现的因病致贫、返贫问题，我国医疗救助服务开始单独建制。2020 年 3 月，中共中央、国务院发布《关于深化医疗保障制度改革的意见》，提出到 2030 年，全面建成以基本医疗保险为主体，医疗救助为托底，补充医疗保险、商业健康保险、慈善捐赠、医疗互助共同发展的医疗保障制度体系。该意见明确医疗救助应当纳入多层次医疗保障体系，特别是政府担责的基本医疗保障之中

---

① 向国春、陈运山、李婷婷等：《健康扶贫与医疗救助衔接的挑战及探索》，《卫生经济研究》2019 年第 36 期。

② 李小华、董军：《医疗救助的内涵、特点与实质》，《卫生经济研究》2005 年第 7 期。

统一谋划和协调发展。[①] 基本医疗保险包括城镇职工医疗保险和城乡居民医疗保险（合并城镇居民基本医疗保险、新型农村合作医疗），目前基本医疗保险覆盖面达到95%以上。[②] 自此，我国形成了基本保险、大病保险与医疗救助的三重制度综合保障体系。

然而，国家基本医疗保险主要保障基础医疗服务，政府医疗救助也以"广覆盖、低标准"为原则，救助水平有赖于各地经济发展水平，对重大疾病患者来说，高额的医疗费用仍然成为患者及家庭享受高质量医疗服务的障碍之一。

（三）重大疾病患者的疾病负担仍较重

重大疾病是指医疗花费巨大且在较长一段时间内严重影响患者及其家庭的正常工作与生活的疾病。2020年4月，国家卫健委等四部门联合发文，确定我国农村贫困人口大病专项救助病种范围扩大到30种。[③] 中国保险行业协会联合中国医师协会发布的《重大疾病保险的疾病定义使用规范（2020年修订版）》规定重大疾病保险范围的病种包括28种，剔除重复的部分，共有恶性肿瘤、白血病、重大器官移植或造血干细胞移植、严重脑中风后遗症、急性心肌梗死、严重阿尔兹海默病等42种急慢性重大疾病。

据测算，42种治疗负担较高的重大疾病年度平均医疗费用约为13.4万元，[④] 而我国2020年人均可支配的年收入是3.22万元。尤其是急性心肌梗死、严重脑中风等心脑血管疾病导致的昏迷、终身瘫痪，将给居民带来巨大的疾病负担和费用负担。《中国心血管病健康和疾病报告2019》表明，我国目前心脑血管疾病患病人数达到3.3亿，[⑤] 占总人口的23.6%。

---

① 《中共中央 国务院关于深化医疗保障制度改革的意见》，2020年2月25日。
② 人民网，http：//health.people.com.cn/n1/2020/0305/c14739-31619174.html，2020年3月5日。
③ 国家乡村振兴局，http：//www.cpad.gov.cn/art/2020/4/29/art_46_120701.html，2020年4月29日。
④ 中国公益研究院：《我国因病致贫返贫现象剖析与对策研究报告》，2021年2月。
⑤ 国家心血管病中心：《中国心血管病健康和疾病报告2019》，2020年9月。

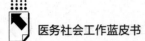

由于我国各地经济发展水平和医疗资源分布的差异，很多重病患者会出现省外就医情况，产生一定负担的非医疗费用。在针对 180 余名白血病患儿的调查中，发现 42.7% 的患儿主要在外省三级医院治疗。[1] 据北京同心圆慈善基金会对其 2019~2020 年救助的 427 名大病患者相关信息进行分析，异地就医的患者月平均租房费用为 3886 元，超过 33% 的患者月租金高于 5000 元。[2] 对于儿童白血病、恶性肿瘤等极重病的患者家庭来说，可能要承担灾难性医疗支出和非医疗支出的双重压力。

（四）慈善医疗救助资源紧缺

慈善医疗救助的主体主要为各类慈善组织，包括基金会、社会团体、社会服务机构和企业等，主要提供资金、药品、康复器械等实物捐赠。[3] 一方面，作为政府医疗救助的重要补充，各类慈善组织数量及筹资水平逐年增长，参与医疗救助服务项目数逐年递增，一定程度上解决了很多患者及家庭的危机。2019 年，我国接收境内外现金捐赠总量达 1044.49 亿元，慈善捐赠投向医疗领域的资金为 272.23 亿元，占现金总量的 26%。[4] 2016~2018 年，230 余家社会组织和红十字会等机构累计开展 500 余个慈善医疗救助项目，累计投入近 748 亿元，受益人数达到 742.5 万余人次。[5] 另一方面，在救助病种的选择方面，多数慈善组织会选择儿童相关、手术风险低、预后相对较好的病种，如简单先心病、唇腭裂、淋巴细胞白血病等。对于那些手术风险高、死亡率高的疾病、慢性病、危重症或精神疾病，投入的慈善资源相对较少。在救助群体方面，更倾向于儿童，对于老年群体的医疗救助关注度还有待提升。同时慈善组织在开展大病救助时，具有一定的资助标准，一般以与定点医院合作方式为主，定点医院以外的患者较难申请。

① 中国公益研究院：《我国因病致贫返贫现象剖析与对策研究报告》，2021 年 2 月。
② 中国公益研究院：《我国因病致贫返贫现象剖析与对策研究报告》，2021 年 2 月。
③ 任玙、林丽宝：《慈善组织参与医疗救助的现状、问题与对策》，《锦州医科大学学报》（社会科学版）2020 年第 1 期。
④ 中国慈善联合会：《2019 年度中国慈善捐助报告》，2020 年 9 月。
⑤ 中国公益研究院：《我国因病致贫返贫现象剖析与对策研究报告》，2021 年 2 月。

（五）互联网医疗救助平台积极发挥补充作用

在医疗救助资源紧缺的环境下，基于互联网快速、便捷、随手可及的优势，作为个人求助及社会互助的创新模式，近几年兴起的互联网个人大病求助服务平台和慈善组织互联网公开募捐信息平台发挥了"救急难"作用，帮助不少家庭化解"等钱救命"的困境。这些平台很大程度上为困境群体求助、社会大众帮助他人提供了便利和保障，也在一定程度上降低了因病致贫、返贫的发生率，成为当前社会救助体系和医疗保障体系的有益补充。根据水滴公司 2022 年 Q2 财报，截至 2022 年第二季度，累计超过 4.12 亿爱心人士通过水滴筹为超过 258 万大病患者赠与医疗资金总额近 533 亿元。①

二　互联网医疗救助服务现状

根植于中华民族团结友爱、睦邻友好、乐于助人的传统美德，我国民间一直存在互帮互助、一方有难八方支援的非正式帮扶。一个家庭出现了重大疾病患者，往往首先求助于周围的亲朋好友，若亲戚朋友的经济条件也并不好，这个家庭仍然需要更多社会力量的支持。互联网个人大病求助服务平台（以下简称"平台"）则是通过移动互联网将原本存在于线下的民间"互助互济"行为线上化，并通过社交网络、移动支付等工具帮助陷入困境的大病患者及家庭更便捷地发布、传播求助信息，让赠与人也可以更方便地进行帮扶。

（一）互联网个人大病求助服务平台发展阶段

1. 兴起阶段

2014 年 9 月，我国第一家互联网个人大病求助服务平台轻松筹正式成

---

① 水滴公司 2022 年 Q2 财报。

立。① 随后至 2016 年 12 月，爱心筹、水滴筹、360 大病筹等平台相继成立。这个阶段国家对这类互联网平台并未出台相应的法律或政策来规范求助与救助行为，各平台依据市场竞争方式提升各自在公众心中的地位，发展不一。

对于个人求助行为是否属于公益慈善行为，一直存在争议。2016 年 3 月，《中华人民共和国慈善法》（以下简称《慈善法》）通过，根据该立法精神，慈善行为是针对不特定的人群进行救助，个人求助行为是针对特定的个人，不属于公益慈善行为，而属于私益救助行为，不受《慈善法》规制，也不在民政部法定监管职责范围内。个人求助互联网服务平台上提供救助的赠与人大约70%都是熟人②，但通过网络平台也链接了其他公众，这些公众赠与人超出了社区互助互济的亲友范畴，又具备一定的公共性，不完全是私益的。而《慈善法》也明确提出，"个人在自身面临困难时向社会求助，是一项正当的权利"。因此，在个人求助平台兴起后，国家并未禁止其发展。

2. 规范阶段

随着互联网个人大病求助平台的发展，逐步出现一些患者夸大病情、第三方恶意推广、平台审核与监管机制有待完善等问题。由于公众对于帮助个人求助行为是否属于慈善行为的认知也是比较模糊的，常常误认为平台是公益慈善组织，应该承担起主体责任。2018 年 10 月，水滴筹联合轻松筹、爱心筹发布《个人大病求助互联网服务平台自律倡议书》和《个人大病求助互联网服务平台自律公约》（以下简称《自律公约》），规范有序引导网络救助。其中包括通过倡导与公募组织对接、加强信息前置审核、建立失信筹款人黑名单等举措来净化互联网大病救助环境。

个人求助虽然不属于慈善募捐行为，但也影响慈善领域秩序规范。2020年 8 月，在民政部的指导下，水滴筹、爱心筹、轻松筹和 360 大病筹联合签署《自律公约》升级版。在原有规定基础上，增加对救助款打款对象的限制，着力保证资金安全，并符合赠与人意愿；对于筹得款项高、信息公示有

---

① 轻松筹官网，https://www.qschou.com/。
② 杨团主编《慈善蓝皮书：中国慈善发展报告（2020）》，社会科学文献出版社，2020，第332 页。

缺失的求助，尽可能打款给医疗机构，或采用分批打款的方式，尽可能保障钱款用于医疗；对求助人的身份实名认证；对收款方及筹款额度均进行了限定。为引领行业规范发展，水滴筹在《自律公约》升级版的基础上，进一步全面升级平台服务，包含升级服务，如提出真实、安全的服务承诺和不得误导发起虚假筹款等七项底线要求；升级服务顾问，打造高学历、专业化、精英化顾问团队；升级爱心补贴，投入2亿元，帮扶15万个大病家庭；升级救助服务，将联合全国医院开设1000个大病救助服务站。同时推出保障机制，包含自律公约、社交网络验证、大数据验证、资金专管和反诈行动，建立失信筹款人黑名单与失信筹款顾问黑名单，[①] 从根本上规避不诚信筹款行为的反复出现。

3. 成熟阶段

经过8年多的发展，互联网个人大病求助平台行业格局初步形成。2019年初，北京师范大学和北京大学等高校联合开展了一个对京、浙、吉、赣、川、甘等6个省市12个县市公众捐款情况的调研。于2021年2月出版《中国公众捐款》一书。其中有数据显示，约50.9%的捐款资源流向医疗健康保障领域，而55.5%的公众会通过网络个人求助或互助平台（例如水滴筹、轻松筹、爱心筹）捐款。[②]

2020年10月28日，全球知名的市场研究机构凯度发布《网络大病筹款平台行业洞察报告》。报告显示，经过近四年的探索与发展，大病筹款行业已经形成"一超两强"的格局，即以水滴筹为代表的超级品牌，以轻松筹和爱心筹为代表的强品牌。目前这三大平台已联合占据大部分的用户心智，形成强品牌认知，且用户对于大病筹款平台的认知度已达64%。[③] 互联网个人大病求助平台极大地降低了公众发起筹款的门槛，高效调动社会大众

---

① 水滴筹官网，https：//www.shuidichou.com/transparentdrop。
② 《图解丨〈中国公众捐款〉定量研究关键数据》，基金会中心网，https：//www.sohu.com/a/449314662_ 247771，2021年2月7日。
③ 中国新闻网，http：//www.chinanews.com/business/2020/10-28/9324634.shtml，2020年10月28日。

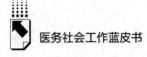

的互助能力，对健康扶贫、提升公众公益素养起到重要的促进作用，为遏制
"因病致贫、因病返贫"现象做出了一定贡献。

（二）互联网个人大病求助流程

以水滴筹为例，大病患者或家庭在个人求助平台发起求助的流程包括申
请筹款、发起审核、项目传播、筹款终止、增信与提现审核、处理捐款等六
个部分。

1. 申请筹款

求助人申请筹款主要有两种方式，一是拨打水滴筹官方客服电话，平台
将安排专人指导其发起筹款；二是自主或在线下筹款顾问的指导下通过水滴
筹平台发起申请。筹款顾问初步核实患者及发起人身份资料，正规医疗机构
开具的诊断结果，医疗花费与治疗发票，经济情况如房产、车辆、债务等，
并协助患者撰写筹款文案。

2. 发起审核

求助人提交筹款申请后，平台相关工作人员对项目资料进行在线审核。
对于存在问题的材料，交由风控团队复审，必要时会联系求助人，要求其补
齐缺失材料或对已提交材料做出说明。筹款所需材料提交完整无误后，方可
生成相应的筹款链接。

3. 项目传播

筹款链接生成之后，求助人可在筹款项目有效期内通过社交网络转发项
目链接开展筹款，并可随时进行查看筹款进度、回复评论、更新患者动态等
操作。各平台所规定的项目时间上限不尽相同，包括水滴筹、轻松筹在内的
大部分平台筹款周期为30天。筹款发起和链接传播都是求助人的个人行为，
平台上也会显著地注明这个项目不是慈善募捐项目，是个人发起的求助项
目，不属于慈善公开募捐信息。

4. 筹款终止

在两种情况下可终止筹款，一是求助人提前申请中止项目，二是筹款金
额或项目时间到达上限后自动终止。目前为了提高救助时效性，越来越多的

平台允许在筹款期间提现，如水滴筹推出"边筹边取"功能。[①]

5. 增信与提现审核

求助人申请提现时，平台会对其提供的相关医疗花费情况、收款方信息、后续治疗计划等进行复审，对于存在问题的部分可要求补充材料或派筹款顾问进行实地核实，并对相关信息进行公示。求助人需说明患者病情进展、预期款项用途等，由平台进行审核。

6. 处理捐款

如项目各环节审核通过且公示期无质疑，平台会在扣除约定的服务费后，按照求助人申请提现的金额打入其个人账户或对公打款至所在医院的专用账户；如审核或者公示期不通过或有未使用的剩余捐款，该项目捐款将原路返还给捐赠人。

（三）慈善组织互联网公开募捐信息平台

《慈善法》规定，慈善组织通过互联网开展公开募捐的，应当在国务院民政部门统一或者指定的慈善信息平台发布募捐信息。2018 年，水滴公益被选为民政部指定的 20 家"互联网公开募捐信息平台"之一，运营模式是为民政部认可的慈善组织提供公开募捐服务，一般是为不特定的人群提供相应的帮扶。[②] 一般来说由慈善组织负责设计项目和发起筹款，而水滴公益相当于信息发布平台，为慈善组织提供发布信息的渠道、助力传播宣传筹款信息。水滴公益平台经用户同意后会将一些社会资源非常有限、筹款效果不太好的用户信息与基金会等慈善组织分享，由基金会根据自身的救助规则和流程开展救助。

在水滴筹平台发布项目的患者一般情况下只会在筹款顾问的协助下完成筹款全流程；如果基金会参与筹款，项目性质就变成公开募捐，这在法律上是有本质区别的。一些基金会可能会承担一部分筹款顾问的职能，比如帮助

[①] TechWeb：《水滴筹："边筹边取"服务的普及率已达到 100%》，http://www.techweb.com.cn/ucweb/news/id/2824554，2021 年 2 月 3 日。

[②] 民政部：《慈善组织互联网公开募捐信息平台基本管理规范》，2017 年 8 月。

患者撰写文案，收集相关材料并上传等，但这样的项目一般不会在水滴筹筹款，而是在水滴公益、腾讯公益这样的互联网公开募捐信息平台发布筹款项目信息，其有针对个人的公开募捐项目，且由基金会针对特定个人撰写相应的文案故事帮助筹款。

在公开募捐的体系下，基金会为个人发起公募的行为在《慈善法》里属于比较模糊和争议的地带，这种做法的性质和个人求助不一样，面向的是无法在身边找到人求助、不得不借助其他力量的患者。互联网个人求助平台的主要动力是带动身边人进行帮扶，但在公募体系下的个人公募大多数是靠平台的影响力和用户资源进行相应的募捐。例如 2018 年 7 月正式上线以来，水滴公益联合全国 80 余家公募基金会、200 多家公益机构，公开募捐善款近 8.5 亿元。2020 年初创新上线的"驰援防疫前线"专题公益活动累计募捐超 6500 万元。

三 互联网医疗救助的特点与价值

（一）求助门槛相对较低，救助流程相对简便，时效性相对较好

互联网大病求助平台面向的人群更多元，受益人群相较于传统慈善医疗救助项目更为广泛，在一定程度上满足了大病家庭的现实紧迫需求，能够缓解大病患者家庭困难。2019 年我国慈善组织募捐的善款中有 272 亿元左右用于医疗救助，而仅水滴筹 2019 年的筹款总额就达到 133 亿元，占慈善组织医疗救助善款的近 50%。对于急性重大疾病或需要高昂医疗费用的慢性重大疾病患者，在提交医院诊断证明、医疗收费清单等材料后即可发起筹款。

（二）健康规范的平台模式有利于可持续运营

无论是互联网个人求助平台还是公开募捐信息平台，这些平台本身不是慈善组织，不能以平台名义发起筹款或公开募捐。那么平台如何持续运营？

以水滴筹为例，水滴公司创立于 2016 年，公司创始人为美团外卖联合创始人沈鹏，目前水滴公司的三大业务板块分别为医疗救助、保险保障和医药创新，构建了"事前保障"与"事后救助"的保障体系。因水滴筹在成立之初开创了大病筹款平台零服务费的先例（2022 年 4 月，水滴筹开始收取 3% 的平台服务费，用于维系业务的日常运营），因此自上线开始就带有很强的"公益"属性，常常被公众误认为是慈善组织。

水滴筹作为互联网个人大病求助平台，对激发民众健康保障意识也发挥了比较显著的作用。在中国，商业保险的渗透率相对较低，医保负担也较大，国家非常鼓励商业保险更多助力医疗健康领域。随着大病救助行业的健康发展，公众在参与过程中看到自己周围出现的许多大病患者，更容易唤起大众对疾病与健康的关注，进而激发了自身的健康保障意识，发现自己及家庭也有购买保险的需求。平台通过推荐一些性价比较高的保险，获得保险销售收入，进而反哺水滴筹这种非营利性业务的部分成本。同时，筹款平台高效便捷地为数百万患者提供救助服务，不仅履行了一定的企业社会责任，也进一步提升了社会资源的利用效率，促进社会公平，实现用户、企业和社会的共赢。

（三）整合社会力量，拓展医疗救助服务范围

互联网个人大病求助平台与慈善组织互联网公开募捐信息平台除了为个人及慈善组织筹集善款提供便利，还积极拓展外部合作资源，使更多有需求的人获得救助。例如水滴筹与河北康宝县、河北省阳原县、重庆市垫江区民政局签署合作协议，同时拓展安徽省阜阳市颍泉区和江西省赣州市民政局的大病救助项目，助力健康扶贫，探索政企合作帮扶模式。水滴公益联合多家医院、公益组织开展大病救助服务，为医院提供大病救助服务站的院内服务模式。

此外，水滴公益联合慈善组织与爱心人士，开展各类倡导与公益品牌项目。比如"水滴小善日"，作为水滴公司贯穿全年的公益倡导 IP 项目，每个月的 11 日邀请 1 位热衷公益事业的艺人或社会各界名人担任"小善日爱

心大使",带动更多人参与"指尖公益"。2021~2022年,联合中华慈善总会、中华社会救助基金会、中华少年儿童慈善救助基金会等慈善组织,携手20多位"小善行公益大使"和10余家爱心企业以月度活动形式落地"水滴小善行",累计走访超260家医院,对近20000名医患进行慰问,捐赠物资总价值超300万元。再如水滴公益联合慈善组织共建的"爱心小家"项目,为异地就诊的大病患者提供住宿、休息场所和活动空间,并提供大病救助相关服务;目前,项目已在全国7个城市落地,共建超过30个爱心小家。在助力乡村振兴方面,水滴公益启动"乡村医务室项目",为乡村地区提供医疗器械耗材、专业急救培训等方面的支持。截至2022年7月,在多家公益组织、企业、社会爱心人士的支持下,该项目已在全国19个省份、95个乡村学校及地区落地,受益人数超20万人次。

类似腾讯公益、水滴公益、轻松公益等互联网公开募捐信息平台利用其不断积累的资源优势,深度联合各类基金会、社会服务机构、企业、爱心人士等,开展各类医疗救助与健康扶贫,让更多人群从中受益。

(四)引入医务社工,提升医疗救助服务水平

近年来,平台发现很多患者出现治疗费用以外的问题,例如救助信息可及性差、重病患者及家庭成员的情绪障碍、家庭成员的照护压力、医疗抉择困难、异地就医过程中的环境适应、缺乏必要的医疗资源及信息支持等社会心理层面的困境。公立医院在医疗救助服务方面也面临一些问题,例如以专项病种救助和慈善义诊为主,救助工作零散,尚未形成规范化的管理体系;救助力度有限,未与政府医疗救助制度很好地衔接;慈善组织之间缺乏联系,常出现救助资源扎堆现象;以减免费用等物质性救助为主,缺乏心灵关怀、就业资源链接等造血式救助。[1]

针对以上问题,医务社会工作者开始进入医疗救助领域,从社会及心理

---

① 文颖慧、费汝倩、孙宇宁:《医务社会工作与慈善医疗救助协同发展路径研究》,《卫生经济研究》2018年第9期。

层面评估并处理患者的问题，以医疗团队一分子的角色，共同协助病患及家属排除医疗过程中的障碍，不但使疾病早日痊愈，病患达到身心平衡，而且使疾病产生的各种社会与家庭问题得以解决。[①] 此外，医务社工还能调动多元力量参与救助，有利于实现供需对接和精准救助。

2019年10月，水滴公司开始探索医务社工服务，成立了独立的社工机构——北京枫林社会工作发展中心，并逐步组建自己的医务社工团队，希望建立起可推广和复制的医务社工服务模式，向用户提供更全面的服务。截至2022年9月，枫林医务社工在全国落地22家合作医院，医务社工40人、督导5人，初步构建了一个专业化、特色化的医务社工服务平台。其开展的"医务社工临床服务体系的建设与推广"项目荣获第十届林护杰出社会工作服务项目奖。

枫林医务社工主要开展经济救助、福利咨询、资源链接、义诊筛查、情绪辅导、临终关怀、健康教育、志愿者管理等服务。其中以经济救助与福利咨询为特色，枫林医务社工充分利用水滴平台优势，调动多方资源，更高效地为患者提供医疗救助服务。2021年全年累计服务患者3万人，开展专业个案服务1000人次，为600名经济困难患者通过45个救助资源筹集救助资金1025万元。另外，枫林医务社工设置了由具有高年资医务社工实务与培训经历的专业人员组成的内部、外部督导，制定服务标准的同时，为一线社工进驻医院提供必要的行政沟通与协调支持，指导社工设计服务方案，通过各种督导方式提升社工实务技能，并与社工一起提炼实务经验。

以南方医科大学附属珠江医院为例，2019年10月，珠江医院与水滴达成合作，正式引入3名社工在专业督导支持下开展专业服务。当时医院面临大病患者常常拖欠医疗费用、救助需求与资源分布零散、资源利用率不高、救助形式单一等问题。针对医院常见的问题与患者的需求，枫林社工构建了多层次医务社工救助服务体系。

首先，社工以大病救助为核心服务内容，通过个案实践过程确定大病救

---

① 莫藜藜：《医务社会工作：理论与技术》，华东理工大学出版社，2018，第8页。

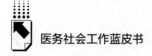

助流程，搭建大病救助服务平台并制作台卡，由社工统一归口管理医疗救助需求、资源，并提供经济救助和心理支持服务。社工将医院的救助资源分门别类，分为政府医疗救助资源（救助政策）、民间慈善组织资源（救助项目）及互联网公开筹款资源（大病筹款），协助医院更及时、有效、全面地获取救助信息与资源，促进救助资源的效应最大化。

其次，水滴社工编写了《大病救助服务工作指引》《资源分配的伦理困境处理指南》《大病救助服务信息》《大病救助项目申请指南》及在大病救助过程中涉及的各类申请、记录表格。通过这些服务工具，进一步规范医疗救助行为，提高救助效率。

最后，水滴社工融入社会工作理念，注重发掘受助者的优势与潜能。在为救助对象提供经济救助与心理支持服务的同时，协助患者/家属回顾、梳理、重写确诊以来的经历，并从中挖掘部分具有代表性的经历进行转化，最终以"故事"的形式呈现先后产出《病房故事》《我的移植故事》等"抗白"经验集，鼓励患者的同时为其他病友提供同伴经验。

因此，医务社工不仅能够对救助工作归口管理，以专业的能力有效利用救助资源，而且能关注患者的生理、心理、社会等全方位的需求，将受助者及其家人都纳入到救助工作中，增强其自我造血与反贫困的能力。

四　互联网医疗救助的问题与对策

（一）问题

1.缺乏法律规范与监管主体

《慈善法》指出，慈善募捐包括面向社会公众的公开募捐和面向特定对象的非公开募捐。在取得公开募捐资格后，慈善组织可通过广播、电视、报刊、互联网等媒体发布募捐信息，开展公开募捐。通过互联网开展募捐的，应当在民政部门统一或者指定的慈善信息平台发布募捐信息。腾讯公益、水滴公益等就是民政部指定的互联网公开募捐信息发布平台，其本身并非慈善组织，不具备公开募捐的资格。慈善组织在互联网平台开展公开募捐属于慈善行为，但当慈善组织为特定个人募集善款时，这一行为在《慈善法》里就很难界定属于慈善行为还是个人求助。个人求助由具有民事行为能力的个人发起，为了救助自己或家人，属于私益行为，明确不在民政部法定监管职责范围内的。

水滴筹、轻松筹等互联网个人求助平台在发布相关信息时会进行风险提示，注明该信息"不属于慈善公开募捐信息，信息的真实性由发起人、求助人自行负责"，通过账户编辑、发布的任何信息或做出的任何行为都将被视为用户本人的行为，平台是为陷入困境的患者提供个人大病求助信息发布服务的场景，仅为发起人、求助人、收款人和赠与人提供技术服务的网络渠道。① 但公众仍然很难区分个人求助与公开募捐在法律上的定义，认为在平台上给陌生人捐赠就是公益慈善行为，默认平台已对求助人的材料进行了审核。当出现骗捐、诈捐现象时，舆论大多指向平台监管不力，影响整个慈善行业的形象。在出现诈骗情形时，可引用《民法典》《刑法》等法律条款来定性，但尚无专门的网络慈善法律法规及明确的监管部门规范互联网个人求助行为，更多依赖行业自律。

2. 信息真实性与资料审核问题

近年来多数大病求助平台在内部管理、制度设计、人员培训、风险防控等多方面加强建设，但由于不同平台的审核能力参差不齐，行业发展仍存在不足之处，在不同程度上影响了社会对大病求助平台的认识和评价。例如，曾出现求助人利用大病求助平台伪造虚假病历、夸大病情；虚报、瞒报个人家庭财产信息，编造或夸大求助信息；违反约定用途，挪用大病求助善款等恶劣情形，极大地损害了个人大病求助平台的公信力，降低公众爱心值，让真正需要帮助的贫困群体得不到救助。

针对以上问题，水滴筹联合轻松筹、爱心筹等平台发起《个人大病求助互联网服务平台自律公约》，主动加强平台自律并引导行业健康规范发

---

① 水滴筹官网，https：//www.shuidichou.com/protocol/user-agreements。

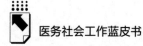

展。其中对信息真实性的审核有如下规定：在项目发起时平台会审查求助人的疾病情况；治疗花费情况；家庭经济状况（主要是收入、房产、车辆、金融资产等信息）；预期款项用途；基本医疗保障情况；商业保险情况；是否享受低保；获得政府医疗救助等情况，提现时平台也将进一步确定信息真实与否。在审核求助人信息时，平台一般倾向于审查求助人提交信息的真实性，但比较难核实信息的完整性，如用户故意瞒报或不报自有财产情况等。[①] 另外，对于大病患者后续医疗费用，医生只能预估范围，视患者病情进展而定，在很多情况下目标筹款金额与患者实际需要救助的金额存在差异。

由于互联网个人大病求助平台与政府民政系统、社保体系及慈善组织等机构之间缺乏有效协同机制，尚未建立基本医疗保障信息的互通共享机制，增加了资料审核的难度。很多求助人往往在获得政府与慈善组织的救助之后，又在大病求助平台上发起筹款，多头救助或重复施救，可能导致过度保障，使救助资源难以得到充分利用。

3. 资金管理问题

在《慈善法》中规定，慈善组织的财产应当根据章程和捐赠协议的规定全部用于慈善目的，不得在发起人、捐赠人以及慈善组织成员中分配，慈善组织中具有公开募捐资格的基金会开展慈善活动的年度管理费用不得超过当年总支出的10%。但目前尚无法律法规对大病筹款服务平台的服务费比例问题及资金管理问题做出规定或进行规范指引。

在规范资金管理方面，水滴筹与第三方银行建立合作关系，所有水滴筹帮助筹集的资金直接进入银行的专管账户，当求助人申请提现时，平台审核通过后会由银行直接打给求助人或者相应的医院用于其治疗。当项目终止时，如有剩余款项，平台会全部退还给赠与人。

---

① 王群、杨杰：《个人大病求助平台的制度优化研究》，《卫生经济研究》2020年第6期。

（二）对策

1. 完善立法与制度设计，引导行业自律

《慈善法》对个人求助及其救助行为并没有相关法律规定，仅明确了个人在遇到困难时向社会寻求帮助是正当的权利。为了促进平台良性发展，全国人大及相关政府部门应完善慈善领域相关法律法规的建设，对互联网医疗救助行为进行相应的规定。

首先，明确民政部的监管主体责任，建立个人大病求助平台准入机制，加强与市场监管、银保监、网信、公安等部门的联合执法，引导并推动互联网大病筹款平台行业的自律与共建共治。[①] 目前，水滴筹已建立失信筹款人黑名单，将恶意筹款人加入黑名单并向社会公示，对于进入黑名单库的恶意筹款人，水滴筹及行业同类筹款平台均不再为其提供相关服务，并视情况上报相关政府部门以及征信机构。水滴筹已发布恶意筹款人画像，即通过谎称患病、伪造病例、虚假筹款、挪用款项、拒不退款等行为来骗取筹款。

其次，更加具体地明确平台的权利与义务，尤其对发生财产损失时平台应承担的监管与审查责任进行具体界定，[②] 督促平台完善所筹资金的保管、提取、使用情况和剩余善款处理等流程。

最后，明确发起人、求助人、赠与人的权利与义务。发起人与求助人在享受社会救助的权利时，也应承担诚信义务，应保证资料与信息的真实性，对诈捐、骗捐等行为应承担民事甚至刑事责任。赠与人在赠与后，对资金使用情况应享有知情权。

2. 加强互联网医疗救助力量与政府医疗保障体系、慈善救助的协同

作为新兴事物，互联网个人大病求助平台和慈善组织互联网公开募捐信息平台应加强与政府医疗保障体系如基本医疗保险、大病保险、政府医疗救助和社会慈善资源的内部协同与衔接。同时成立慈善组织与互联网慈善联

---

① 王群、杨杰：《个人大病求助平台的制度优化研究》，《卫生经济研究》2020 年第 6 期。

② 王宇婷、张鑫：《微信公益众筹资金流向及后台监管研究——以水滴筹为例》，《传播力研究》2020 年第 5 期。

盟，探索建立救助资源信息共享平台，依法对就医的患者进行身份识别，收集其家庭信息，实时了解其医疗支出及享受政策优惠与社会资助情况，利用大数据进行精准管理。政府相关部门、社会救助管理部门、慈善救助组织、社会服务机构、医院之间实现相互配合、共享信息，避免重复救助。

3. 丰富救助内容，转变救助理念，由输血逐渐转为造血

物质型贫困往往只是贫困群体陷入贫困的表面形式，贫困群体常常面临非物质困境，例如社会排斥、心理失衡、社会参与机会缺乏、权利匮乏、可行能力被剥夺、人力资本低下以及社会资本不足等。[①] 因此，单纯的物质救助或许能解燃眉之急，却无法促进个体的健康与全面康复，也无法完全避免"因病致贫、因病返贫"。

这就意味着在救助工作中，需要转变理念，转变救助方式，丰富救助内容，关注贫困患者身心社灵全人健康。将医务社工引入经济救助评估工作中，可通过规范化的培训进一步提升经济情况与医疗费用评估技能。同时运用增能视角，注重从服务者的角色转向赋能者的角色。在救助贫困患者的过程中，医务社工不仅能够更加精准地评估其家庭经济状况，而且在为其提供需求评估、资源链接、情绪舒缓、健康指导等服务的同时，能够从多个方面增强其反贫困能力和自主性。[②] 目前我国的医疗救助更多停留在非面对面的、补偿性的资助与物质支持层面，对救助群体面对面的、预防性的服务或在预防身心疾病、增强社会适应能力方面并没有太多经验探索。因此，不论从基金会视角、医院视角还是社会服务机构视角，都应大力发展医务社工，鼓励医务社工参与到贫困患者的精准救助与服务中。

结　语

救助是社会的事，是政府的事，也是每一个人的事。政府救助是为了兜

---

① 吴炜、蒿宁：《供给偏差：慈善医疗救助参与精准扶贫研究——以江苏省某基金会为例》，《改革与战略》2020年第8期。

② 吴炜、蒿宁：《供给偏差：慈善医疗救助参与精准扶贫研究——以江苏省某基金会为例》，《改革与战略》2020年第8期。

底，但也是适度兜底，使个人可以负担得起医疗费用，而并非免除个人的全部支付责任。社会医疗救助是为了给政府救助补位，而且是动态的，当基本医疗保障水平很高时，社会医疗救助应与其"错位"，在基本医保不能覆盖的范围发挥替代型作用；若基本医疗保障水平不高时，社会医疗救助应与其"重叠"，发挥合力。个人对自己的生活也要负有一定的责任与义务，通过他人的支持，增强反贫困与资源利用能力，并非完全依赖社会。

那么，救助就是纯公益吗？如何可持续地调动社会资源？"公益与商业并非水火不容，既然各方各有所长，我们应该思考的是，在不突破法律底线的原则下，如何更好地物尽其用、人尽其能，各司其职、各取所需？"北京市京师律师事务所主任张凌霄表达了对公益与商业的认识。公益力量若要发挥极致，必定需要调动更多社会力量，凝聚和传递更多人与人之间的善意与友爱。而商业是平台，是技术，是撬动公益能量的杠杆。一个国家对困境群体的经济救助程度可以体现其经济发展水平，如果举国上下互帮互助、每个人自立自强，就更能彰显一个国家的国力和文明程度，这才是人人公益最好的状态。

附　　录

Appendix

B.18
中国医务社会工作发展相关政策
目录及统计数据

温冬宝　雷韵彤　林霞*

根据课题组专门收集资料，以及对各报告数据的整理、统计，形成本附录。

一　中国医务社会工作发展的法规政策

表1　中国医务社会工作发展的法规政策

年份	事件	主要内容	里程碑意义
2006	十六届六中全会通过的《中共中央关于构建社会主义和谐社会若干重大问题的决定》	首次明确提出"建设宏大的社会工作队伍"	我国社会工作包括医务社会工作的发展有了政策基础

* 温冬宝，广州市北达博雅社会工作资源中心医务社工项目总监，中国社会工作联合会医务社会工作专业委员会副总干事，广东省医务社会工作研究会副秘书长，南方医科大学南方医院医学伦理委员会委员，社会工作师；雷韵彤，弗林德斯大学社会工作硕士，广州市北达博雅社会工作资源中心研究中心助理主任；林霞，北京城市学院副教授，中国社会工作联合会医务社会工作专业委员会副总干事。

年份	事件	主要内容	里程碑意义
2006	人事部、民政部印发《社会工作者职业水平评价暂行规定》《助理社会工作师、社会工作师职业水平考试实施办法》	根据国家职业资格证书制度的有关规定制定,规范社会工作者职业行为,提高社会工作者专业能力,加强社会工作者队伍建设	
2007	民政部印发《关于开展社会工作人才队伍建设试点工作的通知》	从制度层面推动社会工作发展	
2007	深圳市制定《关于加强社会工作人才队伍建设推进社会工作发展的意见》及7个配套文件	一院一社工,利用福彩资金由民政部门统筹,派驻医院	
2009	东莞市制定《中共东莞市委 东莞市人民政府关于加快社会工作发展的意见》和7个配套文件	学校、医院、社区服务中心、新莞人服务中心、残疾人服务机构等都要根据实际需要,按照一定比例配备一定数量的社工。其中学校、医院社工通过政府购买服务的方式由公益性社会组织派驻,派驻社会工作者不占用该单位的事业编制	
2009	《中共中央 国务院关于深化医药卫生体制改革的意见》	"构建健康和谐的医患关系:完善医疗执业保险,开展医务社会工作,完善医疗纠纷处理机制,增进医患沟通"。表明医务社会工作进入崭新时代,意义深远	标志着医务社会工作发展已纳入国家医疗卫生改革的建设中,成为其中一部分,医务社会工作的地位加强
2009	卫生部会同中宣部等八部门共同下发《关于开展2009年国际志愿者日"志愿服务在医院"活动的通知》(卫医政发〔2009〕114号)	决定2009~2012年在全国开展志愿者医院服务活动,要求"以医院为平台,开展为患者奉献爱心和资源服务,引导社会各界关心和参与志愿服务工作"	自此拉开了医院志愿者服务工作的序幕,在政策的推动下,真正开始了国内医院志愿者服务的试点推行
2010	《国家中长期人才发展规划纲要(2010—2020年)》	培养造就一支职业化、专业化的社会工作人才队伍,到2015年,社会工作人才总量达到200万人,到2020年,社会工作人才总量达到300万人	

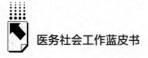

续表

年份	事件	主要内容	里程碑意义
2010	卫生部办公厅《慢性非传染性疾病综合防控示范区工作指导方案》	为落实《中共中央 国务院关于深化医药卫生体制改革的意见》(中发〔2009〕6号)的精神,加快我国慢性病综合防控示范区的建设,形成示范和带动效应,推动全国慢性病预防控制工作深入开展而制定的方案	
2011	18个部门联合发文《关于加强社会工作专业人才队伍建设的意见》	要求将社会工作专业岗位纳入专业技术岗位管理范围	
2012	《卫生事业发展"十二五"规划》(国发〔2012〕57号)	推行惠民便民措施。改进群众就医服务,三级医院和有条件的二级医院普遍开展预约诊疗,"先诊疗、后结算",志愿者和医院社会工作者服务,优化医疗机构门急诊环境和流程,广泛开展便民门诊服务。"建立覆盖城乡的慢性病防控体系"	
2012	《中国慢性病防治工作规划(2012—2015年)》	提出"十二五"时期是加强慢性病防治的关键时期,要把加强慢性病防治工作作为改善民生、推进医改的重要内容,采取有效措施,尽快遏制慢性病高发态势。这是中国政府首次针对慢性病制定的国家级综合防治规划	
2012	出台《社会工作专业人才队伍建设中长期规划(2011—2020年)》	明确了医务社会工作者是"卫生专业紧缺人才",发展医务社会工作成为国家发展战略	
2012	《关于印发全国医疗卫生系统"三好一满意"活动2012年工作方案的通知》(卫办医政发〔2012〕24号)	将医院社会工作列入检查范围,要求探索建立医院社会工作者制度。探索设立医院社会工作者,深入开展"志愿服务在医院"活动。按照中组部、民政部等18部门《关于加强社会工作专业人才队伍建设的意见》,探索建立医院社会工作者制度。逐步完善志愿服务的管理制度和工作机制,积极探索适合中国国情的社会工作者和志愿服务新形式、新内容、新模式,促进医患关系和谐。将社会工作者和志愿服务引入医疗机构和采供血机构	

年份	事件	主要内容	里程碑意义
2012	上海《关于推进医务社会工作人才队伍建设的实施意见(试行)》	这是中国大陆第一个关于发展医务社会工作的政府文件。《意见》明确了上海市建设医务社会工作人才队伍的指导思想、基本原则、工作目标、工作任务和推进的具体措施,强调了政府的主导性、工作的专业性和发展的阶段性。 《意见》将医务社会工作者界定为在医疗卫生服务和管理领域,运用社会工作专业理念、知识和技能,提供医疗卫生领域的公共服务、协调各方关系、解决医疗卫生方面社会问题的专业技术人才。 《意见》对医务社会工作者的工作职责、岗位设置、人员配置给予了明确的规定。明确医务社工的职责包括4个方面:支持病患家属、支持医护人员、参与诊疗方案及搭建社会支持网络。同时规定,综合性医院按照每300~500张床位配备1名专职医务社工,儿科、精神卫生、肿瘤、康复等专科医院每100~300张床位配备1名专职医务社工。关于未来的发展目标,《意见》提出,2012年,在部分综合性医院和儿科、精神科、肿瘤科、康复等专科医院试点开展医务社会工作,医务社工持证上岗率达50%;2013~2015年,逐步在全市医疗机构推广医务社会工作。2015年,本市综合性医院和儿科、精神科、肿瘤科等专科医院设置医务社工岗位,全市在岗医务社工总量力求达到400~500名,医务社工持证上岗率达100%。《意见》对医务社工概念、职责界定清晰,目标明确,是一次有效的顶层设计,对当时处于困境中的上海医务社会工作的发展起到了很好的助推作用	全国第一份颁布实施的地方医务社会工作政策文件。 为医务社会工作嵌入医疗体系提供了指引与范式,有助于医务社会工作在医疗体系内站稳脚跟。重点针对医务社会工作在医疗系统的落实,肿瘤医务社会工作可在医务社会工作政策发展框架下进行专业化发展
2013	民政部《关于加强医疗救助与慈善事业衔接的指导意见》 (民发〔2013〕132号)	要求"各地积极探索建立医疗救助与慈善事业的衔接机制",鼓励和引导慈善力量作为政府医疗保障的补充,加强各地政府与慈善组织的沟通与协调,通过政府采购、表彰等方式对慈善组织进行激励和扶持,"为困难群众提供形式多样的医疗援助,充分发挥医疗救助和慈善事业的综合效益"	

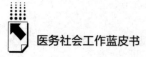

续表

年份	事件	主要内容	里程碑意义
2014	《社会救助暂行办法》（国务院令第649号）	鼓励引导社会力量参与社会救助	国家在法律政策层面界定了社会工作参与社会医疗救助的角色定位
2015	《国务院办公厅转发民政部等部门关于进一步完善医疗救助制度全面开展重特大疾病医疗救助工作意见的通知》（国办发〔2015〕30号）	要求完善医疗救助制度,合理界定医疗救助对象,同时开展门诊与住院救助,并强调了重特大疾病医疗救助的全面开展。不同于城乡基本医疗救助制度中主要资助"双低"家庭成员,重特大疾病医疗救助将发生重大医疗支出的困难患病群体纳入救助范围。要求:"各地要加强医疗救助与社会力量参与的衔接机制建设,落实国家有关财税优惠、费用减免等政策规定,支持、引导社会力量通过捐赠资金、物资积极参与医疗救助特别是重特大疾病医疗救助,形成对政府救助的有效补充。"在既往的基础上,完善了社会力量参与医疗救助的衔接机制和政府的扶持政策,同时提出"要注重发挥社会力量的专业优势,提供医疗费用补助、心理疏导、亲情陪护等形式多样的慈善医疗服务"。强调要提高医疗救助管理服务水平,社会力量参与医疗救助的专业性以及提供医疗救助服务的多样性需求	
2015	《关于印发进一步改善医疗服务行动计划的通知》（国卫医发〔2015〕2号）	加强社工和志愿者服务。加强医院社工和志愿者队伍专业化建设,逐步完善社工和志愿者服务。三级医院应积极开展社工和志愿者服务,优先为老幼残孕患者提供引路导诊、维持秩序、心理疏导、健康指导、康复陪伴等服务。儿童医院、艾滋病定点医院等专科医院可以与儿童、艾滋病患者关爱组织等合作,提供体现专科特色的志愿者服务。充分发挥社工在医患沟通中的桥梁和纽带作用	

续表

年份	事件	主要内容	里程碑意义
2015	国务院办公厅发布《关于推进分级诊疗制度建设的指导意见》	提出分级诊疗制度,要以常见病、多发病、慢性病分级诊疗为突破口,逐步建立符合我国国情的分级诊疗制度	
2015	十八届五中全会	提出"健康中国"战略,更提出要针对重点人群和重大疾病开展健康行动,尤其是重点传染病防控和重点慢性病的防控、伤害监测和干预	
2015	国家卫生计生委、民政部等联合印发《全国精神卫生工作规划(2015—2020年)》	要求加强精神卫生社会工作专业人才培养使用,这是精神卫生领域首次提出社会工作介入的政策要求	
2016	《中华人民共和国慈善法》	一部慈善事业的基本法。慈善法要系统规定基本的慈善法律制度,包括慈善概念、慈善机构、慈善政策等。慈善法是公益慈善,是公益事业法,是推动整个公益事业发展,要变成人人有义务、人人有责任的法律	
2016	国家卫生计生委、中宣部、中央综治办、民政部等22个部门共同印发《关于加强心理健康服务的指导意见》	指出医务社会工作参与心理健康服务的方法和路径,强调了专业社会工作在提供心理健康服务、完善心理健康服务体系中的重要功能定位	对于推动医务社会工作实务发展,完善医务社会工作职能有重要的实际意义
2017	《民政部对"关于进一步完善医疗救助政策,大力推进医疗健康扶贫的建议"的答复》(民函〔2017〕650号)	"将农村建档立卡贫困人口全部纳入重特大疾病医疗救助范围。"并提出下一步工作打算,"鼓励专业社会工作机构和人员对贫困家庭开展心理疏导、精神抚慰、能力提升、社会融入等个性化帮扶服务"。明确了专业社工机构和人员在医疗救助服务中的功能与定位,显现出社工专业服务在医疗救助中的作用。医务社会工作是社会工作在医疗方向的专业化延伸,在医疗领域开展社会救助实践是医务社工重要工作内容	

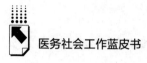

续表

年份	事件	主要内容	里程碑意义
2017	《关于建立现代医院管理制度的指导意见》（国办发〔2017〕67号）	全面开展便民惠民服务。三级公立医院要全部参与医疗联合体建设并发挥引领作用。进一步改善医疗服务，优化就医流程，合理布局诊区设施，科学实施预约诊疗，推行日间手术、远程医疗、多学科联合诊疗模式。加强急诊急救力量，畅通院前院内绿色通道。开展就医引导、诊间结算、检查检验结果推送、异地就医结算等信息化便民服务。开展优质护理服务，加强社工、志愿者服务	
2017	《"十三五"全国卫生计生人才发展规划》	服务社会，加强健康服务业人才队伍建设。……调整优化适应健康服务产业发展的医学教育专业结构，加强卫生计生职业院校和实践基地建设，支持医学类高等学校和中等职业学校增设相关专业课程，加大养老护理员、康复治疗师、心理咨询师以及健康管理、营养和社会工作等健康人才培养培训力度	
2017	深圳市多部门联合印发《关于引入社会工作者加强基层严重精神障碍患者服务管理工作的意见》	规定按50∶1的比例配备精神卫生社工	
2017	国务院办公厅印发《中国防治慢性病中长期规划（2017—2025年）》	为加强慢性病防治工作，降低疾病负担，提高居民健康期望寿命，努力全方位、全周期保障人民健康，依据《"健康中国2030"规划纲要》制定本规划	从政策层面标志着我国慢性病管理发展实践正式纳入国家健康发展战略
2017	民政部、财政部、人力资源社会保障部、国家卫生计生委、保监会、国务院扶贫办联合印发《关于进一步加强医疗救助与城乡居民大病保险有效衔接的通知》（民发〔2017〕12号）	指出医疗救助和城乡居民大病保险是我国多层次医疗保障体系的重要组成部分，发挥保障困难群众基本医疗权益的基础性作用，要加强在保障对象、支付政策、经办服务、监督管理四个方面工作的衔接	

年份	事件	主要内容	里程碑意义
2017	民政部、财政部、卫生计生委、中国残联《关于加快精神障碍社区康复服务发展的意见》（民发〔2017〕167号）	培育一批民办精神障碍社区康复机构、从事精神障碍社区康复服务的社会工作专业机构和社会组织。现有精神障碍社区康复机构要通过增加服务项目、提升专业水平等方式挖潜增效，增强服务能力。鼓励社会力量参与精神障碍社区康复机构建设，有条件的地区可以探索在服务设施、运行补贴、职称待遇等方面给予一系列扶持政策。 建立技术指导体系。以精神卫生、社会工作、社区康复等领域专家学者和经验丰富的实践工作者为骨干，建立部、省、市三级精神障碍社区康复专家技术指导组，有条件的地区可以建立县级专家技术指导组。 建立社会工作专业机构对精神障碍社区康复服务的定期督导制度。 民政部牵头推进精神障碍社区康复服务工作，促进精神障碍社区康复与残疾人社会福利服务、社区建设、社会工作等业务的融合发展	
2018	《进一步改善医疗服务行动计划（2018—2020年）》（国卫医发〔2017〕73号）	医务社工和志愿者制度。医疗机构设立医务社工岗位，负责协助开展医患沟通，提供诊疗、生活、法务、援助等患者支持等服务。有条件的三级医院可以设立医务社工部门，配备专职医务社工，开通患者服务呼叫中心，统筹协调解决患者相关需求	医务社会工作成为医院制度组成部分
2018	《关于坚持以人民健康为中心推动医疗服务高质量发展的意见》（国卫医发〔2018〕29号）	大力推动医疗服务高质量发展。强化人文理念，大力开展医院健康教育，加强医患沟通，推行医务社工和志愿者服务，全面提升患者满意度	
2018	民政部、财政部《关于进一步加强和改进临时救助工作的意见》（民发〔2018〕23号）	针对一些地区还不同程度存在救助时效性不强、救助水平偏低、制度效能发挥不充分、工作保障不到位等问题，为进一步加强和改进临时救助工作，切实保障好困难群众基本生活而制定	

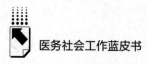

续表

年份	事件	主要内容	里程碑意义
2018	国家卫生健康委员会发布《进一步改善医疗服务行动计划（2018—2020年）考核指标》	医务社会工作制度被单独列为一级指标；指标值从2015年二级指标的1%变为2018年一级指标的6%，具体包括医务社会工作者配备情况和志愿者服务时长，把设立医务社会工作者岗位作为医疗机构的考核指标	医务社会工作制度成为医院管理的重要内容
2018	《广州市社会工作服务条例》	以老年人、妇女、儿童、青少年、残疾人、城市流动人口、农村留守人员、特殊困难人群、受灾群众等为服务对象和以婚姻家庭、教育辅导、就业援助、职工帮扶、卫生医疗、人口服务、矛盾调处、犯罪预防、矫治帮教、应急处置等为服务领域的社会工作服务项目，应当优先纳入社会工作服务项目库	
2019	《天津市推动医务社会工作和志愿服务的指导意见》	到2020年天津市所有三级医院均应结合医院的特点，合理设置医务社工岗位，有条件的三级医院可根据自身规模与服务领域设置设立医务社工部门，配备专职医务社工；鼓励有条件的二级医院应结合医院特点和服务能力，设置医务社工岗位、成立医务社工部门等。到2023年三级医疗机构实现医务社会工作和志愿服务全覆盖，符合条件的均应设立医务社工部门，配备一定数量的专（兼）职医务社工。鼓励和引导其他医疗机构开展医务社会工作和志愿服务。到2025年，初步形成具有"天津特色"的医务社会工作和志愿服务服务模式、运行机制和管理制度；建立起一支专业素质高、综合能力强、结构合理、初具规模的专职医务社工人才队伍；医务社会工作者持证上岗率持续增加；志愿服务队伍日益壮大，医疗健康服务人文关怀效应持续显现	

年份	事件	主要内容	里程碑意义
2019	湖北省卫生健康委员会办公室《关于加强医疗机构社会工作和志愿服务管理工作的通知》(鄂卫办通〔2019〕4号)	三级医疗机构应设立医务社工部门,配备专职工作人员,开设患者服务中心,统筹协调解决患者诊疗之外的相关需求。有条件的医疗机构可设立医务社工岗位,负责协助开展医患沟通,提供诊疗、生活、法务、援助、心理疏导、临终关怀等患者支持类服务。医疗机构应该大力推行志愿者服务,鼓励医务人员、医学生、有爱心的社会人士等,经过培训后为患者提供志愿服务	
2019	国家卫健委、民政部等四部门发布《关于进一步加强农村贫困人口大病专项救治工作的通知》	农村贫困人口大病专项救治病种包括儿童先心病、儿童白血病、胃癌、食道癌、结肠癌、直肠癌、终末期肾病、肺癌、肝癌、乳腺癌、宫颈癌、急性心肌梗死、白内障、尘肺、神经母细胞瘤、儿童淋巴瘤、骨肉瘤、血友病、地中海贫血、唇腭裂、尿道下裂、耐多药结核病、脑卒中、慢性阻塞性肺气肿、艾滋病机会感染	
2020	《中共中央 国务院关于深化医疗保障制度改革的意见》	到2030年全面建成以基本医疗保险为主体,医疗救助为托底,补充医疗保险、商业健康保险、慈善捐赠、医疗互助共同发展的医疗保障制度体系。意见中明确提出健全统一规范的医疗救助制度,除了增强医疗救助托底保障功能之外,还包括救助对象的精准识别以及资助参保和直接救助为主要方式的救助内容	
2020	中共中央办公厅、国务院办公厅印发《关于改革完善社会救助制度的意见》	提出健全医疗救助制度的要求,明确提出要完善疾病应急救助、加强医疗救助与其他医疗保障制度、社会救助制度衔接。在"创新社会救助方式"中提出"加强专业社会工作服务,帮助救助对象构建家庭和社会支持网络",以及"引导社会工作专业力量参与社会救助",通过购买服务、开发岗位、政策引导、提供工作场所、设立基层社工站等方式,鼓励社会工作服务机构和社会工作者协助社会救助部门开展家庭经济状况调查评估、建档访视、需求分析等事务,并为救助对象提供心理疏导、资源链接、能力提升、社会融入等服务	

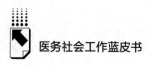

年份	事件	主要内容	里程碑意义
2020	郑州《关于推进医疗机构医务社会工作的通知》		
2020	北京《关于发展医务社会工作的实施意见》	按照时间维度对医务社会工作目标进行了阶段性分化,即①2020年,在部分综合性医院和儿科、精神卫生、肿瘤、康复等专科医院以及社区卫生服务中心试点开展医务社会工作。②2020~2022年,逐步在全市医疗卫生机构推进医务社会工作。医疗机构设立医务社会工作岗位,鼓励有条件的医疗机构设立医务社会工作部门,配备专职医务社会工作者。③到2025年,全市医疗机构医务社会工作全覆盖,服务体系基本完善;服务专业化规范化水平明显提升;专业人才数量和质量基本满足需要;社会力量广泛参与,社会公众普遍认同。公共卫生机构探索开展医务社会工作,形成可推广模式。 提出逐步完善督导培育及管理体系,培育本土化医务社会工作督导队伍;建立医务社会工作财政投入机制,本市各级财政要将卫生健康主管部门开展的医务社会工作相关经费纳入部门预算,重点保障人才培养培训、组织管理、督导考核、示范项目培育等事项	
2020	深圳市制定《深圳市关于提升社会工作服务水平的若干措施》	明确了按照"谁使用、谁购买"的原则,市、区各单位购买社会工作服务项目经费纳入本级财政预算。明确医院按1∶1配备社工,三甲医院在上述基础上根据医院床位等增加配比。精神卫生领域按登记在册的精神障碍患者50∶1配备社工。社会福利、精神卫生等专业性强、职业风险高的社会工作服务项目,整体打包标准不低于16.9万元/(人·年);在不低于前述标准的前提下,各区可根据本区经济社会发展实际自行制定政府购买社会工作服务整体打包标准	在医务社会工作者配置、人力成本方面提供了参考

续表

年份	事件	主要内容	里程碑意义
2020	《东莞市关于加强社会工作专业岗位开发与人才激励保障的实施办法》（东民〔2020〕156号）	医院、学校等需要开展医务社会工作服务的单位，要将社会工作专业岗位纳入专业技术岗位管理范畴	
2021	东莞市人民政府办公室印发《东莞市政府购买社会工作服务实施办法》	进一步明确了政府购买服务的主体为承接社会服务职能的各级国家机关，规范了各类项目支出比例和范围，促进承接主体加强政府购买服务资金的使用管理。从2021年1月开始，东莞医院社工服务的购买资金由财政资金转为医院自有资金	
2021	东莞市民政局、东莞市财政局联合印发《政府购买社会工作服务资金使用管理办法》（东民规〔2021〕2号）	各级国家机关、承担行政职能的事业单位和使用行政编制的群团组织等购买主体使用财政性资金，采取市场化、契约化方式，向具备提供社会工作服务条件的社会组织、企事业单位等承接主体购买（资助）社会工作服务。市民政局负责建立和完善全市购买资金监测制度，财政部门负责审核本级购买资金预算，并会同本级民政部门对购买资金预算、管理、使用等情况实施监管。购买资金编制为业务活动成本、管理成本、其他成本三类科目，并据此编制明细项目	
2021	东莞市民政局、东莞市财政局联合印发《政府购买社会工作服务考核评估实施办法》（东民规〔2021〕3号）	政府购买服务和承接主体考核评估的组织形式包括委托第三方专业机构评估和组织专家团队评估。考核评估的结果作为项目结项、资金结算的重要参考依据，承接主体考核评估的结果是遴选服务承接方的重要评判依据	

二 全国开展医务社会工作的医疗机构

1. 分布状况

2020年中国医院协会医院社会工作暨志愿服务工作委员会开展一项针对全国地区性医务社工专委会的调研。

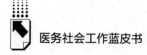
如表 2 所示，独立设置医务社会工作部门的医院为 247 家，其中三级医院 177 家（71.7%）；设置医务社会工作岗位的医院为 455 家，其中三级医院 216 家（47.5%）。

表 2　2020 年医院设置社工部门情况

单位：家，%

序号	形式	医院数量	三级		二级	
			数量	比例	数量	比例
1	独立设社工部	247	177	71.7	70	28.3
2	设社工岗位	455	216	47.5	239	52.5

2. 分布特点及其影响

从开展医务社会工作的医院分布情况来看，医务社会工作虽然在全国范围均有开展，但除了在上海、广东、北京等医务社工发展较早、相对成熟的地区以外，开展医务社工的医院在全国范围内的覆盖面仍然较小，且较为集中于三级医疗卫生机构，社区基层开展医务社会工作的医疗卫生机构十分有限。

这样的分布特点制约了医务社会工作在社区基层健康促进和疾病预防康复方面发挥专业作用。同时，限制了医务社会工作服务的延续性和整体性，给医务社会工作提供疾病全周期的社会心理服务带来挑战。

三　全国开展医务社会工作的儿童医院

1. 整体情况

根据 129 家儿童医院的网络公开信息，截至 2021 年 2 月 19 日，北京首都医科大学附属北京儿童医院、上海复旦大学附属儿科医院、上海儿童医学中心、南京医科大学附属儿童医院、苏州大学附属儿童医院、浙江大学医学院附属儿童医院、江西省儿童医院、河南省儿童医院、湖南省儿童医院、南宁市妇女儿童医院、广西壮族自治区儿童医院、海南医学院附属儿童医院等26 家医院（除北京京都儿童医院为三级医院外，余者均为三甲医院）开展医务社会工作，占儿童医院总数的 20.16%。

2. 区域分布

开展医务社会工作服务的儿童医院主要集中在东部地区，占总量的61.54%，其次是中部地区，占 26.92%。但是，按东部、中部、西部三大区所拥有的综合医院和三甲医院的资源配比来看，情况便产生了变化。

东部地区儿童医院总数 76 家，其中三甲医院 30 家，开展医务社会工作服务的医院 16 家；中部地区儿童医院总数 33 家，其中三甲医院 11 家，开展医务社会工作服务的医院 7 家；西部地区儿童医院总数 20 家，其中三甲医院 10 家，开展医务社会工作服务的医院 3 家。中部地区开展医务社会工作服务的儿童医院占三甲医院比例处于较高水平，东部地区处于中间水平，西部地区处于较低水平；西部地区提供医务社会工作服务的医院，无论是绝对数，还是占本地儿童医院的比例，抑或是占全国的比例均处于较低水平（见表 3、图 1）。

表 3　全国开展医务社会工作的儿童医院地区分布

单位：家，%

地区	东部	中部	西部	合计
儿童医院总数	76	33	20	129
开展医务社会工作服务的儿童医院数	16	7	3	26
占本地儿童医院总数的比例	21.05	21.21	15.00	20.16
占开展医务社会工作服务儿童医院总数的比例	61.54	26.92	11.54	100.00

有些儿童医院并未发布其社会工作部门的确切成立时间，已有的 18 个省区市部分儿童医院在网站上发布开展医务社会工作服务，显示我国大陆31 个省区市中超出半数的省份已经开启医务社会工作服务的实践征程（见表 4）。

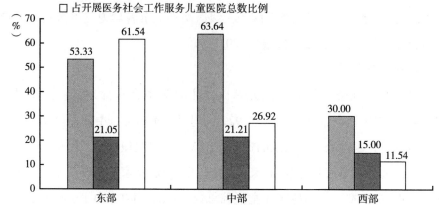

图1　全国开展医务社会工作的儿童医院地区分布

表4　相关医院开展医务社会工作服务情况

地区	医院名称	医务社会工作部门及服务内容
北京	首都医科大学附属北京儿童医院	成立于2014年。 服务内容:引导就医,为患儿及家属提供方向指引、挂号方式说明、就诊流程指导等服务。陪伴慰藉,通过游戏、阅读等互动形式陪伴患病的小朋友,丰富、温暖他们的生活。专业服务,提供专业的志愿服务,包括社会工作、医学、心理等,如医疗知识培训、沟通技巧沙龙等
	首都儿科研究所附属儿童医院	志愿者服务部成立于2013年。 医务社会工作已覆盖18个临床科室,每年服务患儿超过1万人次。 服务内容:协助患儿和家长解决因疾病导致的心理、社会问题,提供情绪疏导、医疗救助、助医陪伴等服务,打造有温度的儿童医院,构建和谐医患关系。医务社会工作者成为患儿和家长的支持者、社会资源的链接者、志愿服务的策划者
	北京京都儿童医院	医务社会工作部成立于2016年。 服务内容:组织社会救助活动,与各大基金会合作,先后开展了"太阳花"病房学校、病房愿望、京都"众爱"义工团、"向阳花开"疤痕儿童心理关怀等项目。截至2018年,血液肿瘤中心共举办活动300余场,组织社会爱心捐助救助血液病患儿177人,募集善款超过2000万元。小儿心脏中心及外科共举办活动150场,帮助300余名儿童,募集善款1200余万元
山西	山西省儿童医院	服务内容:举办相关沙龙活动,缓解患儿及家庭、医护人员的压力;帮助链接资源等

地区	医院名称	医务社会工作部门及服务内容
黑龙江	哈尔滨市儿童医院	服务内容:志愿者管理与培训;开展健康扶贫活动和健康宣传志愿服务;开展公益慈善项目
上海	复旦大学附属儿科医院	2007年,复旦大学社会工作专业实习基地在儿科医院挂牌。 服务模式:医务社会工作多元合作模式。 服务内容:在患儿就医体验改善、患儿生命关怀、医护人员支持、医患关系促进、医疗慈善救助、志愿者管理、社会资源链接等方面积极开展服务,为促进医患和谐发挥了积极作用。 开展项目:"影像之声:肿瘤患儿的生命关怀项目""DMD患儿关爱项目"等
	上海交通大学医学院附属上海儿童医学中心	1998年建院之初创设了"医院发展部",实践人文关怀和健康理念的倡导,并于2004年在国内率先成立符合国际标准的社会工作部,开始医务社会工作的探索与实践,已经形成较为完善的专业社会工作服务与研究体系。 服务内容包含从宏观到微观社会工作的多个领域。开展慈善救助、安全教育宣传、儿童游戏治疗、开设减压房等活动
	上海市儿童医院	2012年建立社会工作部。 重点打造"医务社工+"模式,聚焦患儿成长支持、家长成长支持、医护成长支持、志愿者成长支持"四叶草"医务社会工作服务体系。根据患儿和家长的需求设计服务项目,如糯米老师绘画课堂、彩虹湾病房学校、音乐教室等项目由专业志愿者来执行。同时兼顾策划和组织公益项目、慈善资金的联络和招募、医疗救助的申请和处理、志愿者的招募和培训、医务社会工作专业的教学和研究
江苏	南京医科大学附属儿童医院(南京市儿童医院)	2012年成立医学发展医疗救助基金会,开启慈善服务。2013年成立社会发展工作部,2019年更名为社会工作部。 服务内容:组织与整合志愿者服务;慈善资源链接;开展住院患儿游戏项目、畏惧舒缓项目;帮助贫困救助申报、评估;开展公益健康宣教;举办儿童医院健康夏令营;协调建成科普慈善小屋7间。 开展项目:临床医务社会工作舒缓项目;与国内多家慈善基金会合作开展贫困患大病(重病)儿童救助;与多个国际优质企业合作开展院内游戏室,为住院患儿提供院内游戏服务;开展院内外志愿服务项目;开展院内外专题公益活动等
	苏州大学附属儿童医院	服务内容:2019年苏州儿童医院爱佑银城童馨小屋正式启用——探索医务社会工作领域服务新模式;2021年新春,联动社会爱心资源开展暖冬行动系列活动,为医院增添温暖,为长期住院的儿童和家长送去新春的祝福,加油鼓劲

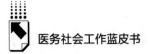
续表

地区	医院名称	医务社会工作部门及服务内容
浙江	浙江大学医学院附属儿童医院	2020年成立医务社会工作部。 医务社会工作部在原有志愿者管理、慈善求助管理体系外,设置专职人员积极组建医务社会工作团队,携手社会各界,协助开展诊疗、生活、法务、援助等患者援助服务。 开展项目:ChildLife项目,帮助抚慰患儿焦虑、缓解患儿恐惧、减轻患儿疼痛、改善儿童就医体验
安徽	安徽省儿童医院	服务内容:开展爱心公益;开展关爱患儿活动
江西	江西省儿童医院	2018年,成立医务社会工作部。 服务内容:与医生联合查房,了解全科患儿病情适应、家庭关系、经济生活、住院情绪等社会心理情况,筛选个案服务对象;链接社会资源。 开展项目:"小糖豆"——1型糖尿病患儿互助减压活动,医患联欢会暨"患儿生日会","携手仁爱·千家爱","'肾'是温暖——兴趣课堂进病房"等主题活动;"手拉手,一起打怪兽"——白血病患儿情绪支持小组活动
山东	青岛市妇女儿童医院	聚焦公益慈善服务。 2016年举办"认识医务社工,架起医患沟通桥梁"社会公益爱心联络员培训;2018年荣获"中国社会工作联合会医务社工实践基地";2019年荣获山东省医务社会工作与志愿服务工作先进单位荣誉称号
河南	河南省儿童医院	2017年通过购买服务,医务社会工作入驻医院。 为患者及家庭提供帮助,改善儿童就医体验;在"儿童关爱空间"为孩子们开展职业体验课;入驻病房,开展个案工作;为医院职工开展心灵减压小组活动,提供心灵关怀
湖北	武汉儿童医院	进行查房,与病人进行沟通,找寻潜在的服务对象,帮助病人链接社会资源,解决社会、心理、经济问题,给住院病人提供生活和心理的照顾
湖南	湖南省儿童医院	开展具有儿童特色的志愿服务,如儿童先心病、白血病救助和唇腭裂儿童救助等项目;开展感恩手工小组活动、DIY亲子活动、"加油!星星的孩子"、"花好月圆　情满中秋"、"医患同心"阅读等主题小组活动,社会工作知识宣讲
广东	广州市妇女儿童医疗中心	2015年公开招聘医务社会工作者。2017年,联合社会工作团体为住院患儿送去新年慰问
	深圳市儿童医院	2013年成立社会工作部。 服务内容:贫困病童医疗救助、住院病童及家长压力舒缓、重症病童及家属支援、医患和谐促进、医护人员减压、志愿服务、公益慈善。 特色项目:Vcare关爱空间、Vcare首善·爱医吧、医疗救助、深圳生命小战士会、志愿服务等
	广东医科大学顺德妇女儿童医院	为有需要的患者及其家属提供心理支持、联系社会资源提供福利救助、活动策划组织等

续表

地区	医院名称	医务社会工作部门及服务内容
广西	南宁市妇女儿童医院	开展导诊、健康咨询、科普宣传、心理疏导、协助患者就医等服务
	广西壮族自治区儿童医院	开展志愿服务岗前培训；慰问患儿公益活动；"学雷锋"志愿服务系列活动；志愿服务进社区活动；"小海豚"职工子女暑期夏令营；职工瑜伽培训班
海南	海南医学院附属儿童医院	大病救助、志愿者活动、患儿教育和心理疏导、节日活动策划、医护人员关爱等活动
重庆	重庆医科大学附属儿童医院	2018年成立社会工作部。服务内容：开展健康干预、心理支持、资源链接等社会工作服务
云南	昆明市儿童医院	"向日葵儿童"项目，在肿瘤科设立了全国第一个向日葵社会工作站。开展亲子活动，帮助小朋友适应住院环境、缓解对医疗处置的恐惧、赶走坏情绪，为家长带来儿童肿瘤科普知识、链接社会资源、提供心理支持
陕西	西安交通大学附属儿童医院	服务内容：健康教育宣传、慈善救助

目前，上海、北京和广东开展医务社会工作服务的儿童医院最多，各有3家。相对而言，上海的儿童医务社会工作服务实践开展得较早，服务内涵比较丰富，服务的稳定性和专业化程度较高。从网络信息来看，尚有13个省区市的儿童医院并未提供医务社会工作服务，而且尚未有一个省区市做到在所有儿童医院中医务社会工作服务全域覆盖。

表5 全国开展医务社会工作的儿童医院地区、人口分布

地区	东部	中部	西部	合计
儿童医院总数（家）	76	33	20	129
人口规模（亿人）	5.62	3.68	3.79	13.09
儿童医院数/千万人（家）	1.352	0.897	0.528	0.928
院均服务人口数（万人）	739.5	1115.2	1895.0	1077.5
开展医务社会工作服务的儿童医院数（家）	16	7	3	26
提供社会工作服务的儿童医院数/千万人（家）	0.285	0.190	0.079	0.187
占本地儿童医院总数的比例（%）	21.05	21.21	15.00	20.16
占开展医务社会工作服务儿童医院总数的比例（%）	61.54	26.92	11.54	100.00

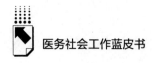
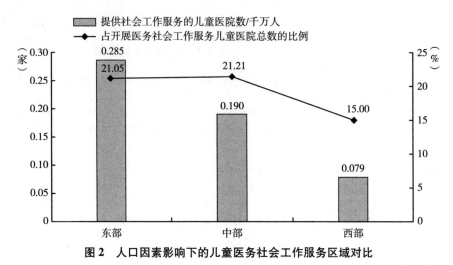

图2　人口因素影响下的儿童医务社会工作服务区域对比

四　全国开展医务社会工作的肿瘤医院

最早建立社会工作站的肿瘤专科医院是复旦大学附属肿瘤医院，建立时间是 2013 年。

据不完全统计，目前我国省级及以上肿瘤专科三甲医院共有 24 家，其中设有医务社会工作站或专职社会工作者的有天津医科大学附属肿瘤医院、上海复旦大学附属肿瘤医院、中山大学附属肿瘤医院等共 12 家，其中大多数社会工作站建立时间都集中在近两年。同时，部分大型综合医院的肿瘤科也配置了相应的社会工作者。

2019 年 3 月，国内首家以肿瘤社会工作为核心的跨学科研究机构——华东理工大学—复旦大学附属肿瘤医院肿瘤社会工作中心正式在上海揭牌成立。

五　2020年医务社会工作者从业人数

从业人员的调研数据显示，全国医务社工从业人员 3394 名，其中专职

685 名（20.2%），社会工作专业背景 618 名（18.2%），可见，医务社会工作从业人员中专职医务社会工作者较少，专业化程度较低，提供专业服务的人力和能力有限，在一定程度上阻碍了我国医务社会工作职业化、专业化发展。

六　医务社会工作行业组织

表 6　医务社会工作行业组织

界别	名称	成立时间
中国社会工作联合会	中国社会工作联合会医务社会工作专业委员会	2016 年
医院协会	中国医院协会医院社会工作暨志愿服务工作委员会	2010 年
	新疆医院社会工作暨志愿服务工作委员会	2011 年
	广东省医院协会医院社会工作暨志愿服务工作委员会	2011 年
	上海市医院协会医务社会工作与志愿服务工作委员会	2012 年
	江苏省医院协会医院社会工作暨志愿服务工作委员会	2013 年
	四川省医院协会医院社会工作暨志愿服务工作委员会	2015 年
	北京市医院协会医院社会工作暨志愿服务工作委员会	2016 年
	天津市医院协会医务社会工作与志愿服务专业委员会	2016 年
	湖南省医院协会医院志愿者与社会工作管理专业委员会	2016 年
	山西省医院协会医院社会工作暨志愿服务工作委员会	2016 年
	山东省医院协会医院社会工作暨志愿服务工作委员会	2016 年
	安徽省医院协会医院社会工作暨志愿服务工作委员会	2017 年
	内蒙古医院协会医务社会工作管理专业委员会	2018 年
	湖北省医院协会医院社会工作暨志愿服务管理委员会	2018 年
	河南省医院协会医院社会工作暨志愿服务工作委员会	2018 年
	广西医院协会医院社会工作暨志愿服务工作委员会	2018 年
	江西省医院协会医院社会工作暨志愿服务工作委员会	2019 年
	云南省医院协会医院社会工作暨志愿服务工作委员会	2019 年
	浙江省医院协会医院社会工作暨志愿服务工作委员会	2021 年
	福建省医院协会医院社会工作暨志愿服务工作委员会	2021 年
中国社会工作教育协会	中国社会工作教育协会医务社会工作专业委员会	2014 年

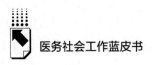
续表

界别	名称	成立时间
地方社会工作协会	浦东新区社会工作协会医务社会工作专业委员会	1999 年
	广东省社会工作师联合会医务社会工作专业委员会	2015 年
	广东省医务社会工作研究会	2015 年
	上海市社会工作者协会医务社会工作专业委员会	2015 年
	广州市社会工作协会医务社会工作专业委员会	2015 年
	广东省社会工作教育与实务协会医务社会工作专业委员会	2017 年
	郑州市社会工作协会医务社会工作专业委员会	2019 年
	山东省社会工作协会医务社会工作专业委员会	2020 年
	青州市社会工作协会医务社会工作专业委员会	2020 年
	福建省社会工作联合会医务社会工作专业委员会	2020 年
	宁波市社会工作协会医务社会工作专业委员会	2020 年
	陕西省社会工作协会医务社会工作专业委员会	2020 年
	江苏省社会工作协会医务社会工作专业委员会	2021 年
	徐州市抗癌协会肿瘤医务社会工作专业委员会	2021 年

Abstract

Since the establishment of the social rehabilitation department of China Rehabilitation Centre in 1989, especially in the 21st century, medical social work has developed into one of the important areas of social work services in China. Driven by both policy support and local practice, the whole country has also gone through a development stage of local conscious exploration, policy promotion and institutional promotion in accordance with local conditions. Many diversified services and development approaches appropriate to local socio-economic and healthcare development levels were formed, healthcare reform and social development needs were addressed. Moreover, the health needs of the general public are gradually being integrated into the medical and health service system, becoming an important part of the Healthy China Strategy and an important system in the field of medical and health services. At present, the development of medical social work is still in its initial stage, and the welfare of medical social work still lacks financial and institutional guarantees. The development of medical social work in the country is still uneven and has obvious inadequacies. The eastern, central and western parts of the country have been developed in a hierarchical manner, with provinces and cities such as Shanghai, Guangdong, Beijing and Hubei at the forefront. Hospital social workers are in the majority, and there is still a need for greater development in the areas of public health, community health, mental health and rehabilitation. Nationwide norms and standards for medical social work services have yet to be constructed. Basic theoretical research as well as scientific research methods are still rather weak, professional and technical research is not sufficiently specialized, and medical social workers are not sufficiently competent for their positions. These shortcomings remain a great challenge to the quality

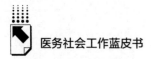
development of medical social work in the new era and stage. In the foreseeable future, led by the Healthy China strategy and directly driven by the high-quality development of hospitals, a national situation of institutionalization, standardization, standardization, specialization and professionalization would be formed at an accelerated pace. Medical social workers would work together with medical teams to provide more comprehensive health services, promote health equality and social well-being, and contribute to the realization of a "Healthy China".

Keywords: Healthy China Strategy; Medical Social Work; Localization; Institutional Development; Professional Development

Contents

I General Report

Abstract: After more than a decade of recovery and development, medical social work has seen diversified development across the country. Localities have successively explored effective services and development paths that are in line with the level of local socio-economic and healthcare development, and have moved from bottom-up local exploration to institutionalized development at the national level. Currently, the development of the country still suffers from regional and field imbalances, and the overall scale, specialization and professionalization levels are still not far from the requirements of high-quality development of medical services, and the construction of top-level design and support systems such as education and training systems, professional systems and evaluation systems still need to be strengthened. The Healthy China Strategy shows a broad prospect for the future of medical social work. The overall requirements for high-quality development of public hospitals have also further clarified the role of medical social work in the healthcare sector. Medical social work with Chinese characteristic will reach a higher development stage, with reinforcing dual drive of the government's policies and professional consciousness, and the participation in social health

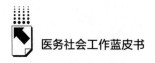

governance of multiple entities such as public charity, voluntary service and enterprises.

Keywords: Healthy China Strategy; Medical Social Work; Quality Development

Ⅱ Sub-reports

B.2 Report on the Development of Medical Social Work

in Chinese Hospital *Ji Qingying* / 029

Abstract: In the context of "Healthy China", the development of medical social work responds to the needs of healthcare reform and social development, as well as the health needs of the public. Medical social work participates in "Healthy China" construction in the way of service-based governance, and becomes an important professional force of social governance in the field of health. Since the new Healthcare Reform in 2009, medical social work in hospitals has been developing continuously under the dual drive of policy support and hospital practice. Based on regional differences, medical social work service across China explores its developmental path that is compatible with the local social-economic and healthcare development level, in order to advance its standardization, professionalization and indigenization. At present, China's hospital medical social work is gradually integrated into the health care system, and has become an important part of health care services. Medical social work collaborates with medical teams to jointly provide more holistic health services for patients and their families, promote health equality and well-being, and make professional contributions to the realization of "Healthy China".

Keywords: Medical Social Work; Healthy China; Indigenization; Hospital

B . 3   The Development Report of Children's Medical

Social Work   *Hua Juxiang* / 049

Abstract: Children are not only the future of the country, but also the hope of families; as the main force of the future social construction, children's physical and mental health is very important. From the perspective of physiology, psychology and society, medical social workers for children pay attention to humanistic care, effectively give children spiritual, material, psychological and social support, and promote the transformation of clinical practice from disease treatment mode to integrated health service mode. Through the network survey of 129 children's hospitals in Mainland China, it was found that 26 (20.16%) children's hospitals in 18 provinces claimed to carry out different types and degrees of medical social work services. The study found that the characteristics of medical social work for children practice service are: professional service and voluntary service are in parallel; "medical social worker+" service mode is popular; focus on the "body, mind, sprit and society" all-round service; expand the whole process service in response to the development of Medical Association; the project-based service makes the social work service of each hospital have their own characteristics and show their vitality. These characteristics of social work for children have played a good role in children's services and care under COVID-19. There are some problems, such as local areas take the lead and regional development is unbalanced; the service of "scratching" is more than that of healing; operational policy lags behind, service is difficult to form a system; professional development lags behind, which affects the professional identity of social workers. Suggestions for the future development of medical social work for children are as follows: The operability of policy must be paid attention to, and the system construction must be strengthened; areas or hospital that has developed ahead of time should give full play to their advantages and carry out counterpart assistance; social workers should integrate various resources to meet the multi-dimensional needs of children with illness and their families; increase publicity efforts to improve the social cognition of

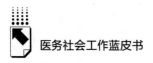
children's medical social work; publicity efforts must be strengthened to improve social cognition.

Keywords: Medical Social Work for Children; Service Practice; Summary and Reflection; Countermeasures and Suggestions

B.4 The Development Report of Oncology Social Work

Yang Yunjuan, Yuan Li / 075

Abstract: As an important branch of medical social work, oncology social work develops within the framework of medical social work. The social work of oncology medical service in China has been carried out in Class A tertiary general hospitals and oncology hospitals in Shanghai, Beijing, Tianjin and other cities. Through literature research and relevant investigation and interview, it is found that the development of oncology medical social work is characterized by: the introduction of national policies, but the promotion of regions and the implementation of hospitals are uneven; the service mode is diversified, but the service supply cannot meet the demand; the professional role is prominent, but the professional presentation is insufficient; the rehabilitation system for tumour patients exists spontaneously, but it lacks the linkage setting of professional structure; the cultivation of medical social work talents has been continuously promoted, but it cannot meet the development needs of oncology medical social workers. Based on the above development characteristics, this paper puts forward corresponding countermeasures in different dimensions. We should strengthen the implementation of medical policies for oncology and social development; build the professional development path of oncology medical social work and improve the docking mechanism between service supply and demand; while strengthening the professional services of social work, promote the role integration and identity of oncology medical social workers; develop the resource linkage and rehabilitation mechanism of tumor patients inside and outside the hospital; promote social work talents cultivation and team construction of oncology medical services.

Keywords: Oncology Medical Social Work; Professional Development; Talent Team Construction

B . 5 The Development Report of Hospice and Palliative

Care Social Work   *Cheng Mingming* / 095

Abstract: "The old would like die well" has been a major event related to the happiness of Chinese people's livelihood since ancient times. Hospice care (also known as hospice care) social work is that social workers use professional service methods to multi-dimensionally provide psychological, social and spiritual professional services for hospice patients and their families, and cooperate with interdisciplinary teams to jointly improve hospice patients and their families' life quality. The development of hospice care restricts the professional service of social workers in this field. The development of hospice care has experienced a period of slow development and rapid development, which also makes the social work of hospice care have a matching development process. Li Ka Shing Foundation's hospice social workers are not the only one, but also an important force to promote early hospice social work. In addition, Shanghai, which has played an important leading and exemplary role in the development of hospice care in China, has begun to take shape in scale and effect. With the advancement of the pilot, more pilot provinces and cities in Guangdong, Shenzhen, Beijing and other places have joined the professional services, promoting the development of social work of hospice care in China. Nevertheless, social work of hospice care in China is still in its infancy, but with the promotion of pilots, the social work of hospice care will enter a rapid development period in the next few years. There is no doubt that it will also face many challenges, such as the large gap of professional social workers, the lack of service norms and standards, and the low recognition in the interdisciplinary team. By actively promoting the discipline construction of hospice care, strengthening the team construction of professional social workers, strengthening the standardized construction of professional services and carrying out

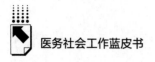
local social work research, we can gradually promote the professional development of hospice care.

Keywords: Hospice Care; Social Work; Development Status; Dilemma; Countermeasures and Suggestions

B . 6   The Development Report of Chronic Disease

Management Social Work

Zhang Yiqi, Liu Fang, Dai Wenyao, Zhai Yue and Gong Yangyang / 112

Abstract: Chronic disease management is a multi-cooperation in which patients are at the centre, from the perspective of comprehensive, fully evaluate the health problems and health requirements of patients, using the perspective of "holistic" multi-level to provide health services for patients with chronic diseases, help to improve health care and consciousness, meet their health needs, as the production of "holistic concept". Today's chronic disease management points more to rehabilitation of patients with chronic diseases. At present, China still lacks a standardized and unified theoretical framework and practical model for chronic disease management, but there is a trend of "integrating" chronic disease model, which provides an opportunity and platform for medical social work to intervene China's chronic disease management practice exploration. Through literature review, analysis and interviews with relevant practitioners, it is found that the integration of medical social work into chronic disease management is in line with the development needs of the context of Healthy China, and the professional value concept of medical social work is also in line with the exploration needs of chronic disease management in China. Combined with the analysis of the professional role and function of medical social work, it concludes that the main contents of medical social work in chronic disease management include the link and integration of resources, the improvement of residents' health awareness, the promotion of the transformation of healthy lifestyle, emotional counseling and policy research.

Although there are still many problems in the practice and exploration of chronic disease management in China, and the involvement of medical social work in the development also faces many challenges, in future development, the practice of "integrated" chronic disease management mode with the participation of medical social work will soon become inevitable.

Keywords: Management of Chronic Disease; Developing Situation; Medical Social Work; Practice

B.7 Construction of Supervision System of Medical Social Work

Zhang Hongying, Li Yue / 139

Abstract: Social work, especially social work supervision policy establishment, organization platform construction and practice development become the basic power to construct the medical social work supervision system. The national strategy of Health China and the professional development of medical social work as well as the needs of industrial organizations and academic development are the direct driving forces for the construction of the supervision system of medical social work. On this basis, China's medical social work supervision is in the stage of "starting and slow development" in terms of medical social work supervision service, talent team training, supervision education and training and academic research, and in the stage of "waiting for development" in terms of policy and standardization construction. At the same time, there are problems in the supervision of medical social work, such as the absence of policies and standards, the scarcity of talents, the lack of education and training, and the slow development of academic research. Therefore, the development of medical social work supervision in China in the future needs to construct a supervision system, which should include the policy establishment of medical social work supervision, medical social work supervision talent construction, the standard of medical social work supervision, the supervision of the medical affair social work education academic research and domestic supervision, the supervision of the medical affair

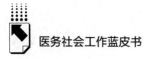

social work knowledge system construction, the supervision of the medical affair social work development platform construction, the supervision of the medical affair social work practice, and so on, these elements or subsystems complement each other, influence each other and support each other, together constitute the medical affair social work supervision system. The main body of medical social work supervision system construction is related parties such as medical social work supervisor, supervision object, government manager, etc. The path of its construction is to use for reference and endogenous.

Keywords: Medical Social Work; Medical Social Work Supervisor; Medical Social Work Supervision System

B . 8 A Practice Report on The Medical Assistance

Fu Lili, Wei Zhen, Jian Duying, Dong Ying and Wang Tingjuan / 154

Abstract: Since the 21st century, China has established medical assistance system, and nation-widely spread in urban and rural areas. However there are still problems during historic progress, including significant regional development differences, limited assistance access, limited charity investment, the lag concept, weak policy implementation, inadequate qualifications of the practitioners. As a supplementary system of government medical assistance, social workers service may improve the interaction and convergence with governmental service, standardize the system, promote the expansion of social service coverage and integration of social service resources, promote health education popularization, constructing talents', especially medical social workers' teams, promote social advocacy, to specialize, refine and develop diversity.

Keywords: Medical Assistance Social Services; Social Work; Report

B.9   The Development Report of Hospital Volunteer

Management and Service

Chen Anqiao, Liu Yumei, Zhang Linghui, Wang Ting and Wang Chenfeng / 176

Abstract: Hospital volunteers mainly refer to volunteers serving in the medical field, with voluntary, non-profit, public welfare, medical attributes. Based on a historic development course retrospect of hospital volunteering, this report analyzes its pattern, the interaction with medical social workers, connotation of service. The report also put forward the six aspects of hospital voluntary management system imperfect, which includes institutional deficiencies, overlapping management, low social recognition, diversified demand differences, low professional literacy, insufficient publicity, hence indicating strategies at six aspects of institutional improvement, platform construction, management, publicity and advocacy, project design, dual-industry linkage.

Keywords: Hospital Volunteers; Volunteer Management; Service

Ⅲ   Special Reports

B.10   Public Health Social Work and Epidemic Prevention

and Control   *Huang Hong, Fan Bin* / 195

Abstract: This paper leverages two major public health events as time clues, combined with the focus of public health policies of the central and local governments in the past 20 years and the measures in promoting the construction of talent teams in the field of public health and social work. The development status, stress status and normalized status of public health social work practice under epidemic prevention and control are sorted out, and the problems existing in the process of social work intervention in epidemic prevention and control are analyzed in terms of legitimacy, professional voice, governance authority, and professionalism. Finally, it proposes to clarify the legal status of social work

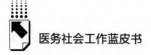

intervention, double promotion of "top-down" and "bottom-up", vigorously cultivate public health social work talents, and establish social work participation in major public health events throughout the life cycle. Countermeasures and suggestions for social work intervention in public health emergencies, such as mechanisms, building an effective and organized public health social work emergency response mechanism, etc.

Keywords: Public Health Social Work; Epidemic Prevention and Control; Social Work; Major Public Health Emergencies

B.11   Development Process and Implementation of Local Medical

Social Work Policy in China   *Chai Shuang, Dai Wenyao* / 219

Abstract: Under the background of the development of medical and health undertakings, and the innovation of traditional medical service mode and the prominent human needs, the local medical social work in China has obtained a very favorable development opportunity. Throughout the development history of medical social work in China, the specific stage cannot be separated from the promotion and support of the corresponding policies. Therefore, based on the analysis of national and locial policies' effects on medical social work's development in the past 20 years, this paper puts forward the corresponding reflection and discussion on the future development of medical social work policies in China. The development of medical social work in China has a long way to go. The continuous improvement of policy support is the fundamental to explore the development of local medical social work in China.

Keywords: Medical Social Work; Policy; Development

B. 12　The Development Report of Social Work Major

in Chinese Medical Colleges　　*Zheng Liyu,　Wang Weiping* ／ 231

Abstract: In this study,　a self-designed questionnaire was distributed to the member units of China Social work Education Association in 2020.　A total of 112 questionnaires were collected,　accounting for 50% of all member units.　It covers all existing medical colleges that specialize in social work.　The study focuses on the start-up and enrollment of social work professional development in medical colleges and universities,　teacher construction,　curriculum construction,　scientific research,　graduate employment and industry development participation.　The study found that at present,　medical colleges and universities have formed a talent training system with professional characteristics in the construction of characteristic professional curriculum system and characteristic practical training system. However,　there are also some problems,　such as the lack of stamina of social work education in medical colleges and universities,　single level of personnel training, weak research foundation,　lack of industry participation and so on.　Therefore,　in the future,　cross-disciplinary and inter-institutional educational cooperation will be an important direction for the development of healthy social work education.

Keywords: Medical Colleges;　Social Work;　Education

B. 13　Development Status and Suggestions of Medical Social Work

Service Institutions in China

Wen Dongbao,　Li Jianyue and Wen Feng ／ 247

Abstract: This paper first summarizes the background of the development of medical social work from the perspective of social work development policies and social events.　Three medical social work institutions in Guangdong province, Chengdu city in Sichuan Province and Hubei Province are selected as the main research objects for analysis.　At the same time,　cases of medical social work in other

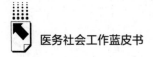

provinces and cities are described. It detaily describes the process of the development form of medical social work service institutions from post purchase to project operation, how policies promote the development of medical social work, as well as the foundation's funding support as a new driving force for development, and summarizes the medical social work service content and talent training methods.

Keywords: Policy; Institutions; The Development of the Form; Suggest

Ⅳ　Cases

B．14　Development and Practice of Medical Social

Work in Shanghai　　　　　　　　　*Zhao Fang* / 268

Abstract: Shanghai is the earliest area in China where medical social work recovers and develops. Under the guidance of national policies and the local policies of Shanghai, the medical social work in Shanghai has made steady progress, forming a unique "Shanghai model" which is built inside the hospital and led by the government. In recent years, medical social work in Shanghai has made continuous exploration in the construction of institutionalization, especially in personnel training, project operation, specialized development, standardization construction and cross-specialty cooperation. However, with the development, the medical social work in Shanghai is also facing a series of challenges. More clear and systematic system construction is the future development direction of medical social work in Shanghai.

Keywords: Medical Social Work; Shanghai

B．15　Development and Practice of Medical Social Work

in Beijing　　　　　　　*Hao Xujie, Guan Ting* / 295

Abstract: Through document research, this report summarizes three historical stages and relevant social policies of medical social work development in Beijing based on the macro social background, major health problems of people, and the professional development of social work. With the development of social economy in Beijing, especially driven by the medical-sanitary system reform and the innovation of social governance system, medical social work in Beijing has been steadily promoted due to the favorable environment created by social policies, which is characterized by the coexistence of multiple development modes of medical social work and the innovation of medical social work practices in multiple fields. However, compared with other countries and regions with mature development of medical social work, Beijing still faces challenges in the establishment of institutional system, the development of professional talent team, as well as the improvement of social awareness. Therefore, it is necessary to draw on the valuable experiences of developed countries and regions, and develop medical social work from the aspects of policy making, personnel training, service development and research cooperation, so as to give full play to the important role of medical social work in health services, and make greater contributions to the improvement of people's well-being.

Keywords: Medical Social Work; Institutional System; Professional Personnel; Service Level

B.16 Development and Practice of Medical Social Work

in Guangdong

Guan Dongsheng, Yan Xiuling, Guan Shufan and Han Li / 310

Abstract: Since Shenzhen's purchase of 8 medical social workers in 2008, medical social work in Guangdong Province has been at the forefront of the country. Purchasing service is the main way of Guangdong Province's practice, which is explorative, dynamic and resultful, but there are still some challenges such as unbalanced development, imperfect policy system, unreasonable staffing structure, and unskilled personnel. Comparing with the requirements of building a

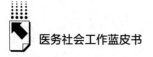
well-off and harmonious society in an all-round way, there is still a large gap. To promote the high-quality development of medical social work in Guangdong Province, it is suggested to improve the guarantee support mechanism and optimize the policy environment, perfect the service management system to enhance the degree of professionalism, establish service development norms, enhance the level of specialization, build and strengthen teams, improve service and research level, discover a clear development path of medical social work, and improve the medical social work service system.

Keywords: Medical Social Work; Purchase Service; Guangdong Province

B. 17　The Practice of Online Medical Assistance

　　—Case Report of Waterdrop Medical Crowdfunding and

　　　Waterdrop Charity　　Beijing Fenglin Social Work Center / 335

Abstract: In recent years, medical crowdfunding platform and the charity online public fundraising platform emerge and gradually become an integral part of the national multi-level healthcare system. For instance, with the strength of being quick and convenient of the Internet enterprise, Waterdrop Medical Crowdfunding and Waterdrop Charity, in collaboration with charities, medical institutions, enterprises and other entities, joined in the medical assistance system to provide better healthcare, becoming a useful supplement to the current social care system and healthcare system. As an innovation, these platforms face challenges such as the incomplete regulatory system, improving the risk control system, and improving the standardization of the management during the process. The online medical assistance industry is required to improve legislative norms, system design, industry self-discipline, coordination between government and social medical assistance, and change the concept of traditional assistance, and introduce professionals such as medical social workers, so as to achieve precise assistance, enrich the content of assistance, and improve the anti-poverty ability of groups.

Keywords: Multi-level Healthcare System; Online Platform; Medical Assistance; Personal Assistance

V Appendix

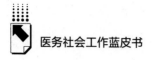

well-off and harmonious society in an all-round way, there is still a large gap. To promote the high-quality development of medical social work in Guangdong Province, it is suggested to improve the guarantee support mechanism and optimize the policy environment, perfect the service management system to enhance the degree of professionalism, establish service development norms, enhance the level of specialization, build and strengthen teams, improve service and research level, discover a clear development path of medical social work, and improve the medical social work service system.

Keywords: Medical Social Work; Purchase Service; Guangdong Province

B.17 MedicalAssistance Practice of Internet Public Welfare
 —*Case Report of Waterdrop Public Welfare*   *Xie Minli* / 335

Abstract: With continuous improvement of national medical security system and medical assistance system, assistance platform for individuals with serious illness and fund-raising platform, such as Waterdrop, have recently sprung up on the Internet, for public welfare and fund raising. With Internet´s convenience and immediacy, Waterdrop has cooperated with charitable organizations, medical institutions, enterprises and other resourcrs to carry out medical assistance and health poverty alleviation, which has become a beneficial supplement to the current social assistance system and medical security system. As an emerging thing, these platforms have triggered heated discussions not only about their legality, as lacking clear legal norms, government regulatory department, but also about recipients' integrity issues as online platforms´ imperfect reciew mechanism of individuals' information and mismanagement of using raised funds. Online public welfare and medical assistance urgently needs to be improved, including developing the legislative norms, system construction, formation of industry self-discipline, the coordination mechanism between government and social medical assistance forces, giving up blood transfusion assistance. It is inevitable to engage professionals such as medical social workers in not only achieving accurate assistance, but also enriching the content of assistance and improving the anti-poverty ability of disadvantaged groups.

Keywords: Comprehensive medical security system; Medical assistance; Individuals seeking assistance

V   Appendix

社会科学文献出版社

皮 书

智库成果出版与传播平台

❖ 皮书定义 ❖

皮书是对中国与世界发展状况和热点问题进行年度监测，以专业的角度、专家的视野和实证研究方法，针对某一领域或区域现状与发展态势展开分析和预测，具备前沿性、原创性、实证性、连续性、时效性等特点的公开出版物，由一系列权威研究报告组成。

❖ 皮书作者 ❖

皮书系列报告作者以国内外一流研究机构、知名高校等重点智库的研究人员为主，多为相关领域一流专家学者，他们的观点代表了当下学界对中国与世界的现实和未来最高水平的解读与分析。截至 2021 年底，皮书研创机构逾千家，报告作者累计超过 10 万人。

❖ 皮书荣誉 ❖

皮书作为中国社会科学院基础理论研究与应用对策研究融合发展的代表性成果，不仅是哲学社会科学工作者服务中国特色社会主义现代化建设的重要成果，更是助力中国特色新型智库建设、构建中国特色哲学社会科学"三大体系"的重要平台。皮书系列先后被列入"十二五""十三五""十四五"时期国家重点出版物出版专项规划项目；2013~2022 年，重点皮书列入中国社会科学院国家哲学社会科学创新工程项目。

权威报告·连续出版·独家资源

皮书数据库
ANNUAL REPORT(YEARBOOK)
DATABASE

分析解读当下中国发展变迁的高端智库平台

所获荣誉

● 2020年，入选全国新闻出版深度融合发展创新案例

● 2019年，入选国家新闻出版署数字出版精品遴选推荐计划

● 2016年，入选"十三五"国家重点电子出版物出版规划骨干工程

● 2013年，荣获"中国出版政府奖·网络出版物奖"提名奖

● 连续多年荣获中国数字出版博览会"数字出版·优秀品牌"奖

皮书数据库

"社科数托邦"
微信公众号

成为会员

登录网址www.pishu.com.cn访问皮书数据库网站或下载皮书数据库APP，通过手机号码验证或邮箱验证即可成为皮书数据库会员。

会员福利

● 已注册用户购书后可免费获赠100元皮书数据库充值卡。刮开充值卡涂层获取充值密码，登录并进入"会员中心"—"在线充值"—"充值卡充值"，充值成功即可购买和查看数据库内容。

● 会员福利最终解释权归社会科学文献出版社所有。

数据库服务热线：400-008-6695

数据库服务QQ：2475522410

数据库服务邮箱：database@ssap.cn

图书销售热线：010-59367070/7028

图书服务QQ：1265056568

图书服务邮箱：duzhe@ssap.cn

S 基本子库
SUB DATABASE

中国社会发展数据库（下设 12 个专题子库）

紧扣人口、政治、外交、法律、教育、医疗卫生、资源环境等 12 个社会发展领域的前沿和热点，全面整合专业著作、智库报告、学术资讯、调研数据等类型资源，帮助用户追踪中国社会发展动态、研究社会发展战略与政策、了解社会热点问题、分析社会发展趋势。

中国经济发展数据库（下设 12 专题子库）

内容涵盖宏观经济、产业经济、工业经济、农业经济、财政金融、房地产经济、城市经济、商业贸易等 12 个重点经济领域，为把握经济运行态势、洞察经济发展规律、研判经济发展趋势、进行经济调控决策提供参考和依据。

中国行业发展数据库（下设 17 个专题子库）

以中国国民经济行业分类为依据，覆盖金融业、旅游业、交通运输业、能源矿产业、制造业等 100 多个行业，跟踪分析国民经济相关行业市场运行状况和政策导向，汇集行业发展前沿资讯，为投资、从业及各种经济决策提供理论支撑和实践指导。

中国区域发展数据库（下设 4 个专题子库）

对中国特定区域内的经济、社会、文化等领域现状与发展情况进行深度分析和预测，涉及省级行政区、城市群、城市、农村等不同维度，研究层级至县及县以下行政区，为学者研究地方经济社会宏观态势、经验模式、发展案例提供支撑，为地方政府决策提供参考。

中国文化传媒数据库（下设 18 个专题子库）

内容覆盖文化产业、新闻传播、电影娱乐、文学艺术、群众文化、图书情报等 18 个重点研究领域，聚焦文化传媒领域发展前沿、热点话题、行业实践，服务用户的教学科研、文化投资、企业规划等需要。

世界经济与国际关系数据库（下设 6 个专题子库）

整合世界经济、国际政治、世界文化与科技、全球性问题、国际组织与国际法、区域研究 6 大领域研究成果，对世界经济形势、国际形势进行连续性深度分析，对年度热点问题进行专题解读，为研判全球发展趋势提供事实和数据支持。

法律声明

"皮书系列"（含蓝皮书、绿皮书、黄皮书）之品牌由社会科学文献出版社最早使用并持续至今，现已被中国图书行业所熟知。"皮书系列"的相关商标已在国家商标管理部门商标局注册，包括但不限于LOGO（▨）、皮书、Pishu、经济蓝皮书、社会蓝皮书等。"皮书系列"图书的注册商标专用权及封面设计、版式设计的著作权均为社会科学文献出版社所有。未经社会科学文献出版社书面授权许可，任何使用与"皮书系列"图书注册商标、封面设计、版式设计相同或者近似的文字、图形或其组合的行为均系侵权行为。

经作者授权，本书的专有出版权及信息网络传播权等为社会科学文献出版社享有。未经社会科学文献出版社书面授权许可，任何就本书内容的复制、发行或以数字形式进行网络传播的行为均系侵权行为。

社会科学文献出版社将通过法律途径追究上述侵权行为的法律责任，维护自身合法权益。

欢迎社会各界人士对侵犯社会科学文献出版社上述权利的侵权行为进行举报。电话：010-59367121，电子邮箱：fawubu@ssap.cn。

社会科学文献出版社